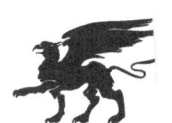

Petra-Alexandra Buhl

Heilung auf Widerruf

Überleben mit
und nach Krebs

Klett-Cotta

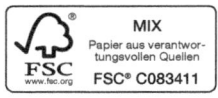

Klett-Cotta
www.klett-cotta.de
© 2019 by J. G. Cotta'sche Buchhandlung
Nachfolger GmbH, gegr. 1659, Stuttgart
Alle Rechte vorbehalten
Printed in Germany
Umschlag: Rothfos & Gabler, Hamburg
unter Verwendung einer Abbildung von © Shutterstock
Gesetzt von C.H.Beck.Media.Solutions, Nördlingen
Gedruckt und gebunden von CPI – Clausen & Bosse, Leck
ISBN 978-3-608-96373-1

Bibliografische Information der Deutschen Nationalbibliothek:
Die Deutsche Nationalbibliothek verzeichnet diese Publikation in der
Deutschen Nationalbibliografie; detaillierte bibliografische Daten
sind im Internet über <http://dnb.d-nb.de> abrufbar.

In Erinnerung an Doro Lieber

Inhalt

Vorwort
Cancer Survivors sind überall 11

I   Warum »vorbei« nicht vorbei ist – Was eine
Krebsdiagnose für die Betroffenen bedeutet . . . 15
    1. Sterbe ich jetzt? – Der Kampf ums Leben . . *17*
    2. Die Diagnose hebt das Leben aus den
       Angeln – Schock, Starre, Todesangst *18*
    3. Hoffnung auf Heilung *24*
    4. Was sich in Körper, Geist und Seele nach der
       Therapie abspielt *39*
    5. Im Wartezimmer des Lebens: Noch
       krank oder schon gesund? Weiterleben mit
       der Endlichkeit *49*

II   Therapien, Glück, Ressourcen …?
Welche Faktoren fürs Überleben eine Rolle
spielen 57
    1. Was ist ein Cancer Survivor? *59*
    2. Survivor, Co-Survivor und Phasen des
       Überlebens *60*

3. Unter Überlebenden – Cancer Survivors
     Days 64
  4. Ausschlaggebend: das Verhalten nach der
     »Heilung« 70
  5. Das große Tabu: Suizid nach Krebs 78
  6. Eine ganz kurze Geschichte der
     Krebsbehandlung 80
  7. Heilende Strahlen verlängern das Überleben 82
  8. Bringt die Gentherapie die rettende Wende? 86
  9. Gibt es begründete Hoffnungen auf
     alternative Krebstherapien? 89
 10. Faktoren fürs Überleben – unabhängig von
     der Krebsbehandlung 91
 11. Der Status quo: Welchen Anspruch auf
     Nachsorge habe ich? 93
 12. Survivorship-Forschung: Nachsorgekonzepte
     und Forderungen 98

III Auf Sand gebaut? – Lebensplanung, vorläufig.
    **Sich aus der Ohnmacht befreien und das Leben
    in die Hand nehmen** 105
  1. Im schwarzen Loch: Zwischen Ohnmacht,
     Wut und Konsequenzen 107
  2. Dauermedikation, weitere medizinische
     Entscheidungen und Progredienzangst . . . 110
  3. Fatigue-Syndrom: Sterbensmüde und
     schwach 113
  4. Komplikationen, verändertes Körperbild
     und Sexualität 115
  5. Fragile Beziehungen 117

6. Arzttermine und Kontrolluntersuchungen . . . *123*
7. Existenz sichern, erfüllt leben – im Spannungsfeld von Überleben und Arbeiten . . . *134*
8. Krebs als Armutsrisiko *138*
9. Cancer Survivors brauchen flexible, maßgeschneiderte Arbeitsmodelle *148*
10. Akzeptieren, was ist *162*
11. Mit der eigenen Verletzlichkeit umgehen lernen *172*
12. Destruktive Kreisläufe unterbrechen *174*
13. Ambivalenz aushalten und Balance finden . . *177*

IV »Ich lebe mein Leben in wachsenden Ringen« – Vom reifen Umgang mit Krankheit, Sterben und Tod **181**
1. Weckruf durch den Krebs: Endlichkeit als Antrieb *183*
2. Coping-Strategien *189*
3. Der Sinn und das Warum *197*
4. Es gibt mich noch! Ich bin noch da! – Das alte Ich verteidigen *204*
5. Humor und Optimismus *205*
6. Und manchmal hilft gar nichts *212*
7. Widerstandsfähig dank Krebs? Posttraumatisches Wachstum *220*
8. Eine Zukunft planen, die es vielleicht nicht gibt *232*
9. Das Sterben gehört zum Leben dazu *234*
10. Das Vorbereiten auf den Tod *240*
11. Trotzdem: Ansprüche ans Leben haben! . . . *245*

V Hoffnung trotz allem – Gedanken zum Schluss 251
   1. Jeder wird krank –
      Das Stigma muss aufhören! *253*
   2. Berührungsängste abbauen –
      Verbundenheit schaffen *264*
   3. Was sich jetzt in der Nachsorge schnell
      verbessern muss *268*
   4. Suizidprävention muss ein Schwerpunkt
      der Nachsorge werden *271*
   5. Würde für die Überlebenden: Versuchen zu
      verstehen *274*
   6. Die drei großen Hoffnungen in der
      Krebstherapie – da tut sich was! *278*
   7. Langzeitüberlebende: Zeigt euch und
      nehmt das Heft in die Hand! *283*
   8. Raus aus dem Opferdasein, rein in die
      Aktion! – Survivor-Lobby *287*
   9. Big Data und die Folgen für
      Krebsüberlebende *290*
   10. Nicht an die »Normalen« anpassen – Act up! *295*

Anhang **299**
Danksagung *301*
Anmerkungen *302*
Empfehlenswerte Literatur *313*
Glossar *318*

Vorwort
Cancer Survivors sind überall

Menschen, die Krebs überlebten, finden sich in Fabriken und Büros, im Jachtclub und im Yoga, in Werkstätten und auf Wandertouren. Sie haben Partnerinnen und Partner, Kinder und Geschwister, Eltern, Nachbarn, Kollegen und Vorgesetzte. Sie leben in vielfältigen Bezügen, doch ihre Krankheitserfahrungen sind selten ein Thema.

Über vier Millionen Menschen allein in Deutschland sind an Krebs erkrankt. Doch im deutschsprachigen Raum können wir immer noch nicht gut mit Krebs umgehen:

- Krebs wird als größtmögliches Unheil für den Einzelnen bezeichnet, als Schrecken und lebenslange Hypothek. Der Glaube, dass danach nichts mehr gut werden kann, ist weit verbreitet.
- Gilt man nach erfolgreicher Therapie als »geheilt«, verhalten sich der Gesundheitsapparat und das persönliche Umfeld so, als hätte man es mit einem Gipsbein zu tun gehabt: *Alles wieder gut.*

Es wird Zeit, dass wir uns schlau machen und schlauer werden. Eine Krebsdiagnose zerschneidet das Leben in *vorher* und *nachher*. Die Konsequenzen für Leib, Psyche und Leben sind differenziert, vielfältig und oft derart belastend, dass es dringend nötig ist, mehr Unterstützung zu bieten.

Zum Glück gibt es sie zahlreich – Frauen und Männer, die den Krebs vor 20, 30 oder 40 Jahren besiegt haben. Mich interessiert schon seit langem, ihnen eine Stimme zu geben und zu erfahren: Wie kommen sie durch ihr Leben?

Cancer Survivors können davon erzählen, wie man Krisen meistert und extreme Belastungen aushält, wie Menschen Sinn und Würde finden angesichts schwerer Krankheit und wie das Leben nach dem Schrecken weitergeht. Sie können von Metamorphosen berichten, davon, wie man nach einem existenziellen Einbruch einen Neuanfang wagt und das beschädigte Leben als eine Art Durchgang erkennt, um sich der Krankheit nicht restlos auszuliefern. Ihre verbleibende Lebenszeit ist eine Zeit von ganz anderer Qualität: Sie ist unverfügbar geworden, nicht mehr kalkulierbar. Das gibt Raum für ungeahnte Entwicklungschancen: Sich mit der Krankheit zu arrangieren, heißt selbst bestimmen, welche Bedeutung der ungebetene Gast für das eigene Leben bekommt.

Der Krebs bleibt dann kein Beweis für die absolute Sinnlosigkeit des Lebens, sondern dafür, dass in höchster Not innere Ressourcen zutage treten, von denen die Betroffenen nicht einmal ahnten!

Die Langzeitüberlebenden sind die größte denkbare Hoffnung und Inspiration für jeden Menschen, der neu an Krebs erkrankt. Hoffnung ist eine rettende Ressource. Die Kernfrage des Überlebens lautet: *Lebst du oder wartest du auf deinen Tod?*

Mein Dank gilt deshalb den mutigen Überlebenden von

Krebs, die sich für dieses Buch geöffnet haben und mir ihre Geschichte erzählten – oft unter großem Kraftaufwand und seelischer Anstrengung. Viele von ihnen sagen: »Es ist wichtig, dass endlich jemand darüber schreibt, wie wir uns fühlen.« Die Überlebenden zeigen eindrucksvoll, dass Menschsein sehr viel mehr ist als das, was wir in unseren glanzvollen Zeiten dafür halten. Als Gesunde sind wir fixiert auf unsere Leistungs- und Funktionsfähigkeit, stolz auf unseren Status. Was aber trägt wirklich und wer bin ich, wenn ich nicht mehr produktiv sein kann?

Es ging mir nicht darum, möglichst viele drastische Fälle zu schildern, sondern Menschen zu zeigen, die über ihr Leid hinausgewachsen sind und Strategien für ihr Überleben gefunden haben. Alle Menschen, die in diesem Buch ihre Geschichte erzählen, haben sich mutig über eine schmerzvolle Gegenwart gerettet und sich in einem völlig offenen Raum neu eingerichtet. Dabei haben sie die Schrecken der Krankheit in der Regel sehr genau angeschaut. Einige von ihnen haben sogar Rezidive und Zweittumore überlebt – die größte Angst vieler ehemaliger Krebspatienten. Sie haben mit ihrem Beispiel fantasievoll und kreativ bezeugt, dass Heilung bei Krebs oft nicht einfach nur darin bestehen kann, den ursprünglichen Zustand wiederherzustellen.

Das alles darf nicht darüber hinwegtäuschen, dass es in Deutschland, Österreich und der Schweiz bisher erschreckend wenig Unterstützung gibt und viele »Geheilte« mit ihren Beeinträchtigungen meist allein gelassen werden: vom Gesundheitssystem, von Arbeitgebern und Kollegen, oft genug vom persönlichen Umfeld, das – zugegeben – die Folgen von Krebs nicht genau (er)kennen kann oder damit überfordert ist.

Ich werfe einen schonungslosen Blick auf die blinden Flecke und die Mentalität des Ignorierens, die in der Politik und im Gesundheitswesen nach wie vor gilt. Dort dominieren Perspektivlosigkeit, Destruktivität und Negativität. Das lähmt die Handlungsfähigkeit und macht jede Kreativität zunichte. Doch gerade die brauchen wir, um Krankheiten und die Widrigkeiten in den Institutionen des Gesundheitswesens zu überwinden. Wir brauchen dringend Hoffnung. Eine Haltung der prinzipiellen Offenheit, um das bestehende Gesundheitswesen zu reformieren.

In den letzten Jahren habe ich viele engagierte Einzelpersonen getroffen, die sich konstruktive Gedanken über die nötigen Reformen machen. Es werden immer mehr und ich habe die Hoffnung, dass die kritische Masse bald groß genug ist, um wirksame Veränderungen einzuleiten. In anderen Ländern hat sich zum Glück schon einiges mehr getan. Höchste Zeit also, dass Deutschland, Österreich und die Schweiz nachziehen.

TEIL I

Warum »vorbei« nicht vorbei ist – Was eine Krebsdiagnose für die Betroffenen bedeutet

*Beinahe jeder Krebspatient wünscht sich
sein altes Leben zurück.
Doch das gibt es nicht mehr.*

1 Sterbe ich jetzt? –
Der Kampf ums Leben

April 1990. Im Krankenhaus zeigt mir der freundliche Internist die Röntgenaufnahme meines Brustkorbs. Er fuchtelt mit seinem Kugelschreiber über den blumenkohlartigen Abbildungen und sagt: »Das ist wahrscheinlich ein Morbus Hodgkin. Wir überweisen Sie in die Uniklinik Tübingen.«

Morbus Hodgkin. Zwei fremdartige Worte, die ich nie zuvor gehört habe. Aber ich bin ohnehin viel zu erschöpft, um mir noch Sorgen zu machen, und habe Mühe, mich überhaupt auf den Beinen zu halten. Zugleich bin ich erleichtert: Seit drei Wochen liege ich matt im Krankenhaus. Endlich scheint klar, was ich habe.

Der Krankenwagen bringt mich nach Tübingen. Hier werde ich durch die diagnostische Mühle gedreht. Unzählige Untersuchungen, deren Sinn ich nicht verstehe: Skelettszintigrafie, Knochenmarkbiopsie … was hat das mit meiner Schwäche zu tun? In diesen paar Tagen wächst mir am Hals ein hühnereigroßes Gewächs. Im Krankenbett werde ich in den Hörsaal geschoben und Studenten vorgestellt mit dem Argument: »Der Hodgkin ist etwas Seltenes, das ist so ein interessanter Fall!«

Schließlich wird die Geschwulst am Hals herausoperiert und eine Gewebeprobe entnommen. Am Abend fahre ich mit dem Infusionsständer über den Flur. Eine junge Frau, Sabine, lädt mich auf einen Spaziergang im Park ein. Sie fragt mich ein wenig aus und sagt dann: »Du hast dasselbe wie ich. Du hast Krebs.« Plötzlich bin ich hellwach. Ich sehe die Umrisse der Pflanzen von solcher Schärfe, als hätte sie jemand mit einem Schwert aus ihrer Umgebung herausgehauen. Alles, was Sabine erzählt, ist mir vertraut. Nachtschweiß, Gewichtsverlust, Anämie, Appetitlosigkeit, Schwäche – ich habe das alles. Aber Krebs? Kann das wirklich sein? Ich bin doch erst 21!

2 Die Diagnose hebt das Leben aus den Angeln – Schock, Starre, Todesangst

Am nächsten Tag teilt mir eine junge Ärztin im Praktikum – nur wenige Jahre älter als ich – auf dem Klinikflur »offiziell« meine Diagnose mit. »Setzen Sie sich erst mal. Ich muss Ihnen etwas sagen, oder nein, Sie wissen es ja schon. Sabine hat mir gesagt, Sie hätten gestern miteinander geredet. Ja, Sie haben Krebs, aber Sie haben Glück: Noch vor ein paar Jahren hätten wir gar nichts für Sie tun können.«

Sie erläutert mir, welche Therapie vorgesehen ist und dass ich ein paar Tage nach Hause darf – auf Urlaub: »10 bis 15 Prozent in diesem Stadium schaffen es. Sie müssen kämpfen, dann wird es schon.« Mit wehendem Arztkittel eilt sie davon.

Meine genaue Diagnose hieß: Morbus Hodgkin III B/

fraglich IV B – also Lymphdrüsenkrebs im Spätstadium. Lokalisiert im Hals, umfangreich im Mediastinum als »bulky disease« (Tumor größer als fünf Zentimeter), in den Leisten, Verdacht auf Herde in Milz und Leber, gemischtzelliger Typ plus Risikofaktoren.

Der Schock kam bei mir erst später, als es mir nach der ersten Chemotherapie und Bluttransfusionen so weit besser ging, dass ich die Gefahr, in die ich geraten war, überhaupt realisieren konnte. Krank wird jeder mal, aber mit einer Krebsdiagnose ist auf einmal das Leben bedroht. Im normalen Alltagsbewusstsein verleugnen wir die Existenz des Todes und die Tatsache, dass wir sterben müssen. Wir wollen ewig leben, der Tod bleibt abstrakt und wird in irgendeiner fernen Zeit stattfinden. Für Tumorkranke wird das Sterbenmüssen plötzlich ganz real. Sie verlieren diesen naiven Glauben an ihre Unsterblichkeit. Die Diagnose wird meist als Todesurteil erlebt, als Krankheit, die – unbehandelt – ihren Träger umbringt.

Krebs ist nicht gleich Krebs. Bei Brust- und Prostatakrebs gibt es umfangreiche Vorsorgemaßnahmen. Das hat zu einer deutlichen Zunahme der Diagnosen geführt. Die Früherkennung spürt auch »schlafende« und »träge« Tumore auf, die manchmal unnötig behandelt werden. Otis Brawley, der ehemalige Direktor der amerikanischen Krebsgesellschaft, sagt: »Ein Drittel der Frauen haben lokalisierte (eng begrenzte) Formen von Brustkrebs, die wie Krebs aussehen, diese Frauen aber niemals umbringen werden.«[1] Viele Frauen würden überflüssig bestrahlt oder bekämen sogar die Brust abgenommen. Auch sie kämpfen später mit Langzeitschäden und gegen die latente Todesangst.

Bei Männern wird nach Vorsorgeuntersuchungen häufig Prostatakrebs diagnostiziert. Ab einem bestimmten Alter empfehlen manche Ärzte abzuwägen, ob der Tumor oder die Therapie die Lebensqualität stärker beeinträchtigt. Die Grenzen der PSA-Werte sind fließend, ab wann jemand behandlungsbedürftig ist, umstritten. Es dauert übrigens sehr lange, bis aus einer gesunden Zelle zunächst eine Krebszelle und schließlich ein Tumor wird. Das Wachstum eines Tumors kann auch stocken und irgendwann stehen bleiben. In sehr seltenen Fällen bildet sich ein Karzinom ohne Behandlung ganz zurück.

Dabei sind Krebskrankheiten extrem unterschiedlich. Das Spektrum reicht von Leukämien und Lymphomen, die inzwischen gut bis sehr gut geheilt werden können, bis zu Organtumoren mit äußerst drastischer Prognose. Typisch für Karzinome ist ihr ungehemmtes Wachstum. Sie zerstören umliegendes Gewebe und streuen Tochtergeschwülste in andere Organe (Metastasen). Das Bild, das die meisten Menschen vor Augen haben, wenn sie das Wort Krebs hören, ist ein qualvoller Tod. Darum zieht einem so eine Diagnose den Boden unter den Füßen weg: Verlust von Sicherheit, Konfrontation mit dem eigenen Tod, vielschichtige emotionale, körperliche und soziale Belastungen.

> »Ich bin aggressiv, aber eigentlich bin ich tot. Heute Abend könnte ich wirklich mit einem Knüppel durch die Stadt laufen und alles kurz und klein schlagen. Ich bin so beleidigt, so dermaßen beleidigt und verletzt von diesem Ding.«[2]
> *Christoph Schlingensief*

Allein mit dem Aussprechen der Diagnose geraten viele Menschen in eine Art Problemhypnose, die ihnen schon vor Behandlungsbeginn psychischen Schaden zufügt. Darin wurzeln – meist unbeachtet – spätere Schwierigkeiten, die sich unterschiedlich manifestieren. Schauen wir näher hin:

Der Verlust von Sicherheit – Jeder Mensch erlebt seine Krebsdiagnose als Schock. Gewissheiten wie »die Welt um mich herum ist ein sicherer Ort« fallen von einem Moment auf den nächsten in sich zusammen. Vorbei. Aus einer geschützten, geordneten Welt wird eine chaotische Umbruchsituation mit offenem Ausgang. Die existenzielle Krise kommt mit voller Wucht und stellt das bisherige Leben komplett infrage:

- Wie geht es weiter? Habe ich überhaupt eine Zukunft?
- Und wenn ja, wie sieht sie aus?
- Was wird aus meinen Kindern/dem Partner/den Eltern …?
- Kann ich weiterhin für meine Familie sorgen?
- Was ist mit meiner Arbeit, meinen Verpflichtungen?

Dieser Gedankenstrudel entwickelt eine solche Sogkraft, dass er den Patienten gnadenlos mitreißt. Natürlich spielen bisherige Bindungserfahrungen, die eigene Persönlichkeit und das soziale Umfeld eine große Rolle dabei, wie Menschen diesen initialen Schock verdauen. Doch in der ersten Phase bricht alles über den Kranken herein.

Sicherheit ist nach der bekannten Maslowschen Pyramide das zweitwichtigste Grundbedürfnis: Wir fühlen uns wohl und sicher mit dem, was wir kennen, und schätzen Stabilität. Doch plötzlich scheint nichts mehr verlässlich und berechenbar. Der Krebs sickert überall ein und beginnt, den Menschen zu dominieren: Seine Gedanken, Gefühle, die Beziehungen zu anderen, seine Gewohnheiten und Lebensumstände. Hinter allem stehen Fragezeichen, begleitet von durchdringender Angst.

Die Konfrontation mit dem eigenen Tod – Diagnosen wie HIV/Aids, Diabetes oder Herz-Kreislauf-Erkrankungen wirken sich auf das Leben der Betroffenen ebenso gravierend aus. Doch Krebs ist der »König aller Krankheiten«.[3] Kein anderes Leiden scheint so gefährlich, mit einem kollektiven Trauma, Mythen und zahlreichen Tabus belastet. Jede Diagnose scheint besser zu sein als diese. Urplötzlich steht der Tod im Raum. Es ist möglich, dass die Behandlung erfolglos ist. Wie ist das für mich, wenn ich jetzt sterben muss? Vielleicht sogar nach längerer Krankheit? Die meisten Patienten wünschen sich einen Aufschub. Gedanken wie »ich will meine Kinder aufwachsen sehen« oder »wenigstens noch ein Jahr« sind Versuche, den Tod wegzuschieben. Deshalb sind sie sehr kooperativ und nehmen alle Risiken bereitwillig auf sich. Krebspatienten möchten die Therapie meist mustergültig absolvieren, alles richtig machen, um am Leben zu bleiben. Die entfachte Widerstandskraft erlahmt, wenn sich die Befunde verschlechtern, Chemotherapie ausfallen muss oder lieb gewonnene Mitpatienten sterben.

September 1990. Sabine stirbt nach einer Knochenmarktransplantation im Alter von 22 Jahren. Noch auf dem Weg zur Isolierstation spricht sie mir Mut zu: »Wir schaffen das, du wirst es sehen.« Lachend zeigt sie mir mit ihren Fingern ein Victory-Zeichen, ehe sie durch die Schleuse geht. Nach eineinhalb Wochen kommt die Todesnachricht. Mich verlässt die Zuversicht. Wie soll ich überleben, wenn nicht einmal Sabine das schafft?

Vielschichtige körperliche, emotionale und soziale Belastungen – Gerade in der Anfangsphase von Diagnose und Therapie bringt der Krebs eine gewaltige Lawine an Konsequenzen mit sich:
- **Körperlich:** Schmerzen, Erschöpfung, Übelkeit, Appetitlosigkeit, Schlaflosigkeit – teilweise als Symptome von Krankheit und Therapie, aber auch psychischen Ursprungs.
- **Emotional:** Sorgen, Ängste, Traurigkeit, Hilflosigkeit, Grübeln – etwa ein Drittel der Tumorpatienten ist laut Studien so beeinträchtigt und belastet, dass sie die Kriterien einer psychischen Störung erfüllen, etwa einer Depression. Verdeckt können sich emotionale Schwierigkeiten auch in Antriebsschwäche oder Konzentrationsproblemen äußern. Die niederschmetternde seelische Belastung fordert ihren Tribut.
- **Sozial:** das Zusammenleben mit Partnern, Kindern, Familie, Freunden und Kollegen. All das muss neu organisiert werden. Alltagsroutinen werden durcheinandergewirbelt: Wer bringt die Kinder in den Kindergarten? Wer kann sich um den Haushalt kümmern? Welche Unterstützung bezahlt die Krankenkasse? – Ein oft längerer Krankenhausaufenthalt oder die Routine der Chemotherapiezyklen trennt von vertrautem Umfeld und wichtigen Bezugspersonen. Für kranke Eltern ist es besonders schwer zu ertragen, häufig abwesend zu sein. Studien belegen, dass Familienangehörige von Krebspatienten immens belastet sind. Kinder, die nicht gut betreut werden, entwickeln häufig Verhaltensauffällig-

keiten. Die Furcht davor, die Situation auf die Schnelle nicht gut auffangen, die Sorgen der Kinder nicht lindern zu können, bringt neue Kümmernisse mit sich.

Es ist übrigens nicht vorhersehbar, wie jemand auf eine Krebsdiagnose reagiert. Prägend sind die Erfahrungen, die ein Mensch in seinem bisherigen Leben gemacht hat. Ist eine Person sicher und beschützt aufgewachsen, emotional gut versorgt, geht man davon aus, dass sie sich nach einiger Zeit an die neue Situation anpasst. Je älter ein Mensch ist und je mehr Krisen er in seinem Leben bewältigt hat, desto mehr Strategien im Umgang mit Leid und Belastung kennt er meist, auf die er zurückgreifen kann. Das gilt sowohl für die Betroffenen selbst als auch für ihre Angehörigen. Dennoch leiden selbst stabile und kämpferische Menschen nach diesem einschneidenden Ereignis unter diversen Folgen. Diese gehen weit über die körperliche Heilung von Krebs hinaus. Folgen, für die sich kaum jemand zuständig fühlt.

3 Hoffnung auf Heilung

»Die Exaktheit der Diagnose hat, verglichen mit der Ungewissheit des therapeutischen Erfolges, etwas Absurdes. Wie ein Film, der im Zeitlupentempo einen Autounfall oder einen Flugzeugabsturz darstellt. Man sieht alles ganz genau, aber man kann nichts dagegen machen.«[4]
Peter Noll

Die Therapie ist nur auf ein einziges Ziel ausgerichtet: den Krebs vernichten. Wenn es um Leben oder Tod geht, wird alles andere zweitrangig. Ab dem Zeitpunkt der Diagnose geht es deshalb Schlag auf Schlag. Jetzt übernimmt der medizinische Apparat, der verlangt, zu vertrauen und sein Schicksal in die Hände von Unbekannten zu legen. In der Krebstherapie werden neben Stahl, Strahl und Gift auch Angiogenesehemmer verwendet, welche die Blutversorgung des Tumors stören, außerdem die Immuntherapie und die Antihormontherapie. Keine dieser Methoden hilft zu 100 Prozent sicher gegen Krebs, es gibt kein Versprechen auf Heilung. Doch mit der Kombination verschiedenster Verfahren – mit langfristigen, komplexen und multimodalen Therapien – erreichen die Ärzte heute, dass etwa jeder zweite Tumorpatient zumindest länger lebt. Menschliche Körper werden dafür sorgfältig nach den Zuständigkeiten der Fachärzte aufgeteilt, die sich von Kopf bis Fuß durcharbeiten. Die medizinischen Fortschritte haben diese Fragmentierung der Behandlung erst möglich gemacht. Krebstherapie ist heute geprägt vom Blick der Spezialisten auf einzelne Organe, auf Blut- oder Lymphsystem, Laborbefunde, Ergebnisse bildgebender Verfahren. Allein der Tumor oder die Krebszellen als sichtbare »Feinde« bestimmen den ärztlichen Fokus. Je kleiner der Tumor ist, wenn er entdeckt wird, desto größer sind die Chancen des Patienten, vollständig zu genesen. Allein der Tumor ist deshalb der Gradmesser für Erfolg. Der Mensch als Ganzes gerät dabei außer Acht.

Im 20. Jahrhundert haben sich zwei ärztliche Dogmen in der Onkologie herauskristallisiert, die bis heute gültig sind: Das Dogma »Bekämpfe den Krebs früh, schnell und hart« und das Dogma der Radikalität – beides fokussiert ausschließlich auf den Krebs. Die Betroffenen haben kaum eine Wahl und sind der Situation ausgeliefert. Die abweisende Klinikatmosphäre und die Kälte des medizinischen Betriebs sind von Sprachlosigkeit, ja sogar Kommunikationsunfähigkeit geprägt. In allen Gesprächen geht es um den Tumor und die Therapie, nur selten um den Menschen hinter der Krankheit. Interdisziplinäre Tumorboards beschäftigen sich mit Befunden, wenig mit dem Befinden. Alles konzentriert sich darauf, Tumorzellen zu vernichten. So richtig dieser Ansatz ist, um die Krankheit zurückzudrängen, so kurzsichtig ist er auch. Die Patienten übernehmen diese mechanistische Sicht und denken erst einmal: »Was kümmert es mich, was in zehn oder 15 Jahren sein könnte? Augen zu und durch.« Aber die Realität einer Krebstherapie muss erst einmal ausgehalten werden.

In die Patientenrolle gedrängt: Die Krankheit dominiert – Von einem Moment auf den nächsten ist man gezwungen, »ins Reich der Krankheit zu emigrieren und dort zu leben«.[5] Die eigene Welt wird kleiner. Sobald Menschen ihr Krankenbett bezogen haben, verändert sich ihr Verhalten. Mit der Therapie beginnt eine Zeit der Fremdverfügung im medizinisch-pflegerischen Apparat. War der Betroffene eben noch ein Mensch, der sein Leben im Griff zu haben schien, verliert er nun die Kontrolle über das, was mit ihm geschieht. Termine richten sich nach den Maschinen, nicht nach den Menschen. Von 7 bis 17 Uhr haben sich Patienten bereitzuhalten: Blutabnahme, Warten auf den Laborbefund, auf Blutkonserven, auf Zytostatika, auf einen Termin zum Ultraschall, zur Computertomografie und so weiter …

»8. AUGUST. CHEMIE UND WAHNSINN

Hitze, die mich einhüllt
Chemie, die mich abfüllt
Hitze, die mich aufheizt
Chemie, die mich aufreizt,
Hitze, die mich eindampft
Chemie, die mich klein stampft
Hitze, die mich matt macht
Chemie, die mich platt macht
Hitze von Außen
Chemie von Innen:
Möge die Bösere gewinnen.«[6]
Robert Gernhardt

Gerade jetzt wäre ein schützendes, sicheres Umfeld nötig. Doch das Gegenteil ist der Fall: Die Anonymität in einer großen Klinik und der häufige Personalwechsel erschweren den Aufbau einer vertrauensvollen Arzt-Patienten-Beziehung. In einer besonders verletzlichen Phase müssen Kranke einen hohen emotionalen Aufwand betreiben. Es kostet Kraft, sich immer wieder auf neue Menschen einzustellen – seien es noch so engagierte Mediziner, Therapeuten, Pflegekräfte.

Bezeichnenderweise heißt die Sozialisation in der Patientenrolle in der englischen Wirtschaftssoziologie **Stripping Process**. Genauso fühlt es sich auch an: Sobald die Alltagskleidung ab- und die »Anstaltskleidung« angelegt ist, wechselt der Betroffene vom Subjekt zum Objekt. Es ist nun nicht mehr Frau Maier, die Abteilungsleiterin im Konzern X, sondern »der Magenkrebs auf Zimmer 123«. Viele Tumorpatienten sind in dieser Phase tief verunsichert. Beinahe jeder hat die Hoffnung: Vielleicht haben sich die Ärzte geirrt oder meine Blutprobe verwechselt. Vielleicht ist es eine andere Krankheit, viel harmloser als Krebs, und alles stellt sich als Missverständnis heraus. Leider nicht. Ab jetzt sind Sie Krebspatient!

Verbunden mit diesem Etikett der Depersonalisation ist eine vorausgesetzte Auskunftsfreude über Appetit, Stuhlgang, Befinden, Menstruation und vieles mehr. Patienten haben kaum Möglichkeiten, sich gegen die Datensammelwut und Totalverfügung zu wehren – oder sie müssen mit eingeschnappten Ärzten und Sanktionen rechnen. So weit lässt es natürlich fast niemand kommen. Stattdessen passen sich die Kranken oft in Windeseile an ihren neuen Status an. Höchst selten widersprechen sie dem, was Ärzte und Pflegekräfte fordern. Ihre Todesangst ist meist so groß, dass sie uneingeschränkt kooperieren. Die Onkologen werden schon wissen, was sie tun.

In Krisen fallen Menschen in längst überwundene Ich-Zustände zurück, um die schmerzhafte Situation auszuhalten. Dabei geraten sie in eine kindähnliche Rolle, weil die hierarchische Beziehung zum Arzt keine Gleichrangigkeit und selten ein Gespräch auf Augenhöhe zulässt. Hier der Tumorspezialist, dort der medizinische Laie. Leidende übertragen ihre Hoffnungen auf den Menschen im weißen Kittel. Sie erwarten, dass er sie nach bestem Wissen und Gewissen und mit größter Sorgfalt therapiert. Oder sie agieren kindliche Gefühle aus und lassen sich vom Krankenhauspersonal »bemuttern«.

Grenzen sind ohnehin ein schwieriges Thema. Die Intimsphäre und der persönliche Raum sind stark eingeschränkt. Das häufige Ausziehen bringt die Kranken bald in eine entpersönlichte Haltung. Gesehen wird der Befund, weniger der Mensch. Offiziell wird zwar »der mündige Patient« propagiert, im Klinikalltag stört er aber eher mit seinen Fragen, Wünschen und Bedürfnissen. Allzu individuell kann er ohnehin nicht behandelt werden, obendrauf kommen festgelegte Besuchszeiten und eingeschränkte Bewegungsfreiheit.

Nach Erving Goffman ist das Krankenhaus eine »totale Institution«. Es reglementiert und diszipliniert die Patienten – übrigens auch die Ärzte und Pflegekräfte, die vieles selbst als Missstand sehen und oft lieber anders machen würden. Die Abrechnung nach diagnosebezogenen Fallpauschalen (DRG-Budgetierung = Diagnosis Related Groups) seit 2004 stellt ihren Arbeitsalltag unter den Primat der Ökonomie. Aus meiner Tätigkeit als Supervisorin kenne ich die wirtschaftlichen Zwänge und den Druck auf die Angestellten in den Krankenhäusern nur allzu gut. Verwaltungen schreiben Kennzahlen vor, überwachen und sanktionieren. Krankheitsbilder sind definiert, Behandlungen und Abläufe vorbestimmt, die Verweildauer festgesetzt. Hochleistungsmedizin hat Vorrang. Standardisierung an sich ist nichts Schlechtes. Sie soll garantieren, dass eine spezielle Krebserkrankung in Flensburg mit derselben Therapie behandelt wird wie in München. In der Praxis interpretieren die Mediziner die gleichen Befunde dennoch völlig unterschiedlich.

Weil die Budgetierung ärztliche und pflegerische Tätigkeit immens verdichtet und beschleunigt hat, kommen Fürsorge, Zuwendung und vertrauensvoller Kontakt zu kurz.

Ärzte sollen gute, messbare Leistungen erbringen. Die höhere Transparenz fördert die Konkurrenz untereinander. Seitdem spezielle Tumorzentren ausgewiesen wurden – etwa Brustzentren –, konkurrieren Kliniken mehr denn je um die Kranken. Die Behandlungsbedingungen haben sich dadurch nicht unbedingt verbessert. Ärzte beklagen, dass sie Patienten, die noch nicht 100-prozentig ausgeheilt sind, entlassen müssen, weil die DRG-Budgetierung dies vorschreibt; Frauen werden heute beispielsweise vier Tage nach der Brustkrebs-OP aus der Klinik entlassen. Häufig führt das zu Komplikationen. Genesungsprozesse müssen außerhalb des Krankenhauses stattfinden, das belastet Angehörige und niedergelassene Mediziner zusätzlich. Zertifizierte Krebszentren müssen psychoonkologische Versorgung nachweisen, in der Regel ist es eine halbe Stelle. Ist das Krankenhaus aber für Brustkrebs zertifiziert, dürfen Darmkrebs- oder Prostatakrebspatienten diese Beratung gar nicht in Anspruch nehmen – eine vollkommen absurde Situation! Zwischenmenschliche Kommunikation kann nach DRG überhaupt nicht abgerechnet werden. Ärzte und Pflegekräfte haben kaum Zeit, sich mit den Kranken zu befassen, weil die Personaldecke überall sehr dünn ist.

»Warum kommt denn keiner und streichelt mich, wischt mir das Gebrochene vom Hals und aus den Haaren, tropft ein bissel Tee in den Mund, schaut mir in die Augen und sagt: ›Ich weiß, wie Sie sich fühlen, aber das vergeht‹ …«[7]
Maxie Wander

Deutschland ist beim Personalschlüssel in der Krankenpflege Schlusslicht in Europa. »Pflegenotstand« bedeutet zunehmende Bürokratie, unterbezahlte und überforderte Mitarbeiter, Stress und Erschöpfung, Frustration, mangelnde Wertschätzung und das Gefühl permanenten Gehetztseins. Überstunden sind für die Beschäftigten in Krankenhäusern längst die Regel, weil die Dienstpläne anders oft nicht mehr besetzt werden können. Nirgends bleiben vakante Stellen so lange unbesetzt wie in der Pflege. Eine traurige Tatsache, die die Situation immer weiter verschärft: Psychische und psychosomatische Leiden bei Pflegekräften nehmen dramatisch zu. Die übrigen reagieren häufig mit innerer Kündigung, Dienst nach Vorschrift und Zynismus. Die Türen stehen für strukturelle Gewalt weit offen: Wer keine Zeit hat, weil er nachts zwei Stationen parallel versorgen muss, pumpt Patienten schneller mit Beruhigungsmitteln voll, damit sie still sind – dabei wäre ein Gespräch oft hilfreicher.

Der Betroffene verliert: Er muss sich vertrauensvoll in eine Maschinerie begeben, die ihm das Leben retten soll. Doch er spürt natürlich die Folgen, die das derzeitige Gesundheitssystem auf seinem Rücken austrägt. Gerade in den Monaten der Therapie wäre der Patient auf ein gut funktionierendes Unterstützungssystem angewiesen: auf gesunde Ärzte, Pflegekräfte und Therapeuten. Viele Menschen suchen deshalb ihr Heil woanders. Sie gehen zu Heilpraktikern, Wahrsagern und Schamanen, suchen spirituelle Begleiter. Hoffnung ist ein gutes Geschäft. Viele Betrüger nutzen diese innere Not aus und versprechen, den Krebs mit Haifischknorpeln, durch Handauflegen oder mit einseitigen Diäten zu heilen. All das wurde mehrfach durch Studien widerlegt. Dennoch ist es für viele der Strohhalm, an den sie sich klammern.

Weigern Sie sich, ein »richtiger Patient« zu werden!
Arztpraxen und Krankenhäuser haben ihre Abläufe. Für Ärzte steht der Befund im Vordergrund. Es gibt angezeigte Behandlungsschritte, bei denen Sie darauf vertrauen müssen, dass sie in Ihrem Sinne sind. Aber ordnen Sie sich bitte nicht einfach so unter. Es ist Ihr Leben. Es ist Ihre Krankheit. Es geht um Sie! Hier fünf Tipps, wie Sie sich Ihre Selbstbestimmung bewahren – und Entscheidungen aktiv treffen können:

1. Denken Sie mit, informieren Sie sich und kontrollieren Sie, was mit Ihnen gemacht wird. Es gab schon Patienten, die ihren Onkologen darauf aufmerksam machen mussten, dass die falsche Chemotherapie auf ihrem Tablett liegt.
2. Fragen Sie nach und lassen Sie sich alles so lange erklären, bis Sie verstanden haben, was mit Ihnen geschieht und welche Ziele die Ärzte damit verfolgen.
3. Übernehmen Sie so viel Initiative und Verantwortung für sich selbst wie möglich: Bleiben Sie aktiv und beteiligen Sie sich an allen Entscheidungen, die Ihre Gesundheit betreffen.
4. Archivieren Sie alles, was über Sie geschrieben wird. Lesen Sie jeden Arztbrief und machen Sie sich eine Kopie davon.
5. Folgen Sie Ihrem Instinkt und greifen Sie ein, wenn Sie es für nötig halten. Scheuen Sie sich nicht vor dem Etikett »schwieriger Patient«. Es ist eine Auszeichnung. Es bedeutet, dass Sie ernst genommen werden.

Währenddessen ändert sich der Blick von außen auf die Person. Egal, ob Familienangehörige, Freunde, Kollegen oder Kunden: Wer von der Krebsdiagnose weiß, sieht jetzt in erster Linie den Schwerkranken. Damit beginnt die Selbstzensur:

- Was darf ich dem anderen zumuten?
- Wie offen darf ich über meine Krankheit reden?
- Womit darf ich ihn belasten?

Heute scheint es außerdem so, als ob jeder über Krebs und die »richtige« Therapie Bescheid weiß. Einige werden durch wohlmeinende Ratschläge übergriffig: »Also der Freundin meiner Bekannten ihrem Cousin hat geholfen …« Oder sie haben kürzlich gehört, dass es nun ein ultimatives Mittel geben soll, das unbedingt auszuprobieren ist. Auch das Konzept der »Krebspersönlichkeit« ist nicht totzukriegen: Demnach sollen psychische Faktoren wie Depression, Stress und Trauma mitverantwortlich für ein Karzinom sein. Mehrere Studien haben das widerlegt. Trotzdem ist dieser Mythos so entlastend für das Umfeld, dass er weiterhin kolportiert wird. Jeder darf dann denken, »ich bin ja nicht depressiv oder traumatisiert – also bekomme ich auch keinen Krebs«. Mitnichten.

Ganz schlimm sind esoterische Weisheiten wie: »Du hast dir den Krebs selbst ausgesucht, weil deine Seele wachsen will« – reiner Firlefanz. Oder religiös verbrämte Lebensweisheiten, die dem Kranken suggerieren, Gott verfolge schon irgendeinen bewussten Plan mit der Krankheit.

Angehörige, Freunde oder Kollegen tragen durch Mitleid, Überfürsorglichkeit oder Besserwisserei leider oft unbemerkt zum Verlust der Selbstbestimmung bei. Je stärker ein Patient bevormundet wird, desto kleiner und hilfloser wird er. Die gut gemeinte Frage »Wie geht's dir?« und positive Durchhalteparolen prasseln von allen Seiten auf den Betroffenen ein. Beides zwingt ihn, immer wieder zu erzählen und auf Fragen, Mutmachersprüche und euphorisches Anfeuern zu reagieren. Auch wenn das niemand beabsichtigt: Es ist unangenehm und oft sehr lästig.

> Übrigens gibt es auf onkologischen Krankenhausstationen ein paar **ungeschriebene Verhaltensmaximen**. Keiner übermittelt sie, niemand spricht über sie und trotzdem halten sich fast alle daran. Dazu gehören: Sei stark, sonst musst du sterben. Kein Selbstmitleid. Nicht jammern. Andere Patienten nicht runterziehen. Optimismus versprühen – bis zuletzt.

Aber es gibt Krebskranke, die sich dauerhaft ohnmächtig fühlen. Sie sind ängstlich, frustriert und wütend. Weder die Mitpatienten noch die Ärzte wollen mit ihnen viel zu tun haben. Sie werden an die Pflegekräfte abgeschoben, die sich um sie kümmern sollen. Dabei ist Ohnmacht ein Gefühl, das jedem vertraut ist, es bedeutet Kontrollverlust und Stress. Ärzte und Patienten wollen aber genau diesen bedrohlichen Zustand vermeiden. Sie brauchen das Gefühl, den Lauf der Dinge beeinflussen zu können und alles im Griff zu haben. Vielleicht werden Menschen, die ihre Ohnmacht ausleben, in der Klinik deshalb so ausgegrenzt. Sie zeigen eine Seite des Systems, die dies nicht sehen will: Ohnmacht ist ein Tabu in der modernen Krebstherapie und im Selbstbild von Medizinern.

Die Kranken reagieren deshalb schnell mit »sozial erwünschten Antworten«, um ihr Gegenüber zu beruhigen oder sogar zu trösten: »Ich komm schon durch«, »Klar, schaff ich das!«, »Ich bin doch ein Stehaufmännchen ...« Das führt dazu, dass Betroffene ihre wahren Gefühle, Sorgen und Zweifel oft aus Rücksicht auf andere verbergen – und damit allein gelassen sind. Manche Menschen verheimlichen ihre Krebsdiagnose sogar vor ihren nächsten Angehörigen, um möglichst lange »ganz normal« weiterleben zu können.

Die Nebenwirkungen von Chemotherapie und Bestrahlung – Sobald die Behandlung beginnt, tauchen Nebenwirkungen auf.

Mögliche Nebenwirkungen der Chemotherapie:
- Haarausfall, Nagelschäden, Schleimhautprobleme
- Appetitlosigkeit
- Durch beschädigte oder fehlende Leukozyten (weiße Blutkörperchen) herabgesetzte Immunfunktion, dadurch sehr hohe Infektionsgefahr
- Übelkeit/Erbrechen
- Neurotoxizität (Nervenschäden/Störungen der Feinmotorik)
- Kardiotoxizität
- Vorzeitige Wechseljahre, eingeschränkte Fruchtbarkeit
- Müdigkeit, Erschöpfung, Depression

Mögliche Nebenwirkungen der Strahlentherapie:
- Appetitlosigkeit
- Müdigkeit
- Kopfschmerzen
- Hautschäden
- Übelkeit, Erbrechen, Durchfall
- Schäden an Schleimhaut in Mund und Rachen, Verdauungstrakt, Blase, Geschlechtsorganen

Damit und mit der Erschöpfung kommen die Zweifel, ob die Therapie überhaupt zu schaffen ist, ob sich die Quälerei lohnt. Aber was ist die Alternative? Scheinbar nur Sterben und Tod. Also heißt es klarkommen mit der neuen Realität, akzeptieren, dass die Haare ausfallen, hinnehmen, dass der Körper Ausschläge produziert, sich auf Erbrechen und Durchfall einstellen.

Die Gefühle wechseln von Euphorie und Aggression zu völliger Stumpfheit während der fordernden Therapie. Häufig verleugnen die Angehörigen die veränderte Realität: Zu übermächtig ist die Angst, einen geliebten Menschen zu verlieren, zu groß die Hilflosigkeit. Die Patienten sind empfindsamer, oft gleichgültig und ziehen sich zurück. Sie brauchen Zeit für sich selbst und dafür, das Erlebte zu verarbeiten. Das macht Freunde und Angehörige oft ratlos. Die meisten Tumorkranken haben eine deutlich reduzierte Leistungsfähigkeit und sind zumindest vorübergehend arbeitsunfähig. Wer ein leistungsorientiertes Leben geführt hat, fühlt sich als Patient wertlos. Wer darin aufgegangen ist, seine Familie zu verwöhnen, muss nun selbst umsorgt werden.

Familie und Freunde stellen sich auf den Kranken ein, der in therapeutische Abläufe voll eingebunden ist, während sich die Angehörigen beinahe überflüssig vorkommen. Sie reagieren überbesorgt oder ziehen sich zurück. Sie sind hochemotional oder vermeiden den Kontakt. Partnerschaften und Freundschaften intensivieren sich oder zerbrechen. Das geschieht häufig bei kritischen Lebensereignissen. Lange, nicht absehbare Krankheitsverläufe oder chronisch fortschreitende Krankheiten sind schwer auszuhalten. Manche Menschen möchten nicht mit dem Leid anderer konfrontiert werden. Sie wenden sich ab, wenn es länger als ein paar Wochen dauert. Viele von ihnen wissen nicht, wie sie reagieren sollen. Sie ziehen sich zurück, weil sie überfordert sind oder Angst haben, das Falsche zu tun. Oder sie erkennen in dem Kranken die Person nicht wieder, mit der sie sich befreundet hatten.

Erstarrung: ein Abwehr- und Schutzmechanismus mit Folgen – Chemotherapie macht Angst und diese blockiert das Gehirn. Selbst wenn Ärzte und Pflegekräfte beruhigen: In einer existenziellen Gefahrensituation gerät der Körper unter Stress. Herzrate, Blutdruck und Atemfrequenz steigen, die Muskeln werden mit Energie vollgepumpt, um eine Kampf- oder Fluchtreaktion vorzubereiten. Wenn der Feind übermächtig ist – und das scheint der Krebs in dieser Situation zu sein –, zieht sich der Betroffene in die Erstarrung, in den »Totstellreflex«, zurück. Er muss die Chemotherapie erdulden und fühlt sich ausgeliefert.

Ein Beispiel: Das signalrote Zytostatikum Adriamycin muss sehr sorgfältig genau in die Vene gespritzt werden. Der Patient darf sich währenddessen keinesfalls bewegen, weil Adriamycin sonst ins Gewebe gelangen und es zerfressen würde. Während der Arzt das Medikament mit Mundschutz und Schutzhandschuhen gibt, bleibt der Patient ungeschützt und in der Erstarrung liegen.

Erstarrung ist ein Abwehrmechanismus, der das Gehirn vor Überflutung schützt und den Schmerz weniger spüren lässt. Zugleich macht diese Immobilitätsreaktion gewaltige Angst: Die meisten Menschen assoziieren sie automatisch mit dem Tod. Doch Erstarrung hat eine biologisch wichtige Funktion: Wir setzen sie regelmäßig ein, wenn wir verletzt oder überwältigt werden. Im Gegensatz zu Tieren in freier Wildbahn, die sich schütteln oder zittern, wenn die Gefahr vorüber ist, haben wir Menschen aber Schwierigkeiten, danach wieder in einen ausgewogenen Zustand zu gelangen. Gestaute Energie wird im Nervensystem gespeichert und schafft die Basis für spätere Traumasymptome. Erinnerungen an überwältigende Ereignisse bleiben im Körper gespeichert, nicht im rationalen Gehirn. Sie können später zu chronischen Schmerzen führen. Die instinktive Überlebensenergie möglichst frühzeitig zu entladen, wäre wichtig, um die unangenehmen Folgen zu beseitigen.

Weil Gefahrensituationen hochemotional erlebt werden und die Aufmerksamkeit extrem geschärft ist, prägen sich Hinweisreize besonders gut ein. So wirkt konditionierte Übelkeit beim Geruch von Chemotherapie noch lange nach wie ein Trigger für Erbrechen. Der Körper erinnert sich an Schmerzen und bestimmte Schlüsselmomente noch Jahre später und erzeugt eventuell sogar Symptome.

Die Angst- und Stressreaktion hängt von individuellen Erfahrungen ab, auch davon, wie eine Situation subjektiv bewertet wird. Das muss nicht bewusst geschehen. Aber wie wir bewerten, entscheidet darüber, wie wir die Gefahr einschätzen und bewältigen. Unter existenziellem Stress verknüpfen sich kognitive, körperliche und emotionale Netzwerke mit dem jeweiligen Erlebnis. Weil das Nervensystem nachhaltig geschädigt ist, läuft es in der Folgezeit auf Hochtouren. Die Patienten reagieren mit Übererregbarkeit und Schlafstörungen. Durch das heftige Stresserleben bleibt das limbische System im Kampfmodus und sendet verwirrende Verhaltensimpulse und Emotionen, die mit der aktuellen Situation wenig bis nichts, mit der früheren Krebstherapie jedoch sehr viel zu tun haben.

Manche Überlebende sind deshalb später leicht »manisch«.

Sie besteigen den Mount Everest oder laufen Marathon, um ihre enorme innere Ladung Überlebensenergie loszuwerden. Doch auch wenn sich die Betroffenen dabei total verausgaben, kommt die Entspannung in den tieferen Schichten des Körpers zumeist nicht an – dort sind die Körpererinnerungen gespeichert. Wenn wir uns später bedroht fühlen, aktivieren sich alte Angstreaktionen wie von selbst. Sie müssen wieder verlernt, das Stresssystem heruntergefahren werden. Gelingt das nicht, sind die psychischen und körperlichen Folgen gravierend. Sie können unter Umständen sogar zum vorzeitigen Tod führen!

4 Was sich in Körper, Geist und Seele nach der Therapie abspielt

»Krebs ist ein ungeheurer Vertrauensbruch unseres Körpers. Nicht genug damit, dass uns Teile unseres Körpers im Stich lassen, sie wenden sich gegen uns.« [8]

Krebs verursacht deshalb ein hochgradig unangenehmes Körpergefühl. Nach Abschluss der Therapie fehlt meist das Vertrauen in die Funktionsfähigkeit des Körpers. Die Effekte sind in den ersten Monaten zum Teil erheblich: Häufig sind Schlafstörungen und ein gestörter Tag-Nacht-Rhythmus. Viele Medikamente putschen so sehr auf, dass sie die Patienten nicht zur Ruhe kommen lassen. Oder es werden Sorgen in der Nacht »durchgearbeitet«. Das Grübeln über die Zukunft hält wach.

Wenn die unmittelbare Todesgefahr gebannt ist, geht die

monatelange Anspannung langsam zurück. Dafür stellt sich häufig die tumorbedingte Fatigue in Form von bleierner Erschöpfung ein. Der psychische Dauerstress, der sich im Körper durch das Ausschütten von Stresshormonen manifestiert, hat die Körperchemie verändert. All das fordert seinen Tribut – und bringt vielfältige Konsequenzen mit sich, die den weiteren Heilungsprozess noch eine Weile sabotieren können: Bleibende körperliche Einschränkungen, Narben auf der Seele.

Die Krebstherapie erfordert meist, die Lebensumstände grundsätzlich zu ändern. Was außer Balance geraten ist, springt nach Abschluss der Behandlungen jedoch nicht einfach in den Ursprungszustand zurück. Beinahe jeder Krebspatient wünscht sich zwar, er könnte sein altes Leben wiederhaben. Doch das ist vorbei.

Bleibende körperliche Einschränkungen – Mitunter wird der Krebs ganz besiegt oder zumindest zurückgedrängt. Doch die Therapie bringt Verluste: Diagnostische Eingriffe hinterlassen ihre Spuren. Nach Amputationen oder großen Tumoroperationen bleiben Verstümmelungen und Narben. Manche Krebspatienten müssen sich auf lebenslange Behinderung einstellen.

Ob und welche Spätfolgen beziehungsweise Folgeerkrankungen auftreten, ist abhängig von der Krebsart und davon, wie sie behandelt wurde, außerdem vom individuellen Krankheitsverlauf und von den Nebenwirkungen.

Beispiele für körperliche Langzeitschäden nach der Behandlung:

Bewegungseinschränkungen Muskelschwäche und -krämpfe Schädigung des Rückenmarks Migräne Bauchschmerzen Schmerzen durch Lymphödeme	Chronische Schmerzen Herz-Kreislauf-Erkrankungen Zweittumore, z. B. Hauttumore Erkrankungen des Magen-Darm-Traktes Künstlicher Darmausgang (Stoma)
Narben Amputationen inkl. Phantomschmerzen	Sexuelle Dysfunktion Verfrühte Menopause Unfruchtbarkeit: Verabschieden von Kinderwunsch
Verlust innerer Organe durch OP mit einhergehenden Problemen, weil dadurch natürliche Funktionen im Körper gestört oder verhindert werden	Krankhafte Veränderungen des Zentralnervensystems Nervenschmerzen Polyneuropathie Tremor Schwindel
Strahlenbedingte Knochenschäden (z. B. Knochenbrüchigkeit, Aufweichen/Zerstören von Kieferknochen)	

Die Krebsfolgen greifen zudem massiv in die Sexualität der Betroffenen und in ihre Beziehungen ein. Ein künstlicher Darmausgang nach Darmkrebs oder bleibende erektile Dysfunktion nach Prostatakrebs verändern nicht nur den eigenen Körper, sondern auch die Partnerschaft. Besonders gravierend erleben das Frauen mit Brustkrebs nach einer Amputation: Viele schildern, dass sie sich schämen, nackt zu sein. Ihre Partner sind emotional häufig noch betroffener als die Patientinnen selbst. Mit bleibenden Einschränkungen leben zu müssen, verändert den Blick auf die eigene Identität. Wer dauerhaft auf Hilfe angewiesen ist, muss seine Lebensqualität neu definieren und die Prioritäten dessen, was im Leben wirklich wichtig ist, sortieren.

Frieden zu schließen mit dem beschädigten Körper und akzeptieren, was ist, wird ein langer Prozess. Ohne Selbstliebe, Geduld und Mitgefühl mit sich selbst geht es nicht. »Ich wollte nicht mehr leben, als man mir sagte, dass ich einen künstlichen Darmausgang bekomme«, erzählt eine Frau, die ihren Darmkrebs besiegt hat. Es habe mehrere Jahre gedauert, ehe sie sich damit abfinden konnte. Inzwischen sei ihre Lebensqualität weit höher als vor der Krankheit. Sie sei glücklicher als je zuvor, weil sie sich von viel Unnötigem verabschiedet habe und heute ein Leben in Balance führe – mit weniger Ballast und weniger Arbeit.

Das Dilemma der aktuellen Krebstherapie ist, dass die verwendeten Medikamente schnell wachsende gesunde Körperzellen ebenso angreifen und zerstören wie Tumorzellen. Um die vielfältigen Nebenwirkungen in Schach zu halten, werden zusätzliche Medikamente gebraucht, die neue Begleiterscheinungen produzieren – und den Körper noch weiter belasten. Allen voran Leber und Niere, aber auch Lunge und Herz.

Narben auf der Seele – »Warum gerade ich?« Patienten entwickeln subjektive Krankheitstheorien dazu, warum sie Krebs bekommen haben. Sie haben Erklärungen, Bilder und Assoziationen über die Krankheitsursachen und den Verlauf. Für die psychische Bewältigung sind subjektive Krankheitstheorien ein zentraler Punkt, auch für den Umgang mit Symptomen. Die Kranken suchen in ihrer Biografie oder Persönlichkeit nach schuldhaften Verstrickungen als Grund für ihr Leiden. Wir wollen verstehen, was mit uns geschieht. In unserem Denken hat alles irgendeine Ursache. Wenn wir verstehen und erklären können, gelingt es uns, die Situation zu kontrollieren – so unser Irrglaube.

> »… die Frage: ›Warum ich?‹, ist mir dagegen noch nicht gekommen. Ohne gehässig sein zu wollen, vermute ich, dass diese Frage sich hauptsächlich Leuten aufdrängt, die, wenn sie Langzeitüberlebende werden, Yoga, grünen Tee, Gott und ihr Reiki dafür verantwortlich machen. Warum ich? Warum denn nicht ich? Willkommen in der biochemischen Lotterie.«[9]
> *Wolfgang Herrndorf*

Viele Krebspatienten geben sich selbst die Schuld und wünschten, sie hätten sich anders verhalten oder besser auf ihre Gesundheit geachtet. In den Medien oder im persönlichen Umfeld wird oft suggeriert, sie hätten die Krankheit selbst verursacht und dürften sich nun nicht beklagen. Dabei ist Krebs immer ein multikausales Geschehen, das nur bedingt beeinflussbar ist. Im Wesentlichen sind Karzinome auf Mutagene zurückzuführen, welche die DNA verändern. Potenzielle Auslöser sind Chemikalien, ionisierende Strahlung, Viren, Vererbung und Lebensgewohnheiten. All diese Faktoren sind aber nicht ausreichend, um zwangsläufig Krebs auszulösen. Oft ist der schlichte Zufall verantwortlich: Unsere Gene steuern und regulieren das Zellwachstum. Sie sind anfällig für Veränderungen in ihrer Funktion und Gestalt. Täglich passieren Fehler in unseren Zellen. Je öfter solche Mutationen vorkommen, desto mehr steigt das Risiko, dass sich Krebs entwickelt. Unser Immunsystem schafft es meist, Krebszellen frühzeitig zu vernichten. Und manchmal eben nicht.

Krankheit als Strafe ist ein Konzept, das viele für sich vertreten: »Gott straft mich, weil ich X nicht getan habe« oder »das ist Karma, weil ich jemandem Y angetan habe und jetzt bekomme ich die Quittung dafür«. Manche Krebspatienten haben ohnehin schon viel Schlimmes erlebt und resignieren: »Jetzt muss ich das auch noch durchmachen.« Eine Opferhaltung einzunehmen, zu jammern und zu klagen, ist dann ein nächster Schritt – wenn auch kein hilfreicher. Manche verbittern über ihrem Schicksal.

Mentale Prozesse entscheiden darüber, ob der Krankheit Sinn gegeben und wie sie in die eigene Lebensgeschichte integriert werden kann. Das bestimmt den Umgang mit Symptomen oder Behinderung. Viele Krebspatienten leiden insbesondere unter Chemobrain, weil sie sich dadurch am stärksten beeinträchtigt fühlen. Unter dem Begriff versammeln sich gestörte kognitive Funktionen:
- Merk- und Lernfähigkeit
- Kurz- und Langzeitgedächtnis
- Reaktionszeit
- Fähigkeit zum »Multitasking«
- Verbales und visuelles Gedächtnis

- Wortfindung
- Aufmerksamkeit
- Koordination[10]

Für Chemobrain gibt es bislang noch keine Behandlung, trotzdem muss sich niemand damit abfinden. Was sich nicht unmittelbar nach der Therapie ohnehin von selbst zurückbildet, kann durch Stressvermeidung, Tagesroutinen oder Gehirntraining verbessert werden.

Auch Depressionen und Suizidgedanken sind kein unabwendbares Schicksal, das nach dieser Krankheitsgeschichte zu ertragen ist. Depressionen sind behandlungsbedürftig und brauchen professionelle Begleitung. Tiefe Trauer über das erlebte Leid ist keine Depression. Aber es empfiehlt sich, wachsam zu bleiben – auch wenn das direkte Umfeld möglichst nichts mehr wissen will von Krankheit, Angst und Zweifeln. Alle haben genug davon, dass der Krebs immer im Mittelpunkt steht. Trotzdem bleibt er präsent.

Obwohl seit langem bekannt ist, dass die psychosozialen Aspekte den Verlauf der Krankheit beeinflussen, ist die psychoonkologische Versorgung in Deutschland immer noch ein Trauerspiel. Ohne Vereine und ehrenamtliche Helfer gäbe es viele Angebote gar nicht, zum Beispiel Kunst- und Musiktherapie. Zum Vergleich: In den USA wurden bereits in den fünfziger Jahren psychosoziale Beratungsstellen und Empowerment-Programme für Krebskranke eingerichtet.

Seit 20 Jahren wird in Deutschland versucht, diesen Rückstand aufzuholen. Im Nationalen Krebsplan wurde 2008 die Bedeutung der Psychoonkologie endlich erstmals verankert. Doch trotz mehrerer Förderprogramme existiert immer noch ein krasses Missverhältnis zwischen psychoonkologischem Wissen – das in zahlreichen Manualen dokumentiert ist – und der Patientenversorgung in der Realität. Schon in den Akutkrankenhäusern gibt es enorme Defizite. Obgleich in zertifizierten Tumorzentren stets ein Psychoonkologe vor Ort sein sollte, sieht es im Alltag eher mau aus: Viele Einzelgespräche finden gar nicht statt, Gruppenangebote kommen oft nicht zustande – auch weil die Patienten die Stigmatisierung fürchten.

Noch schlechter sieht es im ambulanten Bereich aus. Krebsberatungsstellen finden sich fast nur in städtischen Ballungsräumen. Niedergelassene Psychotherapeuten verweisen auf lange Wartelisten. Sie haben häufig keine spezielle Ausbildung für die Arbeit mit Krebspatienten und nehmen sie daher gar nicht erst an. In ländlichen Gebieten gibt es nur in Ausnahmefällen Psychoonkologen. Für viele Patienten bedeuten 100 Kilometer Anfahrt zur nächsten Praxis puren Stress. Dabei bräuchten sie eine schnelle, wirksame Krisenintervention, um sich zu stabilisieren.

Die Not der Patienten ist also groß. »Neue Studien zeigen, dass nur etwa ein Viertel der Patienten, die den Krebs überleben, eine gute Gesundheit haben«, sagt Prof. Dr. Anja Mehnert-Theuerkauf, Psychoonkologin am Universitätsklinikum Leipzig.[11] Deshalb wurde im April 2017 das Versorgungsstrukturgesetz überarbeitet. Nun dürfen sich gesetzlich Versicherte erstmals an die Kassenärztliche Vereinigung wenden und sich beschweren, wenn sie keinen Therapieplatz bekommen. Bislang gibt es aber gar nicht genügend qualifizierte Psychoonkologen, um diesen Bedarf zu decken, und die Finanzierung ist oftmals unsicher.

Beispiele für psychosoziale Langzeitschäden nach der Behandlung:

Posttraumatische Belastungsstörungen	Medikamente wie Psychopharmaka verändern das Verhalten
Ängste, Survivor Guilt, Depression	Identitäts- und Kontrollverlust
Schlafstörungen	Einschränkungen des Körperbildes und der Sexualität
Chronische Erschöpfung (Fatigue)	Einschränkungen der Lebensqualität
Anpassungsprobleme	
Stimmungsschwankungen	Soziale Folgen und berufliche Belastungen
Kognitive Einschränkungen (Chemobrain)	
Demenz	Angst vor regelmäßigen Nachuntersuchungen

Das Überlebensschuld-Syndrom (Survivor Guilt). Wer ein extremes Erlebnis überlebt hat, kann eine posttraumatische Belastungsstörung entwickeln. Sind viele Mitpatienten gestorben, bedrückt die Frage: »Warum habe gerade ich überlebt?« Symptome können sein: Angststörungen, Flashbacks, sozialer Rückzug, Schlaflosigkeit, Aggression, Stimmungsschwankungen, Antriebslosigkeit, Depression. Manche haben das Gefühl, sie müssten jetzt besonders viel aus ihrem Leben machen – oder aber sich selbst bestrafen. Das geschieht natürlich unbewusst. Forscher beschreiben, es gebe bei Krebspatienten ähnliche Phänomene wie bei Holocaust-Überlebenden. Der französische Psychiater und Resilienzforscher Boris Cyrulnik ist sich sicher, die Scham, überlebt zu haben, sei der Grund für »das merkwürdige Schweigen der Überlebenden«.

Körper, Geist und Seele nach der Therapie

Die Frage, die ich keinem Arzt gestellt habe:
»Wie kann ich jetzt weiterleben?«

Meine Krebstherapie dauerte von Mai 1990 bis Mai 1991. Wie bei allen Tumorpatienten waren der Kampf gegen den Krebs und das Überleben der Therapie die beiden großen Ziele. Ich hatte sehr viel Glück in dieser Zeit. Mein Blutbild erholte sich nach jedem Chemotherapiezyklus innerhalb von ein paar Wochen gut genug, sodass die Therapie fortgesetzt werden konnte. Infektionen heilten schnell und komplikationslos ab. Mein Appetit genügte, um mich bei Kräften zu halten. Und was das Wichtigste war: Die Chemotherapie schlug an. Zuerst kam der Krebs zum Stillstand, dann bildete er sich zurück. Zur Sicherheit wurde ich vier Wochen lang täglich bestrahlt.

Mai 1991. Abschluss-Staging und Nachbesprechung, Krankenhaus Konstanz. Ein warmherziger Internist bespricht mit mir die letzten Befunde. »Es gibt noch ein paar Schatten im Mediastinum. Aber wir haben sie eskaliert bestrahlt und gehen davon aus, dass das nur noch Narbengewebe ist. Insgesamt ist das alles sehr erfreulich. Sie haben wirklich viel hinter sich, aber es hat sich gelohnt. Sie sind in kompletter Vollremission.«

Also kein Krebs mehr, nirgends. Er verabschiedet mich freundlich und gibt mir einen neuen Termin. In vier Wochen »Wiedervorstellung«. Ich bin überhaupt nicht darauf gekommen, ihn zu fragen, wie ich jetzt weiterleben kann und was er mir empfiehlt. Welche Antwort hätte ich wohl bekommen, wenn ich gefragt hätte? Sicher so etwas wie: »Sie leben, das ist doch die Hauptsache. Genießen Sie es.« Vielleicht sogar ein Satz wie »Seien Sie nicht undankbar, wir haben alles gegeben. So eine Therapie kostet Hunderttausende Mark.«

5 Im Wartezimmer des Lebens: Noch krank oder schon gesund? Weiterleben mit der Endlichkeit

Fünf Jahre krankheitsfrei überleben, bedeutet »gesund«. Zehn Jahre krankheitsfrei überleben, bedeutet »geheilt«. Ein ganzes Jahrzehnt bleibt es also ein ungewisses Leben im Zwischenreich. Das Pendel kann jederzeit nach der anderen Seite ausschlagen. War's das jetzt? Viele haben Angst, der Krebs kehre sofort zurück, sobald die Medikamente abgesetzt werden. Nie fühlen sie sich so verletzlich und verwundbar wie in den ersten Monaten nach der Therapie. Ist das nur ein kleines Hämatom oder kommt jetzt die gefürchtete Leukämie nach der Chemotherapie? Selbst die kleinste Veränderung wird argwöhnisch beobachtet.

> »Dieses Gefühl, etwas Unabwendbarem ausgeliefert zu sein, nur noch eine bemessene Zeit zu haben ... Zwei Jahre? Fünf Jahre? Jedenfalls befristete Zeit, und dieses Bewusstsein einer Frist ist das Schlimmste.«[12]
> *Brigitte Reimann*

Die Angst vor einem Wiederauftreten der Krankheit hängt wie ein Damoklesschwert über Frischgeheilten. 39 bis 89 Prozent von ihnen entwickeln Angststörungen. Dabei wirken gerade Ängste, Stress und Depressionen immunsuppressiv, weil dadurch das Stresshormon Cortisol ausgeschüttet wird. »Dies kann bei Erkrankungen, bei denen ein intaktes Immunsystem eine wichtige Rolle spielt, durchaus zum hemmenden Faktor werden und Chancen der Heilung vermindern.«[13]

Ein Leben in Habachtstellung – Was ist jetzt eigentlich »das neue Normal«? Der Wunsch, wieder ohne Einschränkungen zu leben, ist übermächtig. Es ist an der Zeit, Perücken wegzuwerfen und übrig gebliebene Medikamente zu entsorgen, Kopftücher und Kappen wegzupacken. Das Blutbild ist gut genug, um sich in größere Menschenmengen zu begeben, ins Kino, ins Theater, aufs Strandfest – dorthin, wo Menschen husten, sich umarmen, aus dem gleichen Glas trinken, zusammen feiern. Es ist gar nicht so einfach, sich daran wieder zu gewöhnen, wenn man das ein Jahr lang vermeiden musste, um sich vor einer Infektion zu schützen.

Alle sind erleichtert, weil es gut gegangen ist. Angehörige und Freunde ermuntern einen, alles zu vergessen und zur Tagesordnung überzugehen. Manchmal machen sie auch Druck, die Sonderrolle des Kranken aufzugeben. Alle erwarten, dass man nun glücklich ist. Manche Krebspatienten feiern ein rauschendes Fest, andere feiern still oder erst ein halbes Jahr später.

Juni 1991. Ich feiere gar nicht. Ich will mich davor schützen, bei der nächsten Kontrolle mit einer schlechten Nachricht gleich wieder enttäuscht zu werden. Das unbeschwerte Lachen ist mir auf meiner langen Reise durch die Krankenhäuser abhandengekommen. Ich grüble über das Erlebte nach und kann nicht einschätzen, ob ich noch krank oder schon gesund bin.

Ohne »offizielle Heilung« gibt es aber keinen Abschluss innerer Prozesse. In der Gestalttherapie spricht man von »offenen Gestalten«, wenn Situationen nicht zu einem Abschluss gebracht werden. Die Therapeuten gehen davon aus, dass Menschen immer bestrebt sind, diese »offenen Gestalten« zu schließen. Andernfalls beeinträchtigen diese die Betroffenen und binden viel Lebenskraft – Energie, die für die Erholung gebraucht würde.

Angst ist die hässliche Schwester der Hoffnung – und beide sind ab jetzt ständige Begleiter.
März 1996. Uniklinik Tübingen. Bei einer Nachsorgeuntersuchung mache ich den Arzt auf einen kleinen, erst kürzlich aufgetauchten Leberfleck an meinem rechten Oberschenkel aufmerksam. »Der muss sofort raus!« Zwei Tage später werde ich operiert. Der histologische Befund lautet »Melanoma in situ«, ein lokal begrenztes, frühzeitig entdecktes Gewächs. »Der ist vermutlich unter der Therapie entartet, wir haben ihn großräumig im gesunden Gewebe herausgeschnitten. Alles okay, keine weitere Behandlung«, sagt der Arzt.

Aber ich bin furchtbar erschrocken. Soll das jetzt immer so weitergehen? Wie mag es nach dieser Therapie erst in mir drin aussehen, wenn schon so ein winziges Muttermal Krebs ist? Es ist, als wäre mein Leben auf Sand gebaut. Jederzeit kann alles einstürzen. Am Tag nach der Operation habe ich einen Termin bei der studentischen Berufsberatung. Als mich der Berater nach meinen Zukunftsplänen fragt, fange ich an zu weinen. Seit zwei Jahren jobbe ich während des Studiums bei einer Tageszeitung und möchte unbedingt Journalistin werden. Wie soll das gehen, wenn ich dauernd damit rechnen muss, wieder todkrank zu werden?

Diese kleine Operation erwischte mich im fünften Jahr eiskalt: »In situ« ist kein Krebs. Jedenfalls sagen das manche Mediziner. Andere sehen darin eine gefährliche Vorstufe, die sofort behandelt werden muss. Bei meiner Krankheitsgeschichte schien es naheliegend, das Schlimmste zu vermuten und radikal vorzugehen. Das würde von nun an immer so sein.

Vom mulmigen Gefühl bis hin zu heftigen Angstattacken haben Krebspatienten alle Angstniveaus »durchgespielt«. Der Schock, die seelischen Narben, das emotionale Auf und Ab sowie Hilflosigkeit und Verzweiflung lösen sich nicht einfach in Wohlgefallen auf. Sie haben sich beim einen stärker, beim anderen schwächer festgesetzt und flammen immer wieder mal auf.

Früher oder später kehrt die Angst zurück, vorzugsweise vor den zunächst alle drei Monate stattfindenden Kontrolluntersuchungen. Gerade vor diesen Terminen berichten viele Patienten von regelrechten Panikattacken. Sie fühlen sich extrem angespannt. Ein Rückfall oder einer der gefürchteten Zweittumore nach der Krebstherapie würde alle Hoffnungen auf ein normales Leben zunichtemachen. Bedeutsame Jahrestage rufen häufig Körperreaktionen hervor. Rechtzeitig zum Tag der Erstdiagnose oder zum Datum der letzten Behandlung tauchen bei manchen Symptome auf, welche die Krebsangst wieder entfachen.

Egal, ob jemand von Natur aus ängstlich oder mutig ist: Nach bestandener schwerer Krankheit sorgen Ängste für erhöhte Vorsicht und Aufmerksamkeit. Generalisierte Angst kann sich in wachsender innerer Unruhe und Anspannung zeigen, in rasenden Gedanken und dem Unvermögen, sich selbst zu beruhigen. Tief sitzende Ängste und Erwartungen können das Schmerzerleben und Symptome verstärken. Sie sind behandlungsbedürftig, weil sie zu sozialem Rückzug oder psychischen Störungen führen können, welche die Lebensqualität des Genesenden weiter beeinträchtigen. Auch wenn die Zeit der Therapie vorbei ist, bleiben diffuse Ängste und nächtliche Grübeleien – insbesondere, wenn nicht klar ist, wie es beruflich und finanziell weitergeht. Wer durch die Krankheit berufsunfähig geworden ist, droht zu verarmen. Armut durch Krebs ist eines der stärksten Tabus, die sich mit dieser Erkrankung heute verbinden.

Menschen reden nicht gerne über Angst, sie ist ein unerwünschtes Gefühl. Die Ausleseprozesse der Leistungsgesellschaft vertragen sich nicht mit chronischer Krankheit. Selbst wer wieder arbeiten geht, muss damit rechnen, dass ihn Langzeitschäden in die Frühverrentung zwingen. Die Angst davor, »aussortiert« zu werden, lässt viele ihr Schicksal verschweigen. Die Angst vor dem sozialen Abstieg wird bei Freunden oder Kollegen kaum thematisiert. Sie wird – wenn überhaupt – im engsten Familienkreis besprochen. »Mit dem Ausdruck von Gefühlen der Hilflosigkeit, der Blockierung und der Lähmung macht man sich nicht gerade attraktiv. Das ängstliche Ich ist kein Individualitätstyp, mit dem man punkten könnte.«[14]

Unterschwellig bleibt die Angst trotzdem im engeren persönlichen Umfeld präsent. Der Schock sitzt auch bei Partnern, Eltern, Kindern oder Freunden tief. Alle haben schlaflose Nächte erlebt, Verlustängste gehabt, sich Sorgen gemacht. In den engen Beziehungen schwingt das Leid mit – manchmal so tief, dass der andere oder die Verbindung Schaden nimmt.

Sommer 2003. Im Indischen Ozean und im Roten Meer.

Ich fühle mich stark, gesund und leistungsfähig. Jetzt bin ich stolz auf meinen Körper und betrachte ihn nicht mehr als Feind, der mich ständig mit Problemen konfrontiert. Ich habe nie wieder Krebs gehabt. Womit ich trotz allem nicht gerechnet habe: Ärzte glauben, ich bin fit genug für eine Risikosportart! Nach eingehender Untersuchung habe ich einen Stempel für volle Tauchtauglichkeit bekommen und Tauchscheine gemacht. Wie sehr ich es genieße, aus 35, 40 Metern Tiefe der Sonne entgegen aufzutauchen. An der Wasseroberfläche atme ich tief ein, fühle mich lebendig und spüre jeden Muskel. Nie war ich so glücklich seit der Krebstherapie.

Warum ich seit mehr als zehn Jahren keine »Nachsorge« mehr mache

April 2005. Eine radiologische Praxis in Dresden. Meine Frauenärztin hat mich zur Mammografie geschickt. Ehemalige Hodgkin-Patientinnen haben ein deutlich höheres Brustkrebsrisiko, wenn ihr Brustkorb bestrahlt wurde. »Reine Vorsorge. Wenn nichts ist, haben wir wieder ein gutes Vergleichsbild, falls doch mal was kommt.«

Seit einer Dreiviertelstunde liege ich mit nacktem Oberkörper auf einer kalten Liege und muss warten. Es zieht. Der Zeiger der großen Uhr klappert von Sekunde zu Sekunde lauter. Nach einer weiteren Viertelstunde stürmt der Arzt herein, wirft einen flüchtigen Blick auf mich, murmelt »Hallo« und setzt sich vor sein Ultraschallgerät. Schweigend untersucht er mich und starrt dabei unablässig auf seinen Bildschirm.

»Wann wurde das diagnostiziert und wo?« – »Steht alles in meinen Papieren.«

»Ich muss das wissen! Wie wurde das behandelt?« – »Steht alles in meinen Papieren.«

»Wenn Sie nicht kooperieren, breche ich das hier ab.« Es folgt ein längeres Wortgefecht, das damit endet, dass ich ohne Befund gehe und die Tür zuknalle.

Einige Tage später. Besprechungstermin bei meiner Frauenärztin.

»Das war wohl nicht so toll in der Radiologie, wie?«

Ich habe es satt. Ich will kein Patient mehr sein, sondern »ganz normal« leben, wie alle anderen – mit den gleichen Risiken, den gleichen Möglichkeiten.

Unzählige Male habe ich meine Krebsgeschichte erzählen müssen, obwohl sie in den Papieren stand, die auf dem Tisch lagen!

Jedes Mal musste ich neuen Ärzten erklären, welche Besonderheiten es bei mir gibt und worauf zu achten ist.

Ich hasse dieses hochaufmerksame Suchen, diese spezielle Sorgfalt und angespannte Atmosphäre. Die Vokabeln lauten »Sicherheit, Vorsicht, Vorsorge, Gewissheit«. In Wirklichkeit geht es um Angst. Angst, mit der ich so oder so leben muss und die mir eine Untersuchung oder ein Arzt gar nicht nehmen kann.

Jede diagnostische Runde erhöht die Strahlenbelastung für meinen Körper – auch das verursacht Karzinome. Mehr Sicherheit gibt sie mir nicht. Tumorzellen können genau dann anfangen, sich zu vermehren, wenn ich die Praxis gerade mit gutem Befund verlassen habe. Wenn sich in meinem Körpergefühl und Befinden etwas gravierend verändert, gehe ich zum Arzt. Sonst nicht.

Ja, ich hatte Krebs. Aber das ist nur ein Teil meines Lebens.

Meine Frauenärztin sagte lächelnd: »Ich glaube, ich würde das ganz genauso machen.«

TEIL II

Therapien, Glück, Ressourcen …? Welche Faktoren fürs Überleben eine Rolle spielen

Viele Überlebende sagen, es sei schwierig, mit den Langzeitschäden der Krebstherapie klarzukommen. Diese aber überhaupt zu haben, sei reiner Luxus.

1 Was ist ein Cancer Survivor?

»Ich habe mehr überlebt als gelebt.«[1]
Hildegard Knef

Noch vor wenigen Jahrzehnten überlebten Krebspatienten gar nicht lange genug, um jemals unter Spätfolgen zu leiden. Die verbleibende Lebenszeit von Leukämiepatienten wurde in Wochen berechnet – keinesfalls in Monaten oder gar Jahren.

Durch hoch dosierte Chemotherapie und Bestrahlung hat sich das zumindest für Leukämien und Lymphome geändert. Diese inzwischen gut heilbaren Krebse gelten als »privilegierte Tumore«. Sie sind fast ein Hauptgewinn: Wenn schon Krebs, dann bitte möglichst dieser. Doch auch bei Organtumoren steigen die Überlebenszeiten – dank besserer Vorsorge, früherer Eingriffe und neuer Therapien. Etappenziel erreicht, könnte man sagen.

Es geht aber nicht nur ums Überleben und das ist relativ neu in der deutschen Medizin: Erst vor zehn Jahren hat man Lebensqualität als Kriterium in den Nationalen Krebsplan aufgenommen. Die neue Patientengeneration ist im Unterschied zu ihren Eltern und Großeltern nicht mehr bereit, so viel zu leiden. Außerdem sagen selbst viele Ärzte, der Preis mancher Tumortherapie sei zu hoch. Langzeitschäden müssten künftig weitgehend vermeidbar und beherrschbar sein.

Mit dem Wort »Heilung« sind alle vorsichtig. Mediziner verstehen darunter, Gesundheit als früheren Ausgangszustand wiederherzustellen. Das scheidet nach aggressiven Krebstherapien aus. Deshalb ist das Konzept der Salutogenese des Soziologen Aaron Antonovsky interessant: Es legt den Fokus nicht auf Defizite und Defekte, sondern darauf, wie Gesundheit entsteht. Antonovsky spricht nicht von einem festen Punkt, an dem eine Krankheit »erledigt« ist. Vielmehr versteht er Gesundheit und Krankheit als Kontinuum. Das heißt: Überlebende können lange gesunde Phasen erleben, ehe sie ein Rezidiv bekommen. Trotz des Rückfalls erreichen sie oft wieder einen zufriedenstellenden Gesundheitszustand. Erst nach der dritten oder vierten Chemotherapie gelten sie als »austherapiert«, werden palliativ behandelt und sterben schließlich Jahre später. Chronische Krankheitsverläufe sind bei Krebs inzwischen fast Standard. Etwa jeder zweite Tumorpatient kann damit rechnen, länger als fünf Jahre zu überleben.

2 Survivor, Co-Survivor und Phasen des Überlebens

Im deutschsprachigen Raum etabliert sich für Langzeitüberlebende der Begriff »Cancer Survivor«. Laut der American Society of Clinical Oncology (ASCO) ist ein »Survivor« eine Person ohne Krankheitszeichen nach Abschluss der Therapie und dies bezieht sich auf die komplette Lebenszeit danach. Sich als Survivor zu bezeichnen, ist eine Entscheidung und ein Selbstkonzept. Widerstandsfähige Personen sehen sich als Überlebende anstatt als Opfer (Victim). Diese Definition unterscheidet, ob sich eine Person stark und selbstbestimmt fühlt oder sich als passiv und hilflos erlebt.

Während in den USA umfangreiche Nachsorgeprogramme hinter »Survivorship Care« stehen, tastet man sich in Europa erst heran – besonders langsam in Deutschland, Österreich und der Schweiz. Dabei steigt die Zahl der Überlebenden exponentiell: Etwa 30 Prozent der Cancer Survivors befinden sich in den kritischen ersten fünf Jahren. Die höchste Zunahme ist zurzeit bei denjenigen zu verzeichnen, die 20 Jahre und länger ohne Krankheitszeichen sind.

Die Cancer Survivors sind eine heterogene Gruppe mit unterschiedlichen Bedürfnissen und Wünschen. Während die einen ihre Krankheit gut bewältigt haben, kämpfen andere manchmal jahrzehntelang mit dem Krebs oder den Folgen der Therapie. Sie gleichen sich nur in zwei Dingen: Alle haben ein erhöhtes Risiko für weitere Tumore und sterben früher als ihre Altersgenossen.

Die ASCO hat überdies den Begriff »Co-Survivor« etabliert. Dazu gehören Familienangehörige, Freunde, Therapeuten und Ärzte – jeder, der mit einem Survivor tiefere Beziehungen eingeht, ihn emotional oder sozial unterstützt.

Drei Phasen des Überlebens
»Akutes Survivorship«: Beginnt mit der Diagnose und endet mit der Ersttherapie. Die Krebsbehandlung steht hier im Fokus.
»Erweitertes Survivorship«: Umfasst das Ende der Erstbehandlung

und die ersten Monate danach. Die Folgen von Krebs und Therapie bilden den Schwerpunkt.

»Permanentes Survivorship«: Bezieht sich auf die gesamte Zeit nach der Krebstherapie. Ein Rückfall ist unwahrscheinlicher, Langzeitschäden durch die Krankheit und deren Behandlung sind im Fokus. (Quelle: ASCO)

Im deutschsprachigen Raum wird Überleben dagegen meist mit reinen Zahlen illustriert. Dabei werden häufig Äpfel mit Birnen verglichen und das führt zu falschen Schlüssen: So bedeuten 85 Prozent nicht die tumorspezifische Überlebensrate, sondern die Zahl der Menschen, die nach fünf Jahren noch leben – egal wie.

Mythen des Überlebens

Mythos 1: Der Krebspatient als Held
Der Mythos vom »Helden« ist eine Ideologie. Sie soll Identifikation schaffen und als Vorbild dienen. Die Stereotypen von Kampf, Sieg und Tapferkeit zementieren einen wünschenswerten Verhaltenskodex für Krebspatienten. Er soll zeigen, wie die Situation am besten gehandhabt wird. So stellt die Broschüre »Helden und Krebs« vom Deutschen Krebsforschungszentrum Heidelberg für Kinder und Jugendliche den Kampf gegen den Krebs am Beispiel von Hollywoodstars dar. Ewan McGregor, Angelina Jolie und Hugh Jackman haben als Actionhelden existenzielle Herausforderungen überwunden. Die Botschaft lautet: Ihr könnt das auch! Was geschieht aber mit denen, die sich mit dem »Heldentum« nicht identifizieren wollen oder können? Und mit denen, die es trotzdem

nicht schaffen? Außer dem Tumor haben sie dann auch noch das Gefühl, »versagt« zu haben.

Mythos 2: Die totale Lebensveränderung
Viele Survivors sprechen davon, die Krankheit habe ihr Leben total verändert. Sie seien geläutert daraus hervorgegangen und nicht mehr die Person, die sie davor gewesen seien. Das alte Selbst wird abgewertet, weil es ohnehin unerreichbar ist. Schaut man näher hin, haben sie sich weniger drastisch verändert. Bereits angelegte Charakterzüge treten eher stärker hervor. Fraglich ist überdies, inwieweit drastische Lebensveränderungen über Jahre aufrechterhalten werden. Der Mythos erlaubt jedoch, lang gehegte Wünsche und Träume auszuleben – ohne Rücksicht zu nehmen und ohne schlechtes Gewissen.

Mythos 3: Selbsthilfegruppen als Katalysator
Bis in die neunziger Jahre war Krebs im deutschsprachigen Raum kaum ein öffentliches Anliegen. Das hatte sich bis zum Ende des Jahrzehnts deutlich verändert: Seither gilt die pinke Schleife als Zeichen für den Brustkrebs, der Oktober als Brustkrebs-Monat und so weiter. Den Selbsthilfe-Boom hat der US-Psychiater David Spiegel ausgelöst. Er fand heraus, dass Patientinnen mit fortgeschrittenem Brustkrebs zwei Mal so lange lebten, wenn sie Mitglied einer Selbsthilfegruppe waren. Daraufhin wurden massenhaft Gruppen gegründet.
Später wurde jedoch klar, dass nur diejenigen hilfreich sind, die professionell moderiert werden – wie die supportiv-expressive Gruppentherapie nach Spiegel / Irving D. Yalom. Selbst organisierte Gruppen – die der Soziologe Erving Goffman etwas despektierlich als reine »Lamentierkreise« bezeichnete – hatten diese Wirkung nicht.

> Junge Erwachsene brauchen ohnehin ein anderes Setting. Sie wollen selbst entscheiden und unter ihresgleichen sein. Häufig haben sie noch keinen festen Partner, mit dem sie sich beraten könnten, beziehungsweise ist er diesen existenziellen Fragen selbst nicht gewachsen. Junge Erwachsene sind körperlich und psychisch noch in der Entwicklung, also besonders instabil und verletzbar. Einerseits ringen sie darum, sich vom Elternhaus abzunabeln, andererseits sind sie plötzlich hilfsbedürftig und auf Pflege angewiesen. Prof. Dr. Anja Mehnert-Theuerkauf, Psychoonkologin an der Universität Leipzig, weist darauf hin, dass diese Jugendlichen schneller reifen und dies ihre Beziehungen beeinflusst. Sie leiden stärker unter Einsamkeit und fehlenden sozialen Bindungen als Erwachsene.

3 Unter Überlebenden – Cancer Survivors Days

1. Juni 2017. Im Innenhof vom Sony Center Berlin hasten Passanten eilig vorbei. Sie werfen flüchtige Blicke auf die kleine Gruppe von Menschen vor der Bühne. Drei Stunden lang berichten Überlebende in kurzen Runden von ihrer Geschichte, Ärzte und Politiker ergänzen ihre Sicht. An der Seite steht ein riesiges Modell einer Gebärmutter. Kaum einer der Unbeteiligten bleibt stehen und hört zu, was die Menschen auf dem Podium erzählen.

Das Kernthema des Tages soll »Arbeit und Krebs« sein. Tatsächlich geht es darum nur am Rande, persönliche Geschichten stehen im Vordergrund. Es werden vor allem Emotionen und Leistungen abgefragt. Hier spreche ich darüber, wie ich überlebe. Die »Cancer Survivors« tun, was der Aktionskünstler Joseph Beuys gefordert hat: »Zeige deine Wunde, dann wirst du geheilt.« Sie zeigen sich in ihrer Schwäche und wollen gesehen werden. Kaum jemand nimmt davon Notiz.

Die Survivors sind mittendrin, haben aber wenig Kontakt mit Gesunden. Dabei wollen sie genau das: »Tumorpatienten sollen überall dabei sein dürfen, ob mit oder ohne Perücke, ganz normaler Bestandteil der Gesellschaft sein«, sagt eine von ihnen. »Krebs ist weiterhin tabuisiert – gerade in unserer Leistungsgesellschaft, in der nur der etwas ist, der von morgens bis abends rackert und funktioniert, da ist Krankheit ein Makel«, äußert eine andere.

Interview: »Es ist wichtig, dass Krebspatienten ihre Geschichte erzählen«

Prof. Dr. Michael Bamberg, Leitender Ärztlicher Direktor und Vorstandsvorsitzender am Universitätsklinikum Tübingen, gehört zu den Initiatoren des German Cancer Survivors Day. Er hat das Ziel, Betroffene aus ihrer Isolation herauszuholen, anderen die Angst vor Krebs zu nehmen und in der Politik für die Anliegen von Cancer Survivors zu werben.

Herr Prof. Bamberg, warum ist ein German Cancer Survivors Day wichtig?
Es geht darum, anderen Mut zu machen, damit sie positiver in die Zukunft schauen können. Die Diagnose Krebs zieht den meisten Menschen den Boden unter den Füßen weg. Deshalb ist es wichtig, dass Krebspatienten ihre Geschichte erzählen: Schau her, ich habe das alles selbst durchgemacht und lebe wieder. Die Botschaft

lautet: Gebt euch nicht auf, lasst euch nicht fallen. Wenn man selbst Betroffener ist, lebt man in einer anderen Welt, da fallen alle Eitelkeiten von einem ab. Es ist eine große Stärke, das öffentlich zu machen.

Welche Ziele verfolgt diese Aktion?
Es ist eine Imagekampagne, die eine öffentliche Bewegung werden soll. Wir sammeln Spenden, um in einzelnen Fällen helfen zu können, etwa bei Hilfsmitteln oder in der Betreuung von kleinen Kindern. Wir wollen außerdem zeigen, dass Krebs heute kein Todesurteil mehr ist. 50 Prozent der Patienten überleben, an einem Herzinfarkt sterben viel mehr Leute. Trotzdem ist Krebs immer noch ein Tabu und automatisch mit dem Tod assoziiert.

Sie sind seit 1972 Arzt und haben viele Krebspatienten behandelt, vor allem Kinder. Was ist der Krebs heute für Sie?
Ein Feind, den es zu bekämpfen gilt, mit allen Möglichkeiten, die wir haben. Ein Feind, bei dem wir drastisch eingreifen müssen. Es ist ein Kampf um Millimeter. Aber wir fangen an, ihn aufzuknacken, und verstehen die Tumore viel besser als früher.

Stumpft man irgendwann ab, wenn man täglich so viel Leid sieht?
Man muss seine Empfindsamkeit behalten, ohne im Mitgefühl zu ertrinken. Man braucht Distanz, um arbeitsfähig zu sein. Ich habe so viel Schreckliches erlebt – die Angst, das Elend und die Not der Eltern, diese Momente, wenn sie sagten: »Ich will mein Kind behalten, Hauptsache lebend – egal, wie.« Ich habe oft geheult.

Welcher Cancer Survivor hat Sie am meisten berührt?
Ich habe einen Jungen mit einem Hirntumor behandelt, da war er 12 oder 13 Jahre alt. 30 Jahre später hat er mich eingeladen und

eine riesige Spendenaktion in der Stadthalle organisiert, zu der 400 Leute kamen. Er hat sich an einen Moment erinnert, der mir gar nicht mehr präsent war. Er sagte, ich hätte mich damals vor ihn hingekniet und seine Hand fest in meine genommen. Dann hätte ich ihm in die Augen geschaut und gesagt: »Wir machen das jetzt zusammen, hörst du, wir beide, wir schaffen das.« Es habe ihn sehr beeindruckt, dass der Doktor mit ihm auf Augenhöhe gesprochen habe.

Warum sind gerade diese Langzeitüberlebenden unsichtbar, die den Krebs vor 20 oder 30 Jahren überstanden haben?
Viele wollen nicht, dass ihre Krankheit publik wird. Krebs ist immer noch ein Stigma. Sie fürchten, dass sie wie Aussätzige behandelt werden. Es sind auch nicht viele so stark, dass sie davon erzählen, das sind höchstens fünf Prozent der Krebspatienten. Wer 15, 20 Jahre geschafft hat, sich mit der Krankheit zu arrangieren, will das nicht mehr herausholen. Sie verdrängen das und es geht ihnen gut damit.

Die Überlebenden, die in Berlin ihre Geschichte erzählen, zeigen deutlich, auf welchen Grundannahmen das Leben nach dem Tumor meist basiert:
- Ich schätze das Leben mehr.
- Ich akzeptiere mich stärker als vor der Krankheit.
- Ich bin ängstlicher, was meine Gesundheit betrifft.
- Ich weiß nicht, wie ich nach dem Ende der Therapie mit dem Krebs umgehen soll.

21. März 2018. Die Krebsliga Schweiz hat Überlebende zu einer ganztägigen »Frühlingsbegegnung« in ein Hotel auf

den Zürichberg eingeladen: Die offene Landschaft soll den Weitblick über das komplexe Thema »Überleben nach Krebs« ermöglichen. Dies ist keine Statement-Veranstaltung, sondern eine lebendige, moderierte Diskussion zwischen rund 100 Patienten, Ärzten, Psychoonkologen, Pflegekräften und Seelsorgern. Sie diskutieren in wechselnden Runden über wichtige Aspekte des Überlebens: Klinische Ethik, Chancen von Zusatzbehandlungen, Sprechen und Schweigen über Krebs, Umgang mit körperlichen Symptomen, Sozialversicherungsrecht, Krebs und Psyche, Krebs am Arbeitsplatz sowie Sinn und Würde. Fachvorträge und kurze Erzählungen von Überlebenden ergänzen sich. Ein Film dokumentiert den Umgang zweier Männer mit dem Krebs der Partnerin. Zum Abschluss spricht eine Palliativmedizinerin über »Lektionen am Sterbebett«.

Der sehr wertschätzende, stimmige Tagesablauf und die Kontakttiefe begeistern die Überlebenden. Der Tag ist themen- und patientenzentriert und es bleibt nicht bei persönlicher Betroffenheit: Die Ergebnisse der Dialoge der unterschiedlichen Disziplinen sollen künftig in die Arbeit der Krebsliga einfließen und an die Fachleute weitergegeben werden. Die Krebsliga Schweiz hat einen Betroffenenrat eingerichtet, der die Interessen der Überlebenden vertritt. Im Mai 2019 hat dieser bereits 150 Mitglieder. In der Diskussion erlebe ich die Betroffenen sehr viel kritischer und politischer als ihre deutschen Leidensgenossen. Dr. Kathrin Kramis, Geschäftsführerin der Krebsliga Schweiz und selbst eine Überlebende, zitiert die Dichterin Hilde Domin: »Federn lassen und dennoch schweben – das ist das Geheimnis des Lebens.«

Krebs als Etikett:
Was das für mich als Überlebende bedeutet

Ich habe zwei Identitäten: Die »normale«, mit der ich unbedingt identifiziert bleiben möchte, weil ich leben will wie alle anderen, und die »defekte« Identität, die hinter meinen Wünschen zurückbleibt und mir oft lästig ist. Meine Krebsgeschichte sorgt bei anderen für Unbehagen, weil ich sie an die Zerbrechlichkeit ihres eigenen Lebens erinnere. Das macht ihnen Angst oder sie fürchten, dass ich damit zu viel Aufmerksamkeit auf mich ziehe.

Aus Angst davor, isoliert zu werden, habe ich meine defekte Identität lange verschwiegen. Sie steht für Unsicherheit und Unwägbarkeit. Viele glauben, man stehe mit dieser Krankheitsgeschichte schon mit einem Bein im Grab. Über Jahre habe ich das auch so empfunden.

Die Erwähnung der Krankheit gibt jedem Gespräch ein existenzielles Gewicht. Viele schätzen das nicht und grenzen sich dagegen ab. Das Verschweigen der Krankheit hat deutlich mehr Vor- als Nachteile: Wer schließt mit so jemandem Verträge ab? Hochzeit, Hauskauf, Kredit, Karriere und Kinder stehen auf dem Spiel, wenn man sich outet.

Wer gewohnt ist, Extrembedingungen auszuhalten, steckt die Kümmernisse des Alltags oft leichter weg. Alles, was unterm Krebsradar fliegt, kann ich oft nicht richtig ernst nehmen: Was ist eigentlich ein Problem? Das lässt mich bei Alltagskümmernissen wenig empathisch erscheinen.

Junge Erwachsene fühlen sich nach einer nicht normativen Krise wie der Krebskrankheit aus ihrer Alterskohorte »abgehängt«. Die anderen denken an Party und träumen von einer wunderbaren Zukunft. Man selbst kämpft darum, sich Überlebensfertigkeiten anzueignen.

> Krebs macht einen zum Außenseiter. Die Langzeitüberlebende Katherine Russell Rich nennt Krebs den »Arschloch-Detektor«.[2] Bei der Partnersuche habe er ihr geholfen, »die Spreu vom Weizen zu trennen«. Hier wird der Tumor als »Moralkeule« benutzt nach dem Motto: »Wenn du mich und meine Krankheit nicht aushältst, bist du ein schlechter Mensch.«
> Jeder hat ein Recht auf autonome Entscheidungen. Man kann nicht verlangen, dass jemand die Last dieser Krankheit mitträgt, nur weil man es sich sehnlichst wünscht. Jedes Gegenüber braucht den Raum, Nein sagen zu dürfen – ohne abgewertet oder als »Feind« betrachtet zu werden. Die Zurückweisung zu akzeptieren, ist nicht leicht.

4 Ausschlaggebend: das Verhalten nach der »Heilung«

»Kuchenbacken, Mit-der-Familie-am-Tisch-Sitzen waren mein Traum nach der Wiederauferstehung. Jetzt aber überkommt mich immer mehr das Gefühl: Mit diesen öden Kränkeleien wird's weitergehen, mehr oder weniger anfällig, viele Jahre lang! Vielleicht wird Kuchenbacken und Mit-der-Familie-am-Tisch-Sitzen das Einzige sein, was mir bleibt.«[3]
Maxie Wander

Der Krebs wirft lebenslang Schatten – ganz gleich, ob man das wahrhaben will oder nicht. Abspaltung, Projektion und Verleugnung, um das Ganze ungeschehen zu machen, funktionieren nur vorübergehend. Dadurch entwickelt die Krankengeschichte höchstens ein Eigenleben und wird zu dem, was der französische Psychiater und Resilienzforscher Boris Cyrulnik »die unterirdische Krypta« nennt. Vorzugsweise in Lebenskrisen meldet sie sich wieder. Integration und Entwicklung verlaufen spiralförmig, in Schüben, Sprüngen, wiederholten Neuanfängen. Über die Jahre probieren Überlebende alle möglichen Verhaltensweisen aus, um mit ihrem Schicksal klarzukommen.

Für die amerikanische Psychiaterin Judith Herman haben Überlebende die Aufgabe, sich eine Zukunft aufzubauen, nachdem sie ihr altes zerstörtes Selbst betrauert haben. Das Wiederanknüpfen an die Verbundenheit mit anderen ist ausschlaggebend dafür, ob Krisen, Schicksalsschläge und Traumata überwunden werden. Diese vier auch neurologisch verankerten Grundbedürfnisse des Menschen spielen dabei eine Rolle: Bindung, Selbstwertschutz beziehungsweise -erhöhung, Kontrolle und Orientierung, Lustgewinn/Unlustvermeidung.

Den während der Krebstherapie empfundenen Kontrollverlust aufzuheben, ist allen Überlebenden ein großes Anliegen. Kontrolle und Orientierung verschaffen sie sich auf zwei Wegen: Zum einen, indem sie ihre Autonomie wiedergewinnen, selbstständig agieren und sich in ihrer Kompetenz erleben. Zum anderen, indem sie ihrem Leben neuen Sinn verleihen und ihr Kohärenzgefühl wiedererlangen. Beides senkt das hohe Belastungsniveau. Allein die Möglichkeit, potenzielle Stressoren selbst »ausschalten« zu können, reduziert empfundenen Stress und erhöht die Handlungsfähigkeit. Analyse und Ablenkung spielen immer wieder eine Rolle, um mit der Krankheit und ihren Folgen fertig zu werden.

Als innere Haltungen bezeichnet man die Bereitschaft, auf bestimmte Situationen zu reagieren. Auf der kognitiven Ebene sind Meinungen, Erfahrungen, Vorurteile und Erwartungen ihre Basis. Auf der aktiven Ebene betrifft es Gefühle wie Ärger, Wut oder Gereiztheit. Die bewusste oder willentliche Umsetzung von Zielen und Motiven (volitionale Ebene) zeigt sich in der Selbstverpflichtung, Absicht oder subjektiven Bereitschaft, künftig in einer bestimmten Art und Weise zu handeln – etwa dann, wenn ein Rückfall droht. Diese inneren Haltungen zu entwickeln, hat eine dreifache Funktion:
- Sie helfen, die Krankheit zu bewältigen und ihre Folgen zu kontrollieren.
- Sie sind Teil wichtiger Identitätsarbeit.
- Sie definieren Rechte, Pflichten und Grenzen der ambivalenten Rolle als Nochpatient und Genesender. Innere Haltungen sind nicht statisch, sondern verändern sich im Laufe der Jahre.

Als »dysfunktional« werden Verhaltensweisen beschrieben, wenn sie über ein sinnvolles Maß hinausgehen. Trotzdem dienen auch sie dazu, das erfahrene Leid auszuhalten und die damit verbundenen Gefühle zu regulieren.

Selbstschädigung und selbstverletzendes Verhalten – Sich selbst zu verletzen, gilt als Versuch von Traumatisierten, überwältigende Gefühle zu kontrollieren. Damit schwächen sie Angst, Einsamkeit oder Aggression ab. Für kurze Zeit können sie so ihrer Situation entfliehen und Druck ablassen. Auch autoaggressive Selbstschädigung wie Workaholismus oder Extremsport sind bei Survivors zu beobachten. Sie wählen riskante und exzessive Lebensweisen, um ihr Schicksal herauszufordern, und gehen unbewusst das Risiko ein, dabei Schaden zu nehmen. Häufig verweist dies auf seelische Verletzungen im Kindesalter, die durch den Krebs aktualisiert wurden.

Ein Beispiel dafür ist der ehemalige US-Radrennfahrer Lance Armstrong, der 1996 an Hodenkrebs erkrankte und zwei Jahre später in den Profisport zurückkehrte. Bereits vor seiner Tumortherapie ging Armstrong mit seinem Körper äußerst rücksichtslos um. In seiner Autobiografie »Tour des Lebens« schildert er, dass er schon früh Anerkennung für Leistung, Selbstüberwindung und Stärke bekam. Die Härte gegen sich selbst half ihm sicher, den Krebs zu überstehen. Er habe sich durch die Krankheit sehr verändert. Doch sein Verhalten zeigt, dass sich sein persönlicher Lebensentwurf eher verfestigt hat.

Armstrong gewann danach sieben Mal die Tour de France, die als härtestes Radrennen der Welt gilt. Obwohl es früh Dopinggerüchte gab, wurde Armstrong erst 2012 deswegen angeklagt. Ein Jahr später räumte er alle Vorwürfe gegen ihn ein. Alle Titel wurden ihm aberkannt. Das jahrelange Doping und der gnadenlose Umgang mit dem Körper zeugen von Selbsthass, Wut und Aggression – auch gegen den eigenen Körper, dessen Fehler und Schwächen. Unverständlich bleibt die Diskrepanz zwischen seiner Selbstinterpretation als »Geläuterter« und dem jahrelangen Belügen der Weltöffentlichkeit.

Extremleistungen von Survivors sind nicht selten. Wer nicht mehr spüren kann, was nicht »richtig hart« ist – weil er sich an eine sehr hohe Belastungsdosis »gewöhnt« hat –, neigt dazu, sich selbst (und andere) zu überfordern. Es gibt mehrere Überlebende, die einen der sieben höchsten Berge der Welt bestiegen haben oder Marathons laufen. Solche Extremleistungen machen indirekt Druck auf die übrigen – vor allem jene, die es nicht schaffen, ihren Alltag zu organisieren und wieder zu arbeiten. Der hohe Konkurrenzaspekt verweist darauf, dass ein Größenselbst vielen Überlebenden hilft, mit ihrem Schicksal klarzukommen.

Suchterkrankungen nach Krebs – Die Schriftstellerin Diana Beate Hellmann veröffentlichte 1989 ihr Buch »Zwei Frauen«. Darin beschrieb sie ihre Krebstherapie nach einem Lymphom in einem Essener Krankenhaus. Wenige Jahre später rutschte sie tief in die Alkoholsucht, trank zuletzt täglich mehr als eine Flasche Wodka und rauchte 100 Zigaretten.[4]

Ihre Geschichte zeigt, wie sehr persönliche Vulnerabilität erschwert, die Krankheit zu verarbeiten: Hellmann bekennt, sie sei im Alter von knapp vier Jahren vergewaltigt worden. Nach dem Krebs habe sie drei Fehlgeburten und sexuelle Gewalt erlitten. Sie unternahm mehrere Suizidversuche und hatte Bulimie. Wenn eine bereits sehr verletzbare Person mit schwerer Krankheit konfrontiert wird, sind die Folgen umso drastischer. Die beschriebenen Süchte sind Versuche, die Härten des Lebens auszuhalten und sich zu regulieren.

Die Abhängigkeit von psychoaktiven Substanzen wie Alkohol, Nikotin, Drogen, Tabletten sehen Ärzte und Therapeuten mit großer Sorge. Vorübergehend beeinflussen diese Stoffe Gehirn und Nervensystem und reduzieren Stresssymptome. Alkohol wirkt kurzfristig effektiv gegen Schlafprobleme und Albträume, er dämpft das hohe Erregungsniveau des Nervensystems ebenso wie Nikotin. Heroin mildert Zorn und Aggression, während Kokain antidepressiv wirkt.

Die negativen Gefühle zu betäuben, erschwert langfristig aber, die Krankheit zu bewältigen. Traumaforscher wie Bessel van der Kolk weisen darauf hin, dass Traumatisierte häufig Drogen nehmen, um sich vor ungewollten Erinnerungen zu schützen und zugleich mit ihrer Umwelt Kontakt aufzunehmen – ohne viel Nähe zulassen zu müssen. Die Folgen sind dramatisch: Sucht zerstört die ohnehin angegriffene Gesundheit der Betroffenen. Ihre Beziehungen, die durch gesundheitliche und psychische Probleme bereits schwer belastet sind, werden noch fragiler.

Distanzloses Verhalten – Jeder kennt sie: Mitpatienten, die einen zum Fremdschämen bringen. In Wartezimmern, auf Krebsaktionstagen, in Patientenseminaren, auf Kongressen drängen sie sich dazwischen und haben kein Gefühl dafür, ob Kontakt gerade erwünscht ist. Sie werden übergriffig und hängen sich scheinbar vertraut an Ärzte, um sich wichtig zu machen. Ihre Distanzlosigkeit führt dazu, dass sie fremden Menschen intimste Dinge anvertrauen und Gespräche aufzwingen, die nicht situationsangemessen sind. So kann jemand ungefragt beim Abendessen eine Stunde lang über seine erektile Dysfunktion sprechen und die betretenen Gesichter der Zuhörer einfach übergehen.

Distanzlosigkeit weist auf eine Persönlichkeitsstörung hin, die gewiss ihre Wurzeln in der Kindheit hat, durch die schwere Krankheit aber plötzlich eine Bühne bekommt. Vielen Menschen fällt es schwer, sich gegenüber Kranken abzugrenzen. Das empfundene Unbehagen wird später auf die Gesamtgruppe der Krebskranken projiziert und führt nach unangenehmen Erlebnissen oft dazu, dass Kontakt generell eher vermieden wird.

Nach dem Krebs: Was wird aus dem sexy Superstar?
Langzeitüberlebende Promis thematisieren ihre Krebserkrankung am ehesten, wenn es um ihre Projekte oder Stiftungen geht. Selten sprechen sie über krankheitsbezogene Gefühle und Ängste. Ich stelle es mir sehr schwierig vor, Therapie, Genesung und Identitätsarbeit unter den Augen der Öffentlichkeit zu leisten. Wer todkrank war, kann in der Leistungsgesellschaft mit ihrem Anspruch an Jugendlichkeit, Fitness und Attraktivität kein Sexsymbol mehr sein – oder doch? Vor dem Krebs war die Selbstvermarktung über den Körper ein lukratives Geschäft. Ändert sich die Inszenierung danach? Zwei Frauen, die beide 1968 geboren wurden, zeigen den unterschiedlichen Umgang mit Image und Krebs.

Die US-Sängerin Anastacia zeigt auf ihrer Webseite neben der Werbung für ihr neues Album einen Krebsspendenaufruf. Anastacia hatte nach ihrer Brustkrebsdiagnose 2003 immer im Hinterkopf, dass der Krebs eines Tages zurückkehren würde. Wenn man sich überhaupt irgendwie darauf vorbereiten könne, so habe sie dies getan. Als sie 2013 telefonisch die Nachricht vom Rezidiv erhielt, stand Anastacia im Tonstudio. Anstatt den Rat ihres Produzenten zu befolgen und nach Hause zu gehen, blieb sie und schrieb den Song »Stay«. Im Refrain hat er die Schlüsselzeile »I'm not ready to go just yet«. Danach unterzog sie sich einer radikalen Mastektomie und ließ sich beide Brüste entfernen.

Selbstbewusst veröffentlichte sie im November 2016 Fotos. Sie zeigen Anastacia mit langen dunklen Narben von ihrer Brustamputation, die sich fast über den gesamten Torso ziehen. »Die Narben sind Teil meines Lebenswegs und sie erinnern mich an all das, was ich bei der Brustamputation durchgemacht habe.« [5] Anastacia sagt, das habe ihr viel Weiblichkeit genommen. Sie versuche, dies durch Mut und Kampfeswillen zu kompensieren. Zugleich behält sie die Kontrolle über ihr Image: Bevor sie ungewollt am Strand von Paparazzi fotografiert werde, veröffentliche sie die Fotos lieber selbst.

Kylie Minogue, australische Pop-Sängerin, erkrankte 2005 ebenfalls an Brustkrebs. Fotos zeigen sie mit Kopftuch und kurzem, braunem Haar nach der Chemotherapie. Bald danach verkörperte sie erneut das Image der sexy Blondine, das sie bis heute bedient – mit Schmollmund, knappen Badeanzügen und ultrakurzen Miniröcken. Innerlich sieht es anders aus: »Es vergeht kein Tag, an dem ich nicht daran denke. Es reicht, in den Spiegel zu schauen – ich trug seelische und körperliche Narben davon. Es gibt Tage, an denen ich unglaubliche Wut verspüre, und es gibt Tage, an denen ich denke, dass ich Glück im Unglück hatte.« [6]

Kylie Minogue veröffentlichte 2018 ihr Album »Golden«, das sie als ihr bisher persönlichstes bezeichnete. Wieder zeigte sich, dass man bei ihr genau hinschauen muss, um wesentliche Botschaften zu entdecken: Der Song »Dancing« und das dazugehörige Musikvideo spiegeln idealtypisch die volle Ambivalenz eines Cancer Survivors wider. Einerseits bedient Kylie Minogue ihr gewohntes Image und zeigt sich als lebensfrohe, leistungsstarke und attraktive Frau. Andererseits sind der Refrain und das Video so anspielungsreich doppeldeutig, dass es zugleich ihren Kampf gegen die inneren Dämonen zeigt. Die Refrainzeile »When I go out, I wanna go out dancing« ist nicht nur ein Lob des unbeschwerten Party-Müßiggangs. »To go out« bedeutet im Englischen auch sterben oder abtreten. Am Ende des Videos tanzt sie mit unheimlichen Figuren. Das Online-Musikmagazin *laut.de* hat dies als »Tanzeinlage mit Gevatter Tod« gedeutet.

Anastacia und Kylie Minogue knüpften nie wieder an die großen weltweiten Erfolge an, die sie vor ihrer Krankheit hatten. Weil der

> Krebs ein Makel ist? Weil Geschäftspartner große Tourneen jetzt als Unsicherheitsfaktor sehen? Weil nachlassende Kräfte das gar nicht mehr zulassen?

Rückzug in die Isolation, schweigendes Überleben – Bislang prägen leistungsorientierte Menschen das Bild der Überlebenden: Was aber passiert mit denen, die ihr Schicksal im Stillen tragen? Zum Teil sind es Personen, die von der Krankheit nichts mehr wissen wollen. Sie verdrängen das Geschehene, solange es irgendwie geht. Andere verharren in der Opferrolle und nutzen den sekundären Krankheitsgewinn. Die Krankheit ist der Haken, an dem sie alle Unzufriedenheit festmachen. Mehr noch: Betroffene können den Anforderungen des Lebens ausweichen, unangenehme soziale Pflichten vermeiden und sich zurückziehen: »Aus mir hätte so viel werden können, wenn nicht ...« Zerstörte Lebensentwürfe oder -träume werden nicht wieder aufgenommen. Vielleicht waren sie aber gar nicht so wichtig?

5 Das große Tabu: Suizid nach Krebs

Es kommt gar nicht selten vor, dass ein Survivor Jahre später Suizid begeht. Häufig geht ein passiver Todeswunsch nach Ruhe oder Pause voraus. Gepaart ist er mit dem Gefühl, nicht weiterzuwissen oder »nicht mehr weiterzukönnen«. Eine schlechte Nachricht, eine scheinbar nicht steuerbare Lebenssituation oder ein akutes Problem können reichen, damit der Betroffene akut suizidal wird. Häufig sind diese Survivors nach jahrelanger chronischer Krankheit dermaßen »demoralisiert«, dass sie aufgeben.

Vor diesem »Bilanzsuizid« verschlechtert sich die Situation häufig drastisch. Die Kranken befürchten, noch hilfloser und von anderen abhängig zu werden. Suizid ist dann ein letzter Akt der Selbstbestimmung. So erschoss sich der Berliner Schriftsteller und Maler Wolfgang Herrndorf (1965–2013) mit 48 Jahren. Als er drei Jahre zuvor an einem aggressiven Hirntumor erkrankte, legte er diese »Exit-Strategie« für sich fest.

In Deutschland werden Suizide von Tumorkranken nicht einheitlich erfasst. Nach einem Review zum Suizidrisiko von Krebspatienten gehen Forscher von einem 1,5-fachen Risiko und einer hohen Dunkelziffer aus: Die Selbsttötung sei oft nicht von Unfällen oder unerklärlichen Todesfällen abzugrenzen.[7]

Suizid nach Krebsbehandlung

Zwölf Prozent der Erwachsenen, die als Kind den Krebs überlebt haben, denken Jahrzehnte später an Selbsttötung. Das hat der Psychologe Christopher Recklitis vom Dana-Farber-Krebsinstitut in Boston schon 2006 herausgefunden. Einer von acht Erwachsenen denke nach Krebs gelegentlich an Selbsttötung. Dabei handle es sich um Menschen, die unter Schmerzen oder körperlicher Beeinträchtigung leiden oder ihr verändertes Äußeres nicht akzeptieren können.

In den ersten fünf Jahren nach der Diagnose sei die Suizidgefahr am höchsten und falle danach über den Zeitraum von 15 Jahren ab. Selbst bei vollständiger Genesung bleibe das Risiko jedoch erhöht. Bei Patienten nach Stammzelltransplantation sei ein Suizid sogar 15-fach wahrscheinlicher. Die größten Risiken für Suizid sind: männliches Geschlecht, höheres Alter sowie Magenkrebs, Lungenkrebs und Kopftumoren. Gefährdet seien vor allem Patienten, die entweder sehr ruhig und angepasst seien oder aber sich besonders auffällig und anspruchsvoll verhielten.

Die deutschen Forscher fordern »einen aufmerksameren Blick auf unsere onkologischen Patienten und deren Ausmaß an Verzweiflung sowie deren Selbststeuerungsfähigkeit, als es bisher üblich ist.«[8] Akutkrankenhäuser sollten künftig psychosoziale Dysstress-Screenings durchführen und die persönliche Situation durch Psychoonkologen oder Ärzte begutachten lassen.

6 Eine ganz kurze Geschichte der Krebsbehandlung

Krebs entsteht, wenn sich krankhafte Zellen unkontrolliert vermehren. Letztlich genügt also eine einzige Zelle, die Klone von sich selbst produziert, um einen Tumor wachsen zu lassen. Alle Tumorerkrankungen – mit Ausnahme des »flüssigen« Krebses, der Leukämie – beginnen lokal begrenzt. Das ist die Chance: ein Zeitfenster, in dem der Tumor chirurgisch entfernt und geheilt werden kann.

Das gilt seit den Zeiten von Hippokrates (ca. 460-

370 v. Chr.). Schon der »Vater der Medizin« empfahl, oberflächliche Tumore herauszuschneiden und tiefer gelegene unangetastet zu lassen. Bis Mitte des 16. Jahrhunderts blieb alles unter der Haut Terra incognita. Von Metastasen wusste man nicht viel. Vermutlich war der schottische Chirurg John Hunter (1728–1793) der Erste, der konzeptionelle und strategische Tumorchirurgie betrieb. Hunter untersuchte Brustkrebs und kam zu dem Schluss, Tumore sollten operiert werden, solange sie beweglich und nicht ins umliegende Gewebe eingewachsen sind. Dieses Prinzip ist bis heute gültig. Hunter teilte erstmals Tumorstadien ein und legte daran Therapieentscheidungen fest.

Der Aufstieg der Onkologie begann erst, als Mitte des 19. Jahrhunderts die Narkose erfunden und 1895 die Röntgenstrahlen entdeckt worden waren. Beides machte große Tumoroperationen möglich. Es folgte ein enormer Wissensschub in der Therapie von Krebs. Anfang des 20. Jahrhunderts wurden Karzinome bereits in Brust, Prostata, Eierstöcken, Gebärmutter oder Lunge operiert. Aber selbst wenn die Patienten dies überstanden, starben sie rasch. Selbst die radikalste und an den Geweberändern sauberste Operation kann nicht verhindern, dass sich im Körper kleine Nester von Krebszellen einnisten und weiter wuchern. Trotz scheinbar vollständiger Entfernung des Tumors sterben damals wie heute Patienten, wenn sie nicht weiter behandelt werden.

7 Heilende Strahlen verlängern das Überleben

Die Metastasierung von Krebs verläuft unterschiedlich, aber häufig im Bereich des früheren Primärtumors oder in den Lymphknoten. Es ist immer noch nicht möglich, Metastasen zu entfernen, wenn sie in großer Zahl auftreten. Der Patient würde zu sehr beschädigt. Wenn sich aus einem winzigen Tumor eine Systemkrankheit mit zahlreichen Tochtergeschwülsten gebildet hat, ist eine Operation nicht mehr hilfreich.

Dann sind ionisierende Strahlen das Mittel der Wahl, weil sie Krebszellen abtöten. Sie verändern aber auch den genetischen Code der Zelle und lösen damit wiederum Karzinome aus. Im Prinzip lässt sich jede Krebszelle vernichten, wenn nur die Dosis hoch genug ist. Genau das lässt sich aber nicht beliebig machen. Und selbst die raffiniertesten Linearbeschleuniger beschießen heute noch krankes ebenso wie gesundes Gewebe, außerhalb des Bestrahlungsfelds liegende Krebsherde jedoch nicht.

Immerhin kam der technische Fortschritt den Krebspatienten zu Hilfe: Die Erfindung des Computers und der Computertomografie (CT) machten es erstmals möglich, exakte Bilder aus dem Körperinneren zu liefern. Seit den neunziger Jahren gibt es CT-gestützte 3-D-Bestrahlungspläne, die eine Strahlentherapie sicherer und planbarer machen. Je geringer die Schäden, desto besser sind die Chancen auf ein längeres Überleben.

Die Grenzen von Stahl und Strahl sind erreicht, wenn sich der Krebs im Körper ausgebreitet hat und zu einer Systemkrankheit geworden ist. Dann muss eine Therapie im ganzen Körper wirken. Seit Ende des Zweiten Weltkriegs forschen Pharmakologen nach Zellgiften (Zytostatika), die als medikamentöse Therapie ihren Weg überallhin finden. Sie sollen weit verstreute Tumorzellen und Mikrometastasen vernichten.

In 70 Jahren Chemotherapie wurde mit unterschiedlichsten Kombinationen hantiert. Das Dilemma ist, dass sie zwar oft den Krebs töten, gesunde Zellen aber genauso schädigen. Ziel der Forscher ist deshalb, Zytostatika zu entwickeln, die möglichst wenige irreversible Schäden hinterlassen. Trotz umfangreicher Forschung balancieren die Onkologen dabei auf einem schmalen Grat.

Mai 1990. Die hoch dosierte Polychemotherapie mit anschließender Bestrahlung gilt als entscheidender Fortschritt in der Krebstherapie. Die Mediziner, die damit fortgeschrittenen Morbus Hodgkin heilten, waren Pioniere. Hämatologen profitieren bis heute von ihren Erkenntnissen. Meine Chemotherapie war das Schema COPP/ABVD, zu Beginn der neunziger Jahre State of the Art. Auch heute noch ist es in leicht abgewandelter Form als BEACOPP das bevorzugte Therapieschema bei Morbus Hodgkin im Spätstadium.

Damals gab es kein Internet. Doch die Informationen, die ich suchte, konnte ich mir beschaffen: Nachts saß ich im Stationsflur und las – wenn ich mich nicht gerade auf dem Klo übergeben musste. Und das kam sehr häufig vor. Ich war bestürzt, als ich von den Folgen meiner Chemotherapie las:

Schwere Frühtoxizität: Leuko- und Thrombopenie, Mukositis, Infektion, akute pulmonale und hämatologische Toxizität, Müdigkeit, Anorexie, Übelkeit.
Schwere Spättoxizität: Pulmonale und/oder kardiologische Toxizität, hämatologische Zweittumore wie akute Leukämien oder myelodysplastische Syndrome (MDS). Mir wurde schnell klar: Das Gift, das mich heilen soll, kann mich auch umbringen – entweder sofort oder später.

Die achtziger und beginnenden neunziger Jahre des 20. Jahrhunderts werden von Experten als die schlechtesten Jahre der Krebsbehandlung überhaupt eingeschätzt. Die radikalen Kombinationen von großflächigen Operationen, eskalierter Bestrahlung und höchstmöglicher Dosis von Chemotherapie waren ein Desaster. Die Therapien beschädigten den Patienten oft mehr als der Krebs.

Zurzeit gibt es 19 Chemotherapie-Schemata, die aus Mischungen verschiedener Zytostatika bestehen. Sie werden heute in einer Milligrammdosierung Zytostatika pro Quadratmeter Körperoberfläche verabreicht. Manchmal entscheidet nur ein einziges Mittel darüber, wie drastisch die Langzeitschäden sind: Meine »Vorgänger« bekamen das Chemotherapieschema MOPP statt COPP. MOPP steht für die Zytostatika Mustargen, Vincristin, Procarbazin und Prednison. Es verursachte so viele Zweittumore, dass das Mittel ausgetauscht wurde. Bei COPP ersetzte Cyclophosphamid das Mustargen. Es gilt zwar als »weniger giftig«, kann aber eine tödliche Immunsuppression verursachen und wirkt lange nach. Cyclophosphamid ist insbesondere für Spätfolgen im Herz-Kreislauf-System wie Herzrhythmusstörungen verantwortlich.

Insgesamt hat sich die Heilung von fortgeschrittenen Tumoren in den letzten 30 Jahren trotzdem kaum verbessert. Tumorzellen sind sehr dynamisch und verändern sich sogar in der laufenden Therapie. Sie entwickeln Resistenzen, sind hochflexibel und heterogen. Sie sind Meister der Evolution und mutieren rasend schnell. Die Megadosis, die nötig wäre, um alle Tumorzellen zu vernichten, würde niemand überleben. Nur eine kleine Gruppe von Krebskrankheiten – Leukämien und Lymphome – kann die Chemotherapie tatsächlich heilen. Selbst die Rezidive dieser Krankheiten sprechen oft noch gut darauf an. Dies liegt allerdings an den Spezifika dieser beiden Systemkrankheiten und an der körpereigenen Immunabwehr. Von den Organkarzinomen sieht es nach einer Chemotherapie nur bei Brust-, Prostata- und Darmkrebs besser aus, wobei diese Erfolge der besseren Früherkennung zu verdanken sind und im Falle von Brust- und Prostatakrebs wirksamen Hormontherapien.

Viele Patienten entwickeln während der Chemotherapie Resistenzen oder sind aufgrund ihrer genetischen Ausstattung sogar von Anfang an dagegen resistent. Chemotherapie hätte künftig vielleicht bessere Ergebnisse, wenn sie genetisch gezielt auf den Betroffenen zugeschnitten werden kann. Bis es so weit ist, hat die Chemotherapie bei Organkarzinomen leider oft nur kurzzeitig Erfolg. Etwa 40 Prozent der Betroffenen sterben an der initialen Therapie oder am Primärtumor. Doch immerhin tragen Zytostatika dazu bei, für die übrige Hälfte die Fünf-Jahres-Überlebensrate zu erhöhen oder palliativ die Lebensqualität zu verbessern – falls die Nebenwirkungen erträglich sind.

8 Bringt die Gentherapie die rettende Wende?

Im August 2017 bekam der Pharmakonzern Novartis in den USA die erste Zulassung für eine kombinierte Zell- und Gentherapie gegen Krebs: Kymriah. Sie soll eine Form der Akuten Lymphatischen Leukämie (ALL) bei jungen Menschen unter 25 Jahren behandeln. Diese sehr schwere und akut lebensbedrohliche Leukämie hat zurzeit nur sehr geringe Therapieoptionen.

Obwohl die Gentherapie bei einigen Patienten im Erstversuch nicht anschlug und die Leukämie bei mehr als zwei Dutzend Patienten nach sechs Monaten zurückkehrte, ist Novartis zuversichtlich: Kymriah sei erfolgreicher als bisherige konventionelle Therapien. Wie funktioniert das Verfahren? Den Patienten werden Immunzellen (T-Zellen) entnommen. Die T-Zellen werden im Labor so verändert, dass sie Krebszellen erkennen und zerstören. Ausgestattet mit einem künstlichen Rezeptor – dem Chimeric Antigen Receptor (CAR) – heißen sie nunmehr CAR-T-Zellen. Sie werden vervielfacht und dem Patienten als Infusion verabreicht.

Doch auch Kymriah löst schwere Nebenwirkungen aus: Sie beseitigt die B-Lymphozyten, die ebenfalls für die Immunabwehr zuständig sind. Nur die regelmäßige Transfusion von Antikörpern gleicht dieses Defizit wieder aus. Außerdem verursacht Kymriah einen Zytokinsturm – eine schwere, lebensbedrohliche Entzündung, ausgelöst durch Signalmoleküle, die in großer Menge von den aktivierten Immunzellen ausgestoßen werden. Ohne intensivmedizinische Behandlung überleben die Betroffenen nicht.

Trotzdem wurde Kymriah in Europa Ende 2017 zugelassen, inzwischen nicht nur für die ALL, sondern auch für bestimmte Lymphome. In Deutschland macht ALL fast ein Drittel aller Krebserkrankungen bei Kindern aus: Pro Jahr bekommen bis zu 600 Kinder und Jugendliche diese Diagnose.

Kymriah öffnet den Blick auf die zukünftigen Tumortherapien: Sie werden gezielter hergestellt und eingesetzt. Für einzelne Krankheiten wird es immer mehr Nischenprodukte, die immer teurer werden, geben. Sie herzustellen, ist außerordentlich aufwendig, denn für jeden Patienten muss ein individuelles, immens teures Präparat angefertigt werden: In Deutschland und Österreich kostet diese Therapie zurzeit rund 320 000 Euro, in der Schweiz 500 000 Franken – hinzu kommen jeweils die Kosten für die intensivmedizinische Betreuung und den Krankenhausaufenthalt.

Wer soll diese Therapien bezahlen? Patientenorganisationen, Versicherer und Mediziner kritisieren bereits jetzt, dass sich damit eine Verschärfung hin zu einer Zweiklassenmedizin absehen lässt. Sie argumentieren, Pharmahersteller schraubten die Preise für Krebsmittel in immer absurdere Höhen – obwohl sie häufig mit Steuergeld erforscht und entwickelt werden.

In Deutschland haben der Hersteller Novartis und die GWQ ServicePlus AG, eine Gesellschaft für Wirtschaftlichkeit und Qualität bei Krankenkassen, 2019 einen Vertrag geschlossen. Demnach muss Novartis einen Teil der Therapiekosten zurückerstatten, wenn der Patient trotz Kymriah-Therapie innerhalb eines bestimmten Zeitraums stirbt. Bis Mitte September 2019 sollen sich die gesetzlichen Krankenkassen mit Novartis einigen, wie die Kosten für Kymriah erstattet werden. Auf Vorschlag der Techniker-Krankenkasse soll es für Kymriah und andere innovative Therapien künftig eine Preisobergrenze geben, die zunächst zwei Jahre gelten und sich dann an Behandlungserfolgen orientieren soll. Bezahlt wird also nur noch, was auch hilft.[9]

In der Schweiz wird die Kostendebatte um Kymriah teilweise aufs Äußerste zugespitzt geführt. Wie viel darf ein Menschenleben die Solidargemeinschaft überhaupt kosten?, lautet eine der provokativen Fragen. Der renommierte Schweizer Onkologe Thomas Cerny kritisierte in der SRF-Dokumentation »Teure Krebstherapien – der Wert eines Menschenlebens«: »Zu viele Menschen wollen mit Kranken Geld verdienen.« Der Krankenkassenverband Saintésuisse empfahl den Versicherern in der Schweiz im März 2019, Kymriah über die normale Fallpauschale hinaus mit 200 000 Franken abzugelten. Den Rest müssen die Kranken und ihre Angehörigen demnach selbst aufbringen.[10]

Auch in Österreich wurden Patienten an der Med-Uni Wien mit CAR-T-Zellen therapiert. Von neun behandelten Patienten hätten vier darauf angesprochen. Sie könnten heute wieder »ein normales Leben« führen, berichtet der behandelnde Chefhämatologe Ulrich Jäger. Dank dieser Erfolge rüsten sich immer mehr Kliniken für die Kymriah-Therapie, auch die Uni Innsbruck.[11]

Völlig klar ist aber: Die Therapie mit Kymriah passt keinesfalls ins gängige System der medizinischen Fallpauschalen. Die Bundesämter für Gesundheit definieren die CAR-T-Therapie nicht als herkömmliches Arzneimittel. Und ob es sich bei Kymriah um eine Pflichtleistung im Sinne des Krankenversicherungsgesetzes handelt, wird nicht nur in der Schweiz heftig diskutiert. Es lohnt sich, die Debatte um Kymriah intensiv weiterzuverfolgen: Hier werden grundlegende Richtlinien für die Zukunft der Krebsbehandlung und der medizinischen Therapien formuliert.

9 Gibt es begründete Hoffnungen auf alternative Krebstherapien?

Viele Patienten halten auch nichts von einer möglichen Gentherapie, sondern setzen auf die Natur. Seit Jahrzehnten wird der Streit zwischen Schulmedizin und Alternativmedizin auf beiden Seiten mit hohem Absolutheitsanspruch und viel Schwarz-Weiß-Denken geführt. Dabei hat sich die Schulmedizin geöffnet: Akupunktur, Traditionelle Chinesische Medizin, Naturheilverfahren oder Mind-Body Medicine sind inzwischen bei vielen Ärzten anerkannt.

Die Verlockung für die Patienten ist groß, auf die harten Verfahren zu verzichten. Organ-Krebse gelten zurzeit als unheilbar, wenn sie erst einmal metastasiert haben. Darin sind sich viele Onkologen einig. Komplementärmedizin zu nutzen, bleibt daher jedem Patienten selbst überlassen. Populär ist die Misteltherapie aus der anthroposophischen Medizin, die bereits seit etwa 100 Jahren angewandt wird. Bis heute gibt es keinen Nachweis für ihre Wirksamkeit.

Solange sie aber für Wohlbefinden sorgt, haben viele Ärzte nichts dagegen. Wunder und »Spontanheilungen« gibt es aber nur sehr, sehr selten: Unter Medizinern kursieren nur wenige Fälle, die sie auf ein operatives Trauma oder auf eine Infektion zurückführen, die der Körper erfolgreich bewältigt hat. Die Mehrzahl beschriebener »Spontanheilungen« betrifft Lymphdrüsenkrebs, Nierenzellkarzinome und maligne Melanome. Diese Krebsformen sollen – wenn überhaupt – für »Spontanheilungen« prädestiniert sein, weil der menschliche Körper hier über eine spezielle Immunabwehr verfügt, die bei anderen Tumoren nicht vorliegt.

Und genau davon träumen die Onkologen zurzeit: die körpereigene Abwehr bezüglich eines jeden Tumors erforschen zu können. Der nächste Traum ist die individualisierte Krebstherapie, die auf die immunologischen und genetischen Voraussetzungen des einzelnen Patienten zugeschnitten ist. Medikamente könnten dann zielgenau auf die Gendefekte des Betroffenen ausgerichtet werden. Spezielle Immuntherapien könnten wie eine Art Impfung gegen den Krebs funktionieren oder aus dem akuten, tödlichen Krebs eine zwar unheilbare, aber chronische Krankheit machen. Vieles deutet zurzeit darauf hin, dass es Parallelen zwischen Krebs und Infektionen gibt. Wenn es gelingt, diesen Mechanismus zu entschlüsseln, gäbe es neue Möglichkeiten, Krebs vorzubeugen. Doch das ist Zukunftsmusik: Es wird geforscht und es gibt erste hoffnungsvolle Ansätze – aber noch keinen Durchbruch zur Heilung von Krebs.

10 Faktoren fürs Überleben – unabhängig von der Krebsbehandlung

Der Eindruck, dass immer mehr Menschen im eigenen Umfeld Krebs bekommen, täuscht nicht. Wissenschaftler gehen von 60 Prozent mehr Krebsfällen bis 2030 aus. Von der Generation der Babyboomer, die zwischen 1950 und 1970 geboren sind (das sind 25 Millionen Menschen), wird die Hälfte an Karzinomen erkranken. Einfach deshalb, weil sie lange genug leben: Alter erhöht das Risiko mehr, als jede Vorsorge es reduzieren könnte. Zwei Drittel aller Diagnosen werden nach dem 60. Lebensjahr gestellt. Eine krebsfreie Familie wird künftig die Ausnahme sein: Entweder hat ein Familienmitglied frisch diagnostizierten Krebs und macht eine Therapie oder ist schon Survivor.

Obwohl es in den vergangenen Jahrzehnten zahlreiche Studien dazu gab, ob und wie der Verlauf einer Tumorerkrankung beeinflusst werden kann, gibt es bis heute keine sichere Datenbasis dazu. Folgende Faktoren machen aber einen Unterschied:

- **Soziale Unterstützung:** Menschen, die ein starkes Gegenüber für die Krankheit sind und den Betroffenen unterstützen und schützen.
- **Bildung und Wissen über die Krankheit:** Studien belegen, dass gut informierte Patienten passendere Entscheidungen für sich treffen können.

- **Engagierte Haus- und Fachärzte:** Je besser sie die Risiken kennen, desto risikoadaptierter können sie behandeln – anstatt auf Symptome zu warten.
- **Gute psychoonkologische Langzeitbegleitung:** Die Patienten brauchen vertrauensvollen Kontakt zu einer Fachperson, die ihre Ängste halten kann.
- **Finanzielle Ressourcen:** Viele Hilfsmittel oder manche Untersuchungen müssen Patienten aus eigener Tasche bezahlen.
- **Hoher sozioökonomischer Status:** Patienten in gehobenen beruflichen Positionen haben eine geringere Sterblichkeit. Leukämiekranke Kinder aus einkommensschwachen Familien haben ungünstigere Prognosen.
- **Körperliche Aktivität:** Bewegung senkt das Risiko eines Rezidivs, etwa bei Brustkrebspatientinnen. Aktivität hilft gegen tumorbedingte Fatigue und reduziert die Belastung durch Komorbiditäten wie Osteoporose, Adipositas, Arthrose.
- **Arbeit und Teilhabe:** Erwerbsunfähigkeit senkt die Lebensqualität massiv. Finanzsorgen gelten als signifikant höher belastend als körperliche und psychische Beeinträchtigung durch Krankheit.
- **Wohnort:** Tumorkranke aus einkommensstarken Regionen haben bessere Fünf-Jahres-Überlebensraten als Tumorpatienten aus sozial schwächeren Gegenden. Die höchste Krebssterblichkeit 2016: Sachsen-Anhalt, die niedrigste: Schleswig-Holstein.
- **Zufall und Glück:** Beides entscheidet mit darüber, ob der Krebs zum Stillstand kommt oder geheilt wird – und ob er zurückkommt.

- **Optimisten** leben nach der Krebstherapie besser – aber nicht unbedingt länger.

All diese Faktoren werden zusätzlich beeinflusst durch den medizinischen Apparat: Solange die vielfältigen Spätfolgen bei einer Krebsdiagnose nicht sofort mit auf dem Schirm erscheinen – oder aus Kostengründen bewusst erst einmal ausgeklammert werden –, bleibt das Überleben schwierig. Und Survivors bleiben samt ihren Angehörigen allein gelassen.

11 Der Status quo: Welchen Anspruch auf Nachsorge habe ich?

Derzeitige Programme zur medizinischen Nachsorge beziehen sich auf die ersten fünf Jahre nach der Krebstherapie. Danach – so die Regel – ist das Risiko eines Rückfalls geringer, Krankheitsfolgen gelten als überwunden. Tumorart, individueller Krankheitsverlauf, Nebenwirkungen und Spätfolgen von Erkrankung und Therapie sind extrem unterschiedlich. Deshalb gibt es keine pauschalen Vorgaben für Rehabilitation und Nachsorge in Deutschland. In Österreich und in der Schweiz gibt es keine Anschlussheilbehandlung, Onko-Rehas werden erst aufgebaut. Bei manchen Krebspatienten gehen Erstbehandlung, Rehabilitation, Weiterbehandlung und Nachsorge sogar fließend ineinander über. Ärzte sprechen hier von Verlaufskontrolle.

Fast alle Tumorpatienten in Deutschland haben Anspruch auf eine Reha, um Behinderungen vorzubeugen oder diese zu mindern. Natürlich ist eine mehrwöchige stationäre Reha nach Krebs keine Pflicht, jeder Patient kann sie auch ablehnen. Es sei denn, die Kasse fordert den Versicherten zur Teilnahme auf, um eine Verrentung zu verhindern. Für Patienten, die schon länger krank sind, soll die Reha die Wiedereingliederung in den Beruf unterstützen. Viele Betroffene berichten, dass die Rentenversicherung ihren Reha-Antrag abgelehnt und direkt in einen Rentenantrag umgewandelt hat – obwohl sie dies gar nicht wollten.

Medizinische Reha: Sie soll das Ergebnis der Krebstherapie sichern, körperliche Folgen der Tumorerkrankung beseitigen oder mildern. Maßnahmen sind beispielsweise Ernährungsberatung, Physiotherapie, Bewegung und psychoonkologische Beratung.
Soziale Reha: Hier wird überprüft, ob der Betroffene voll berufstätig sein kann oder im Alltag dauerhaft eingeschränkt bleibt. Sie soll Pflegebedürftigkeit oder Behinderung vermeiden.
Berufliche Reha: Alle Maßnahmen, die eine Rückkehr an den Arbeitsplatz erleichtern und die berufliche Wiedereingliederung unterstützen.

Ihr weiteres Schicksal hängt auch von der Qualität der Rehaklinik ab. Für jede der weit über 100 Krebsarten gibt es in Deutschland Leitlinien zur Nachsorge. Auffällig ist, dass die Angebote zur Körperertüchtigung breiten Raum einnehmen. So werden Patienten mit einem künstlichen Darmausgang im Umgang damit geschult. Betroffene nach Lungenkrebs trainieren die verbliebene Lungenfunktion. Frauen nach Brustkrebs lernen, wie sie ein Lymphödem vermeiden.

»Verschwörer sind sie alle: die Ärzte, die Familie, die Freunde. Alle in bester Absicht. Alle in tiefer Sorge, weil da einer nicht wieder ›normal‹ werden will. Und von allen hört man, so oder mit anderen Worten: Auf, nur Mut, du wirst sehen, es wird alles wieder so sein wie früher.«[12]
Tiziano Terzani

Doch nicht jeder Krebspatient ist motiviert für eine Anschlussheilbehandlung. Nach Schätzungen von Urologen geht höchstens jeder zweite Mann nach Prostatakrebs in eine Reha. Dabei könnten Inkontinenz, erektile Dysfunktion, Probleme mit Beckenboden und Schließmuskel verbessert werden. Die Betroffenen sind meist älter als 60 Jahre und wollen ihr gewohntes Umfeld nicht verlassen. Möglicherweise haben sie Angst: Die Reha soll psychische Belastungen und Übergewicht reduzieren, den Lebensstil modifizieren. Manche resignieren vor diesen Aufgaben oder fürchten Veränderungen. Vielleicht ist das ein generelles Problem in der Psychoonkologie: Sie soll der Prävention dienen, die Lebensqualität verbessern, psychosomatische Symptome kontrollieren helfen oder lindern und Patienten unterstützen, sich an die neue Situation anzupassen. Voraussetzung ist aber zum einen, dass sich die Patienten darauf tatsächlich einlassen. Zum anderen, dass es ausreichend Angebote gibt, die Patienten langfristig weiterhelfen.

Häufig ist Psychoonkologie aber schon in der Reha ein eher unterbelichtetes Feld. Zwei Mal 25 Minuten Einzeltherapie und eine Stunde Gruppentherapie pro Woche gehören zum Standard. Das reicht nicht, um eine schwere Krankheit zu bewältigen! Im Alltag fallen viele Angebote wegen Personalmangel aus oder ihr Nutzen ist nicht wie erhofft. Für die psychoonkologischen Angebote gibt es überdies keinen Wirksamkeitsnachweis. Erst 2016 wurde eine Studie begonnen, die Belege liefern soll. Höheres Alter, Multimorbidität und körperliche Einschränkungen, Migrationshintergrund oder prekäre Arbeitsbedingungen gelten als Risikofaktoren für gelingende Reha.

Häufig ist unklar, wer von den behandelnden Spezialisten für die Nachsorge verantwortlich ist. Der Patient muss dafür sorgen, dass ein Arzt benannt wird und die Zuständigkeiten aller Beteiligten klar geregelt sind. In manchen Kliniken gibt es Nachsorgepässe, die alle Daten zum Krankheitsverlauf und zur Behandlung enthalten. Vorgeschrieben sind sie in Deutschland nicht. Zwar gibt es eine ganze Reihe von möglichen Tests. Doch die sind nur sinnvoll, wenn neue Befunde behandelt werden können. Untersuchungen werden an einem wahrscheinlichen Rückfall festgemacht:

- **Die Suche nach Metastasen.** Regelmäßige Computertomografien oder Knochenszintigrafien können früh auf Metastasen hinweisen. Manche Ärzte sagen, das bringe nichts, wenn es dafür keine Behandlung gibt. Andere befürworten eine neue Therapie – auch wenn unklar ist, ob die Metastasen dadurch verschwinden.
- **Tumormarker.** Bis vor wenigen Jahren gehörte es zur Routine, Tumormarker zu messen. Bei manchen Krebserkrankungen kann ein höherer Tumormarker durchaus das Fortschreiten der Krankheit anzeigen. Trotzdem ist auch hier eine Standardmessung nur sinnvoll, wenn ein Rückfall behandelt werden kann.

Letztlich entscheidet der Patient, ob ihn dieses Wissen mehr ängstigt oder darin unterstützt, eine passende Entscheidung zu treffen. Auch der Umfang der Nachsorge hängt von den Betroffenen ab: Manche Patienten wünschen, dass »alles« gemacht wird und sie so genau wie möglich untersucht werden. Andere lehnen genau das ab: Sie möchten »sorglos« leben, solange es irgendwie geht. Klarheit und Sicherheit sind für jeden etwas anderes und müssen selbst organisiert werden.

> **Checkliste: Nachsorge selbst definieren**
> Krebsberatungsstellen, die Deutsche Krebshilfe oder die Deutsche Krebsgesellschaft sowie die entsprechenden Organisationen in Österreich und der Schweiz helfen beratend, für sich selbst die optimale Nachsorge zu finden. Folgende Fragen sind dabei wichtig:
> - Welche Krebserkrankung hatte ich? Gibt es für deren Nachsorge allgemeine Leitlinien?
> - Wie wurde mein Krebs behandelt? Muss ich weiter Medikamente einnehmen? Welche Konsequenzen hat das?
> - Wie hoch ist mein Risiko, einen Rückfall zu erleiden? Welche Prognosen stellen die behandelnden Ärzte?
> - Auf welche Konsequenzen stelle ich mich ein?
> - Falls ein Rezidiv auftritt: Gibt es eine Behandlung dafür? Wie wahrscheinlich ist es, dass diese wirkt? Würde ich das machen?
> - Kann mein Nachsorgearzt mich beim Rückfall behandeln? Wenn nein, wer kommt dann infrage?
> - Wer kann mich darin unterstützen, die Krankheit zu bewältigen?
> - Wer wird Teil meines Nachsorgenetzes und wen habe ich direkt vor Ort?

Anspruch auf Nachsorge

12 Survivorship-Forschung: Nachsorgekonzepte und Forderungen

»Sterbe ich gleich oder erst innerhalb der nächsten fünf Jahre? Und falls ich auch die überlebe, wie hoch ist dann die Wahrscheinlichkeit eines Rückfalls? Und wie viel Prozent der rückfällig gewordenen Patienten sterben an ihrem Rückfall? Und wie viele überleben ihn? Wie viele dieser Überlebenden sterben dann trotzdem und innerhalb welcher Zeiträume?«[13]
Guido Westerwelle

Wie gesagt, ist der deutschsprachige Raum absolutes Schlusslicht, wenn es um die Diagnostik und Behandlung von Krebsspätfolgen geht. Das Thema ist noch nicht einmal bei allen Ärzten angekommen! Die Krankheitsbilder sind außerordentlich komplex. Sie überfordern das Wissen vieler Hausärzte und ihr Budget, dabei sind die meisten Überlebenden gerade auf ihre Hausärzte angewiesen.

Experten fordern neue Konzepte für die Langzeitnachsorge: Sie müsse individualisiert, risikoadaptiert und multidisziplinär werden. »Survivorship-Care« würde dann heißen, Überlebende werden lebenslang von einem Team aus verschiedenen Fachleuten betreut – je nach Bedarf und Bedürfnissen.

Ziel der aktuellen Survivorship-Forschung ist, alle Therapiemodalitäten zu identifizieren, die mit höherer Sterblichkeit, chronischer Krankheit und eingeschränkter Lebensqualität zu tun haben. Die Erkenntnisse sollen dazu dienen, Patienten künftig mit weniger Nebenwirkungen zu behandeln. Dazu werden Risikogruppen identifiziert, zum Beispiel genetische Defekte. Auch Spätfolgen sollen dadurch rasch erkannt und schnell behandelt werden.

Viel Forschung, aber wenig Veränderung: Von 110 untersuchten Kliniken in 20 europäischen Ländern haben nur 38 Prozent ein Programm für Survivors. Spitzenreiter sind die Niederlande und Großbritannien. Es herrscht eine unglaubliche Datensammelwut, im Wesentlichen finanziert durch Steuergeld. Unklar ist aber, welchen Nutzen das für die Patienten hat.

- Wie lange dauert es, bis das flächendeckend umgesetzt ist?
- Wie werden die Erkenntnisse an behandelnde Ärzte zurückgemeldet?
- Wer genau profitiert von dieser Forschung?
- Wie werden die Informationen an die Betroffenen gebracht?
- Was haben die Krebspatienten der »Massenkrebse« (Brust, Prostata, Darm) davon?

Am besten erforscht sind die Folgen von Krebs im Kindes- und Jugendalter. Weltweit überleben heute mehr als 80 Prozent der krebskranken Kinder und Jugendlichen ihre Therapie. Da sie noch im Wachstum und ihre Organe sehr empfindlich sind, werden sie am stärksten geschädigt. Zwei Drittel dieser Überlebenden leiden an moderaten, ein Drittel an schwerwiegenden Spätfolgen. Eine niederländische Studie hat herausgefunden, dass bei 40 Prozent der überlebenden Kinder schwere medizinische Komplikationen auftreten wie Zweittumore, hormonelle Störungen, Hörprobleme, Herzkrankheiten, Erkrankungen der Lunge, kognitive Einschränkungen und psychische Spätfolgen. In den ersten 30 Jahren dominiere der Primärtumor als häufigste Todesursache, später seien es therapiebedingte chronische Krankheiten – insbesondere von Herz und Lunge –, die zum frühen Tod führen. Beispiel Schweiz: Die Langzeitsterblichkeit bei Kinderkrebsüberlebenden ist etwa zehnmal höher als in der Gesamtbevölkerung.

Mit dem Schicksal krebskranker Kinder und Jugendlicher lässt sich offenbar gut Forschungsgeld einwerben. Es ist das einzige Feld, in dem die Krebstherapie wirklich große Erfolge verbucht hat und wo es die geringste Zahl von Erkrankten gibt. Andere Krebskrankheiten wie das für betroffene Frauen extrem schambesetzte und zerstörerische Vulvakarzinom sowie Analkarzinome, die steigende Neuerkrankungsraten aufweisen, werden kaum beforscht.

Survivorship-Forschung in der Erwachsenenmedizin steckt generell noch in den Kinderschuhen.[14] In Deutschland gibt es nur zwei reguläre Survivorship-Sprechstunden: eine am Universitätsklinikum Hamburg und eine in Erlangen.

Wann werden Survivors im deutschsprachigen Raum endlich flächendeckend versorgt? Der Bericht zum Krebsgeschehen 2016 des Berliner Robert-Koch-Instituts ist die bislang umfassendste aktuelle Quelle zum Thema Krebs in Deutschland, eine neue Ausgabe ist erst wieder für 2020 geplant. Nirgendwo tauchen Überschriften wie »Survivorship«, »Spätfolgen« oder »Langzeitschäden« auf – immer noch nicht. Dabei drängt die Zeit, für die Betroffenen bessere Lösungen zu finden. Die gesundheitlichen Beschwerden der Survivors sind so speziell, dass sie oft erst spät entdeckt und dann auch noch falsch behandelt werden:

> **Fallbeispiel: Franz Zumstein (Jahrgang 1959), Schweiz**
> Diagnose: Hodgkin-Lymphom
> Behandlung: Chemotherapie und Bestrahlung
> Beruf: Comiczeichner
> Der Schweizer Illustrator Franz Zumstein erkrankte mit 13 Jahren an einem Hodgkin-Lymphom in fortgeschrittenem Stadium. Nach der Therapie lebte er gut zwei Jahrzehnte ganz normal. Dann musste er auf eine schwere Darmgrippe behandelt werden. Genauere Nachforschungen ergaben allerdings, dass Franz Zumstein keinen Infekt, sondern einen Herzinfarkt erlitten hatte. Die Kardiologen rätselten, weshalb die üblichen Symptome bei ihrem Patienten ausgeblieben waren. Er selbst sagt, er habe damals »einen Infarkt als filmreifes Ereignis mit stechendem Schmerz et cetera erwartet. Die Erklärung der Ärzte: Chemotherapie und Bestrahlung im Brustbereich zerstören Nervenzellen und Herzgewebe. Bei Franz Zumstein waren es Herzklappen und Herzkranzgefäße. Bestrahlung führt zu Verkalkungen, die erst 30, 40 Jahre später auftreten. Sie machen es extrem schwierig, Cancer Survivors mit diesen Spätfolgen überhaupt zu operieren. Für die Eingriffe am vorgeschädigten Herzen sind viel sanftere Operationsmethoden als üblich nötig.

Unklar ist, wer überhaupt für solche komplizierten Behandlungen für Survivors bezahlt. Die gesetzlichen Krankenkassen haben einen »Ermessensspielraum«, ob und was sie bezahlen. Bei Privatversicherten hängt es vom Versicherungsvertrag ab. Generell muss eine medizinische Notwendigkeit vorliegen und es erfolgt eine »Nutzen-Schaden-Abwägung«. Es gibt genügend Schlupflöcher für die Versicherungen, Zahlungen zu vermeiden. Und da beißt sich die Katze in den Schwanz: Wenn Medizin und Krankenkassen über den »Kampf gegen den akuten Krebs« hinausschauen, muss sich in großem Stil das Behandlungssystem verändern:

Krebs wird nicht mehr losgelöst betrachtet und behandelt, sondern es wird stärker auf die Lebensqualität und die Unversehrtheit von Körper und Geist geachtet. Wo das medizinisch noch nicht möglich ist, weil es einfach Nebenwirkungen und Spätfolgen geben wird, gibt es Maßnahmen, die den Schaden abmildern und den Patienten aktiv bei seiner Genesung unterstützen. Oder zumindest dabei, die Folgen aushalten zu können. Dafür ist nötig, viel mehr als bisher bei Forschung und Entwicklung anzusetzen und die Prioritäten zu ändern, wofür Zeit und Geld investiert werden. Gesundheitsexperten fordern seit Jahren, dass der Markt für Krebsmedizin viel stärker kontrolliert und staatlich reguliert werden muss – auch deshalb, um die drastische Kostenexplosion für Krebsmedikamente zu decken.

Die Behandlungsmaßnahmen und Kosten werden sich verschieben. Was in Ländern wie USA, Großbritannien und Niederlande bereits erfolgreich vorgemacht wird, kommt endlich verstärkt bei uns im deutschsprachigen Raum an: Das Investment in Zeit und Geld, was der Krebs langfristig in unseren Körpern und der Psyche macht, zahlt sich unterm Strich auch für die Krankenkassen, Kliniken und Versicherten aus. Die Spätfolgen, die Praxen, Krankenhäuser und Versicherungen belasten, können vorausschauend sehr wohl abgemildert werden, wenn man sie rechtzeitig wahrnimmt – um sie idealerweise zu verhindern.

Der Blick wird gleichzeitig auf das Intakte, das Unbeschädigte gerichtet. Ein Survivor hat, oft zeitlebens, eine vieldeutige Situation und ihre Widersprüche auszuhalten. Das bedeutet, die Illusion von Sicherheit aufzugeben und sich auf ein Sowohl-als-auch einzustellen. Je nachdem, wie die medizinische Versorgung mit Krebspatienten umgeht, hat sie es in der Hand, den Menschen physisch, vor allem aber auch psychisch zu stabilisieren. Krebsnachsorge muss den Patienten individuell festigen: Sie muss ihn darin unterstützen, seine Autonomie zurückzugewinnen, Alternativen vorlegen und ihm die Verantwortung fürs eigene Wohlbefinden zurückgeben. So schaffen Survivors eher den Balanceakt zwischen der zeitweise verbleibenden Patientenrolle und der Alltagsidentität eines gesunden Menschen.

Diese blinden Flecke zu überwinden, wird ein gemeinsamer Kraftakt von Patienten, Ärzten, Therapeuten, Versicherungen, der Politik, Verbänden und möglichst auch den Pharmafirmen. Neue und bessere Nachsorgekonzepte sind im Interesse aller Patienten, denen in Zukunft eine Krebsdiagnose gestellt wird.

Der ersehnte Satz

Frühsommer 2013. Mein Knochenmark hat sich von der Chemotherapie nie wieder erholt. Die weißen Blutkörperchen (Leukozyten) liegen unter 3000, »normal« sind 4000 bis 10 000. Mein Hämoglobinwert liegt selten über 8,5. »Normal« wären 12 bis 16 g/dl. Immer mal wieder fällt der Hämoglobinwert drastisch. Der radikalste Vorschlag, »das Problem« zu beheben, war, die

Gebärmutter zu entfernen, damit es keinen Blutverlust mehr durch die Menstruation gibt. Das habe ich natürlich abgelehnt.

Diesmal ist der Hämoglobinwert sogar auf 5,9 g/dl gefallen. Mein Hausarzt will mich ins Krankenhaus einweisen – zur Bluttransfusion und um abzuklären, wohin mein Blut verschwindet.

Am Tag zuvor bin ich von Dresden nach Bad Schandau und zurück geradelt. Diese gut 100 Kilometer sind mein Ass im Ärmel: Wenn ich einen Tumor hätte, würde ich das nicht schaffen. Trotzdem ist es schwer, meinen Hausarzt davon zu überzeugen, dass mir nichts fehlt. »Was ist eigentlich so schlimm am Krankenhaus?«, raunzt er mich an.

Der Kompromiss lautet, dass ich eine hohe Dosis Eisentabletten zu mir nehme, jeden Tag ein Steak esse und den Notarzt rufe, wenn es mir schlechter geht. In vier Tagen soll ich in einer hämatologischen Praxis erscheinen. Vor diesem »Zwangstermin« habe ich Angst – mal wieder. Ich esse täglich zwei Steaks, viel Blutwurst, Leberwurst und Makrelen. Widerlich, aber wirkungsvoll, wenn es schnell gehen muss. Was mache ich bloß, wenn der Hämoglobinwert nicht ansteigt? Und was, wenn ich wieder Krebs habe?

Vermutlich hat mich mein Hausarzt in der hämatologischen Praxis als eigensinnige und sture Person angekündigt. Der Hämatologe neuen Typs ist jedenfalls äußerst vorsichtig und einfühlsam. Eine Stunde nimmt er sich Zeit. Er fragt mich sogar, ob er mich untersuchen darf. Das gab es noch nie! Er darf. Die Tastbefunde sind alle in Ordnung, der Hämoglobinwert liegt jetzt bei 8,0. Mein Körper hat sich an die chronische Anämie gewöhnt. Mir selbst fällt sie nur auf, wenn die Werte ganz extrem sind. Schließlich sagt der Hämatologe den Satz, auf den ich seit 1991 warte: »Sie sind gesund!«

Auf dem Weg zur Straßenbahnhaltestelle weine ich vor Erleichterung.

TEIL III

Auf Sand gebaut? – Lebensplanung, vorläufig. Sich aus der Ohnmacht befreien und das Leben in die Hand nehmen

*Ist die Therapie erfolgreich, atmet das Umfeld auf.
Im festen Glauben an die weitverbreitete »Reparaturmentalität«
geht es zum Alltag über.*

1 Im schwarzen Loch: Zwischen Ohnmacht, Wut und Konsequenzen

Der Krebs scheint für Außenstehende nur eine vorübergehende Störung gewesen zu sein, die nun überwunden ist. Doch das erste Jahr danach ist am schwersten: Nahezu alle Cancer Survivors beschreiben die völlige innere Leere, die sie spürten, als ihr Arzt ihnen am Ende der Therapie positive Befunde mitteilte. Von der totalen Kontrolle während der Therapie geht es häufig übergangslos in eine Zeit ohne Halt und Struktur. Als wären sie betäubt, fällt es ihnen sehr schwer, die guten Nachrichten mit ihrem inneren Gefühl – dass eben nicht alles vorbei ist – zu verbinden. Emotionen überfluten die Überlebenden:

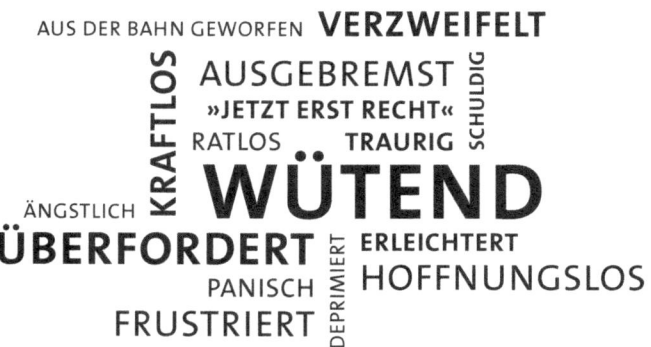

Erst jetzt sind die Patienten oft wütend darüber, dass die Krankheit sie überhaupt getroffen hat. Krebstherapie bedeutet auch Enttäuschung, Frustration, Trauer über den Verlust der Gesundheit und des »ganz normalen Lebens«. Für die behandelnden Ärzte kommt diese Wut oft unerwartet: Warum ist der Patient jetzt so undankbar, nachdem wir ihn gerettet haben? Er ist doch gesund – was will er denn noch?

Das engere Umfeld reagiert häufig ebenso gereizt auf die wütenden Survivors. Jetzt muss es doch mal gut sein! Aber es ist eben nicht »alles gut«. Realisiert wird nun auch: Was haben die mit mir gemacht? Das medizinische System ist häufig übergriffig. Da werden Psychopharmaka einfach verabreicht, ohne es zu besprechen. Eine Überlebende berichtet, Ärzte hätten ihr ohne ihre Zustimmung eine Magensonde gelegt. Beim Nachdenken über die Zeit der Therapie fühlen sich deshalb viele überrumpelt. Die Frage bleibt offen, ob man selbst alles »richtig« gemacht hat und ob die Ärzte immer das eigene Wohl im Blick behalten haben. Manche haben das Gefühl, innerlich vergiftet zu sein.

Das Ende aller Heilverfahren ist die Zeit der höchsten Verletzlichkeit. Jetzt wird sich zeigen, ob der Krebs zurückkehrt. Übersteigerte Wachsamkeit und Ängste sorgen für Stress und schmälern die Lebensqualität. Während der Therapie können Fragen und Ängste noch mit Pflegekräften oder Ärzten besprochen werden – auch jene Themen, die im engeren Umfeld keinen Platz haben, weil sie angst- und tabubesetzt sind. Diese Sicherheit fällt weg, wenn die Patienten nur ambulante Nachsorgetermine haben. Es ist eben gerade nicht die Zeit der größten Freude und Erleichterung, sondern die Phase tiefster Unsicherheit, Angst und Zweifel. Die körperlichen Wunden heilen schneller als die seelischen.

Manche leiden unter einer Erschöpfungsdepression und haben äußerste Mühe, ihr altes Selbst zu verabschieden und ein neues aufzubauen. Anteilnahme und Unterstützung von anderen nehmen deutlich ab. Die Überlebenden müssen ihr Leben wieder selbst in die Hand nehmen.

Viele Angehörige, Freunde und Kollegen greifen auch jetzt zu Formeln: »Du musst positiv denken, dann wird es schon!« oder »Gut siehst du aus – als ob gar nichts gewesen wäre!« Krebspatienten sieht man ihr Leiden oft nicht an. Viele im Umfeld rechnen deshalb weder mit einem Rückfall noch mit Nachwirkungen. Anders der Überlebende: Für ihn bleibt der Krebs sehr präsent, er wird prägend. Erneut wird von außen suggeriert, der Genesende habe sein Schicksal in der Hand, Gesundheit sei eine Frage des Willens und der persönlichen Kontrolle. Er müsse negative Gedanken und Angst ausblenden, zuversichtlich in die Zukunft schauen – sonst kehre der Krebs ganz automatisch zurück. »Die Nachsorge war für mich jahrelang purer Stress, ich habe jedes Mal gezittert und immer hieß es: Sie dürfen keine Angst haben, die macht Sie nur krank. Das habe ich als überhaupt nicht hilfreich empfunden, da auch noch Druck zu bekommen. Wie soll man das lösen? Die Angst kann man nicht einfach abschalten«, erzählt eine Überlebende.

Studien zeigen, dass es bei der Krankheitsverarbeitung sogar vorteilhaft ist, negative Gedanken und unangenehme Gefühle zuzulassen, sich mit möglichen Widrigkeiten zu befassen. Diese Menschen sind besser gewappnet, wenn sie einen Rückfall erleiden, weil sie ihn vorausgedacht haben. Hilfreich ist, eine stabile innere Haltung aufzubauen: Radikale Akzeptanz dessen, was ist und wie es ist, vorausgesetzt. Das gelingt, wenn die Betroffenen ihre Geschichte akzeptieren und sich mit ihrer Situation abfinden – ohne zu verzweifeln.

Dieser Prozess kann Jahre dauern und wird von vielen Überlebenden als sehr intensiv, schmerzhaft und langwierig beschrieben. In Teil 1 habe ich die vielfältigen, sehr belastenden körperlichen und seelischen Langzeitfolgen dargelegt. Zum Glück trifft nicht alles auf jeden zu. Doch unmittelbar nach der Heilungsanzeige gibt es Konsequenzen, die fast alle Survivors betreffen:

2 Dauermedikation, weitere medizinische Entscheidungen und Progredienzangst

»Zynismus ist Kapitulation.«
Hildegard Knef

Cancer Survivors stehen auch nach Primärtherapie und Reha vor gravierenden medizinischen Entscheidungen. Sie müssen sich mit vielen Fragen auseinandersetzen, in weitere Operationen einwilligen, beispielsweise einen Brustaufbau machen oder sich an Prothesen gewöhnen. Manche kämpfen gegen Komplikationen an oder sind dauerhaft auf Medikamente angewiesen, um Nach- und Nebenwirkungen in Schach zu halten. Das Gefühl, immer noch dauerhaft »am Tropf« zu hängen, schränkt die Lebensfreude ein. Patienten mit hormonabhängigen Tumoren müssen oft ein Jahrzehnt lang Hormone einnehmen, ehemalige Leukämiepatienten drei Jahre lang MTX (Methotrexat) schlucken, um einen Rückfall zu verhindern. Stammzelltransplantierte brauchen einen ganzen Cocktail an Medikamenten, um Abstoßungsreaktionen zu verhindern. Andere werden durch Antihormontherapien von heute auf morgen in die Wechseljahre katapultiert und plagen sich mit weiteren körperlichen Veränderungen.

All das hat Folgen: für den Körper und für die Seele, für die Leistungsfähigkeit und für die Beziehungen der Betroffenen. Inzwischen haben viele eine solche Angst vor dem Krankenhaus und medizinischen Behandlungen entwickelt, dass sie voller Panik sind, dort wieder hinzumüssen.

Die reaktive Furcht von chronisch Kranken, ihr Leiden könne fortschreiten, hält die Themen Sterben und Tod präsent. Progredienzangst entsteht aus der real erfahrenen potenziell lebensbedrohlichen Krebserkrankung. Sie ist keine klassische psychische Störung, sondern angemessen und unvermeidbar: Auch zehn Jahre nach der Therapie und später können Rezidive oder Fernmetastasen auftreten. Mindestens in den ersten fünf Jahren dominiert Progredienzangst deshalb Beruf, Beziehungen und medizinische Behandlung. »Ich habe in ständiger Angst und Panik gelebt«, berichten Überlebende. Im Vergleich zu gesunden Menschen haben chronisch Kranke eine längere individuelle Angstgeschichte mit einem persönlichen Muster von Angsterleben und -verhalten. Sie erleben intensive Furcht als immer wiederkehrend. Das können Zukunftssorgen und existenzielle Ängste sein, ganz generell die Furcht davor, dass sich der eigene Zustand verschlechtert, man wieder auf Hilfe, Pflege und Versorgung angewiesen ist oder Schmerzen erleiden muss.

»Die Angst ist nachher wiedergekommen, und jetzt ist sie mörderisch, jetzt hat sie sich eingenistet in einem Bereich, für den ein Chirurg oder sonst ein Arzt nicht mehr zuständig ist. Jede Nacht, jede Nacht die entsetzlichen Träume. Die äußeren Spuren, diese Duellanten-Narben, lassen sich mit preußischer Haltung – dies sogar im Wortsinn – ertragen und kaschieren; kaum zu ertragen ist die Frage nach dem nächsten Mal, die man sich selbst immer wieder stellt.«[1]
Brigitte Reimann

Progredienzangst kann jedoch viel Kraft und Motivation für die Selbstfürsorge bereitstellen und ist ein wichtiger Antrieb, offene Dinge abzuschließen. Der Schriftsteller Wolfgang Herrndorf ist dafür ein Beispiel: Sein Gehirntumor und die verrinnende Lebenszeit trieben ihn zu Höchstleistungen an. Von der Diagnose 2010 bis zu seinem Suizid 2013 schrieb er drei Bücher – trotz der OPs, trotz Chemo und Strahlentherapie. Alle Cancer Survivors betonen, dass sie ihre Lebenszeit als knappes und kostbares Gut empfinden, intensiv und bewusst leben wollen.

Wird Progredienzangst nicht konstruktiv genutzt, kippt es meist ins Extrem: Entweder unterbleibt die Selbstfürsorge ganz. Die Überlebenden kümmern sich dann nicht um ihre Zukunft und lassen Nachuntersuchungen ausfallen. Oder die Selbstfürsorge wird in einer starren, übertriebenen Weise betrieben. Das führt zu extremem Body Checking als kurzfristige »Kontrollmaßnahme«: Ängstlich wird in sich hineingehorcht und nach möglichen Symptomen gefahndet. Das Stechen zwischen den Rippen, der Husten, der Schmerz im Knie – ist das Krebs oder noch harmlos? Viele Cancer

Survivors rechnen schon gar nicht mehr mit einem banalen Befund, sondern stets mit dem Schlimmsten. Wenn es ihnen nicht gelingt, sich zu beruhigen und diese Ängste zu regulieren, manövrieren sich Überlebende in »katastrophisierendes Denken« mit intensiven inneren Bildern. Sie sehen Krebsgeschwüre plastisch vor sich und entwickeln dramatische Vorstellungen davon, was in ihrem Inneren gerade passiert. Sie schaffen es nicht mehr, ihrem Körper zu vertrauen, und bleiben in engmaschigen Kontrollen. Noch Jahrzehnte später gehen sie trotz der Strahlenbelastung alle drei Monate zur Nachsorge. »Diese Termine sind für mich immer noch ein Horror – aber nicht hinzugehen, wäre für mich noch viel schlimmer. Ich brauche jemanden, der mir sagt, dass alles okay ist«, sagt eine Überlebende. Viele haben ausgeprägte Angst vor der Rückkehr des Krebses und fühlen sich handlungsunfähig: Eine Ausbildung machen, ein Haus kaufen, heiraten – lohnt sich das überhaupt noch?

3 Fatigue-Syndrom: Sterbensmüde und schwach

Trotz jahrelanger Forschung ist bis heute unklar, woher die krebsbezogene Fatigue kommt und ob es sie überhaupt gibt. Sind es die Zytostatika? Ist es die Bestrahlung? Die Kombination von beidem? Die Tatsache, dass eine kräftezehrende Krebstherapie manchmal auf eine bereits vorgeschädigte Person trifft? Fest steht hingegen, die Fatigue wird von den Betroffenen als massive und schwer zu ertragende

Einschränkung erlebt. Chronische Müdigkeit, Kraftlosigkeit, fehlender Antrieb und körperliche, emotionale oder geistige Erschöpfung stehen in keinem Verhältnis zur tatsächlichen Anstrengung. Die umfassende Leistungsunfähigkeit lässt kaum Aktivitäten zu, der Radius der erschöpften Betroffenen ist extrem eingeschränkt. Erholung und Schlaf füllen die Energiespeicher nicht wieder auf. Als Ursachen werden die chronische Belastung durch die Krebserkrankung, ein veränderter Stoffwechsel oder ein geschädigtes Nervensystem genannt.

Heute weiß man noch nicht, wie sich Chemotherapien Jahre später auf den Organismus und auf das Gehirn auswirken. Wie der Krebs ist die Fatigue multifaktoriell bedingt und tritt sogar Jahrzehnte nach der Therapie auf – insbesondere bei hämatologischen Erkrankungen wie Leukämie oder Lymphomen. Die Interesselosigkeit und die fatiguebedingte Tagesmüdigkeit machen den Betroffenen die Rückkehr in den Alltag beinahe unmöglich. Nach etwa einem Jahr klingt die Fatigue bei den meisten Patienten ab. Einige aber müssen lernen, damit dauerhaft zurechtzukommen. Bis heute ist krebsbezogene Fatigue keine ICD-Diagnose und daher kein Grund für eine Rente. Die Betroffenen werden häufig als »Simulanten« stigmatisiert, in der Schweiz sogar von »Sozialdetektiven« ausspioniert.

4 Komplikationen, verändertes Körperbild und Sexualität

»In Wahrheit erlebe ich nicht Schmerzen als größte Herausforderung …, sondern die Kränkung des Nicht-mehr-mitspielen-Könnens, die Fülle von Miseren wie Halsentzündung und Brechreiz, Verschleimung und Mundtrockenheit, Geschmacksunfähigkeit und Schluckbeschwerden, nicht heilende Wunden und Schlaflosigkeit – sowie Ohnmacht, Ohnmacht, Ohnmacht.«[2]
Jürgen Leinemann

Schon rein äußerlich ist ein Mensch nach Krebstherapie nicht mehr derselbe wie zuvor: Typisch sind die raspelkurzen Haare, die Blässe der Haut – weil sich Chemotherapie nicht mit Sonnenbädern verträgt – und in aller Regel der Verlust etlicher Kilos aufgrund von Appetitlosigkeit oder Erbrechen. Es ist, als wäre nur die Essenz des betroffenen Menschen übrig. Je nach Tumor sind bleibende Schäden sichtbar: Narben, Prothesen nach Amputation von Körperteilen, künstliche Darmausgänge, Behinderung, offene Wunden, Impotenz oder Inkontinenz, Hautprobleme und vieles mehr.

Die meisten Betroffenen machen sich über ihr Sexualleben und ihr Körperbild erst Gedanken, wenn der Alltag zurückkehrt. Zum einen entdecken sie ihre Bedürfnisse wieder, zum anderen werden sie mit Erwartungen ihrer Partner konfrontiert. Sexualorgane und -funktionen sind krankheitsbedingt oft beschädigt. Mal ist das offen sichtbar wie bei der Mastektomie, mal eher unsichtbar oder rein psychisch bedingt. In jedem Fall sind diese Beschädigungen Anlass zu tiefer Trauer. Häufig sorgen sie für Konflikte, Leid und Enttäuschungen. Sexualität ist nicht automatisch eine Quelle von Sinnlichkeit, Lust und Genuss, sondern kann für die Überlebenden ein Feld großer Kränkbarkeit werden. Ohnehin ist die Vorstellung weitverbreitet, Sex sei nur etwas für junge, gesunde Menschen. Körperliche Unversehrtheit spielt dabei eine große Rolle. Die Überlebenden beschreiben die Lern- und Anpassungsprozesse im Umgang mit ihrer Sexualität als besonders schmerzhaft. Vielleicht auch deshalb, weil es in unserer Kultur so wenige Vorbilder für andere Formen von Sexualität und Intimität gibt.

Die Betroffenen schämen sich für ihren »entstellten« Körper und haben Mühe, Nähe zuzulassen. Der Verzicht auf Sinnlichkeit führt häufig dazu, dass sich Paare emotional voneinander distanzieren. Die veränderte Sexualität nach Krebs ist in vielen Partnerschaften ein Tabu, über das wenig gesprochen wird. Impotenz, Libidoverlust oder vaginale Trockenheit verunsichern die Betroffenen und setzen sie unter Druck, schnell wieder »funktionieren« zu müssen – auch um den Partner oder die Partnerin nicht zu verlieren. Wir leben in einer Kultur, die den Körper instrumentalisiert und Krankheit als »Betriebsstörung« sieht, die an Ärzte delegiert wird. Der Körper wird als »Body« und modellierbare Ressource inszeniert, die sich dem eigenen Willen unterwerfen lässt – doch das gilt vielleicht fürs Fitnessstudio, aber nur bedingt für die Rekonvaleszenz nach Krebs.

Mit Behinderung und anhaltenden Irritationen im Selbst- und Körpergefühl leben zu müssen, ist schwierig. Erschwert wird dies durch die Tatsache, dass der Körper durch Behandlungen und Nachsorge weiter objektiviert wird: Cancer Survivors werden weiterhin durchleuchtet, vermessen, von Maschinen umfahren, begutachtet, betastet, bewertet. Wer dauerhaft naturwissenschaftlich-technischen Verfahren ausgesetzt wird, läuft Gefahr, verdinglicht zu werden und sich von sich selbst zu entfremden. Medizinische oder plastochirurgische Maßnahmen können die Folgen der Krankheit zwar abmildern und es den Betroffenen leichter machen, sich damit abzufinden. Doch entscheidend ist: Cancer Survivors müssen sich zum Experten für ihren Körper machen, lernen, diesen wieder zu bewohnen, ihn sich »zurückholen«. Das geht nur, indem sie sich selbst wieder spüren und ihre Bedürfnisse in eigenem Tempo leben.

5 Fragile Beziehungen

»Die Prüfung war so über alle Maßen hart, dass wir schließlich beide daran zerbrachen.«[3]
Ken Wilber

Während Diagnose und Therapie sind Anteilnahme und Unterstützung oft sehr groß. Nach der »Heilung« fällt es Partnern, Familienangehörigen und Freunden oft schwer zu glauben, dass der Betroffene immer noch belastet ist, Ruhe und Erholung braucht. Das Interesse des näheren Umfelds nimmt daher deutlich ab. Viele Cancer Survivors bewerten dies als Desinteresse oder Kontaktabbruch.

Es ist jedoch ein Irrglaube, Familienmitglieder und Partner müssten selbstverständlich aufeinander Rücksicht nehmen und sich unterstützen. Krankheit und Pflege verändern Familien tief greifend. Sie schaffen unterschiedliche Interessenlagen und Beziehungskonflikte, die oft unter den Teppich gekehrt werden. Es spielen sich Macht-, Abhängigkeits- und Bedrohungsmuster ein, die das neue Zusammenleben prägen – und über die niemand gerne spricht. Unterstützende Zuwendung kann unter Stress in Wut, psychische Gewalt, Verzweiflung oder sogar latente Todeswünsche umschlagen.

Ehe, Elternschaft und Lebensgemeinschaften sind freiwillige Bündnisse. Es wird aber automatisch davon ausgegangen, »der eine trage des anderen Last bis zum Ende aller Tage«. Die können jedoch sehr lang werden. Ehepartner, die pflegen und sorgen, kommen an ihre Grenzen und sehen die existenzielle und finanzielle Sicherheit der Familie zunehmend bedroht. Ihr freies, selbst gestaltetes Leben ist zu Ende und bietet ihnen oft nur noch wenige Möglichkeiten. Sie fühlen sich in ihrer Ehe zunehmend weniger geborgen und geschützt, sondern tragen die gesamte Verantwortung alleine. Sie müssen außergewöhnlich viel aushalten, sich um alles kümmern und außerdem Stärke zeigen – immer. Zudem leben sie mit der allgegenwärtigen Angst, den Partner zu verlieren. Sie stehen oft außen vor, denn sie erleben Leid und Ängste des Partners mit, können aber nur begrenzt helfen. Die mentale Belastung ist für alle enorm. Der geliebte Partner verändert sich durch chronische Krankheit, Schmerzen oder Fatigue. Er ist gereizt, aggressiv, verzweifelt, nörgelt, fordert oder ist schlecht gelaunt und hoffnungslos, stellt Ansprüche. Oder er zieht sich aus Scham zurück und ist für die Alltagssorgen nicht mehr ansprechbar.

In jedem Fall geht das Gleichgewicht zwischen den Partnern verloren, die Familienrollen werden kräftig durchgerüttelt: Frauen werden zu Ernährerinnen, Männer zu Versorgten. Die kräftezehrende Situation nagt am Selbstwert aller Beteiligten und sorgt für weitere Konflikte. Gerade in Familien wird meist nur sehr wenig über emotionale und seelische Belastung gesprochen. »Unkorrekte« Gefühle wie Wut, Aggression und Enttäuschung werden nicht angesprochen. Lebensschmerz und stilles Leid sind die Folge. Die schwierige Situation mancher Cancer Survivors bringt ihre Unterstützer an den Rand der seelischen und körperlichen Belastbarkeit. Zugleich sollen die Angehörigen dauerhaft für Fröhlichkeit, Hoffnung und Ausgleich sorgen. Weil ihre Ausdauer überstrapaziert wird, folgen häufig Burnout und Depression. Ohnmacht und Verzweiflung über die sich verschlimmernde Krankheit sowie die unklare Zukunft manövrieren einige Familien in eine Problemhypnose. Sie kommen nur mit viel Reflexion, ehrlichem Austausch und aktiven Gegenstrategien wieder heraus, wie die folgenden Beispiele zeigen.

Fallbeispiel: Tamara*[4], Ehefrau von Lukas* (vgl. S. 145), St. Gallen/ Schweiz
Beruf: Sozialpädagogin
Als Familie befinden wir uns ständig im Übergang. Immer heißt es bei uns »wenn ..., dann ...« – aber wir kommen scheinbar nie an einem Ruhepunkt an. Wir haben immer noch großes Vertrauen ineinander und halten gut zusammen. Obwohl wir uns lieben,

fragen wir uns manchmal: Tun wir uns noch gut? Nach zehn Jahren mit Fatigue und Spätfolgen gibt es ein deutliches Ungleichgewicht in der Beziehung und in der Familie. Ich möchte Ehefrau und Mutter sein – nicht die Sozialarbeiterin, die Probleme lösen soll. In den letzten zwei Jahren habe ich so viel geweint wie noch nie in meinem Leben – und ich hatte es davor schon nicht leicht.

Ich muss jetzt mehr auf mich schauen, mein eigenes Leben leben und meine Bedürfnisse nicht nur zur Kenntnis nehmen, sondern auch ausleben. Durch Lukas' Krankheit bin ich in meine alten Skripte zurückgefallen: mich komplett zurücknehmen, Verantwortung für die Gefühle und das Befinden der mir nahe stehenden Personen übernehmen, mir die Schuld daran geben. Als Kind musste ich viel einstecken und wollte das für meine Kinder immer anders. Deshalb bin ich froh, dass ich es früh genug gemerkt habe. Es ist nicht leicht, aber ich kann gegensteuern. Und es geht nicht nur um mich: Wenn ich ausfalle, haben meine Kinder keine sichere und stabile Bezugsperson mehr – und das will ich nicht.

Fallbeispiel: Alena*, Ehefrau von Marco* (vgl. S. 138), Kanton Thurgau/Schweiz

Beruf: Bürokauffrau

Ich nehme es, wie es kommt. Meine Mutter ist an Brustkrebs gestorben, mein Bruder hat Blasenkrebs und mein Mann hatte gleich zwei Mal Krebs. Das Thema ist für mich also überhaupt nichts Neues. Inzwischen weiß ich, dass alles ein Kreislauf ist: Zuerst kommen die Angst und die Ablehnung, dann die Akzeptanz und das Weitermachen. Es hängt vieles an mir und das beeinflusst natürlich alles. Ich habe sehr viel Druck, weil ich für den Unterhalt unserer Familie sorgen muss. Aber wir halten zusammen und machen einfach weiter. Meine beiden Töchter geben mir die Kraft dafür. Ich

will, dass sie trotz allem ein möglichst normales Leben haben und dasselbe machen können wie ihre gleichaltrigen Freundinnen.
Es muss eine Normalität geben, ein Leben ohne Krebs und ohne Fatigue. Ich muss mich da inzwischen abgrenzen und bin ganz ehrlich: Ich will gar nicht mehr alles hören und bin froh, dass es die Selbsthilfegruppe Fatigue gibt. Dort kann sich mein Mann über das Thema viel besser austauschen als mit mir.

Der Rückblick auf das Durchstandene und eine ehrliche Bilanz bleiben oft aus. Die Krise bestimmt meist das weitere Zusammenleben, die familiären Strukturen gehen nicht automatisch in den Ausgangszustand zurück. Was bisher Halt und Routine gab, soll reorganisiert werden. Oft haben aber die Cancer Survivors Bedürfnisse und Interessen, die zu Konflikten führen. Die Rollen wurden neu verteilt, die Hauptlast bleibt beim Partner. Angehörige und Freunde, auf die kein Verlass war, werden häufig »aussortiert«, der Unterstützerkreis wird kleiner.

Modi des Aushaltens werden gebraucht, um zu lernen, mit Angst und Ohnmacht umzugehen. Die Folgediagnosen treffen nicht nur einen einzelnen Patienten, sondern die ganze Familie, die Paarbeziehung. Pläne und Zukunftsperspektive von allen sind infrage gestellt. Schwierig ist für die Angehörigen, wenn ein Cancer Survivor in Selbstmitleid und Opferhaltung verharrt. Es braucht eine klare Entscheidung der Angehörigen dafür, sich auf diesen ungewissen Weg einzulassen. Der muss immer wieder verhandelt werden, um den anderen nicht zu überfordern. Paare und Familien, die dies aktiv betreiben und ihre Situation reflektieren können, kommen deutlich besser mit der Situation klar.

Krebs erinnert die anderen immer an ihre eigene Verletzlichkeit. Nach der großen Anfangsbetroffenheit stellen sich neue Unsicherheiten und Ängste ein. Das Unbehagen bleibt, bei manchen auch die Scham, dieser tief greifenden Herausforderung nicht gewachsen gewesen zu sein, zu feige, den anderen zu begleiten. Wer eine so existenzielle Krise wie eine Krebserkrankung überlebt hat und so hart mit der Endlichkeit konfrontiert worden ist, ist häufig nicht mehr bereit, das eigene Leben zu vergeuden und mit belanglosem Geschwätz zu füllen. Die Cancer Survivors testen die Gesunden nicht nur mit existenziellen Themen, sie zwingen sie auch zu wählen – zwischen Small Talk und Tiefe. Das übersteht nicht jede Beziehung.

Viele Cancer Survivors leben eher isoliert, auch weil sie wenig Kraft haben, auf andere zuzugehen und Freundschaften zu pflegen. Sie haben nur eingeschränkte Kontaktmöglichkeiten, wenn sie verrentet wurden. Die meisten Menschen haben soziale Kontakte vor allem an ihrem Arbeitsplatz. Wenn der weg ist, fallen sie aus allen Bezügen heraus. Sie verlieren Ressourcen und Bindungen. Wenn zusätzliche Ängste den Überlebenden erschweren, überhaupt aus dem Haus zu gehen, vereinsamen sie. Während in den Familien häufig die Frauen Gesundheit, Finanzen und soziale Kontakte managen, sind Singles auf sich selbst gestellt. Gerade alleinstehende Männer leiden oft darunter, dass sie keine vertrauensvollen Beziehungen haben, die sie in dieser Situation halten können.

6 Arzttermine und Kontrolluntersuchungen

Fast die Hälfte aller Krebspatienten sieht die Arzttermine und regelmäßigen Kontrolluntersuchungen als zentrales Problem. Mit klopfendem Herzen, trockenem Mund, flacher Atmung und Schweißausbrüchen sitzen sie in den onkologischen Sprechstunden. Praktisch alle Überlebenden berichten von körperlichen Missempfindungen, dem Gefühl von Schwindel oder Benommenheit und schildern die Angst, »wahnsinnig zu werden«. Ein Termin beim Onkologen aktiviert ihre große Furcht vor dem Kontrollverlust.

Mir ging es selbst jahrelang so. Es ist kein Zufall, dass ich in Tübingen studiert habe. Ich dachte: Wenn wieder irgendetwas ist, bin ich wenigstens schnell in der Uniklinik. Ich hasste die Nachsorgetermine. Alle. Sobald ich das Klinikgelände betrat, wurde mir übel. Der Krankenhausgeruch. Die glatzköpfigen Menschen mit ihren Infusionsständern. Alles erinnerte mich an meine eigene Chemotherapie und ich begann sofort zu würgen. Dabei hätte es gar nichts zu erbrechen gegeben: Tage vorher hatte ich schon keinen Appetit mehr, und geschlafen habe ich auch kaum. Da saß ich nun wieder in der Sprechstunde des südwestdeutschen Tumorzentrums und starrte in die ängstlich aufgerissenen Augen meiner angespannten Leidensgenossen. So stelle ich es mir vor, wenn zum Tode Verurteilte warten, bis der Tag der Hinrichtung verkündet wird. Ich mochte mich auch nicht an den Gesprächen der anderen Patienten beteiligen: Sie handelten davon, wer wie lange und womit behandelt wurde, wie schlimm alles war und dass es jetzt vermutlich wieder schlimm werden würde: Krebs, Krebs, Krebs. Ich konnte es nicht mehr hören. Die Nachsorgetermine töteten jeden Optimismus. Ich brauchte danach Tage, um wieder einigermaßen in meiner Spur zu laufen. Die Entwarnung, die mir der Arzt gegeben hatte, kam immer nur langsam in meinem Gehirn an. Das innere Gefühl, ständig bedroht zu sein, blieb.

Interview: Emotionen, die ignoriert werden, melden sich in Form von Symptomen
Sarah Stoll ist seit 2016 bei der Krebsliga Ostschweiz in St. Gallen als Pflegeexpertin und psychoonkologische Beraterin für Krebsüberlebende tätig. Viele Jahre hat sie als Pflegefachfrau auf onkologischen Stationen gearbeitet. Klienten schätzen an ihr, dass sie Professionalität und Emotionalität verbindet – das erleben Cancer Survivors selten. Sie berät Betroffene bei medizinischen und körperlichen Problemen, aber auch bei emotionalen und psychosozialen Herausforderungen.

Frau Stoll, was ist die größte Herausforderung für überlebende Krebspatienten?
Sie müssen sehr schnell und sehr früh herausfinden, wie und womit sie sich an ihre neue Situation anpassen können. Sie müssen lernen, sich selbst und ihrem Körper wieder zu vertrauen, die Balance halten zwischen Aktivität und Ruhe. Alle merken schnell: Der Preis für das Überleben ist manchmal hoch. Ein zu hoher Energieverbrauch, Langzeitfolgen und körperliche Einschränkungen

haben drastische Folgen und die Adaptationsleistung an die veränderte Belastbarkeit ist nicht durchgehend. Das Thema aller Überlebenden ist: Was bin ich (noch) wert? Viele haben das Gefühl, nicht mehr zu genügen. Sie verlieren die Sicherheit in ihren Rollen. Wenn man sie darauf anspricht, brechen manche in Tränen aus. Das ist befreiend und erlösend – weil sie genau das so selten gefragt werden. Sobald die Bedürfnisse ausgesprochen sind, kann man daran arbeiten, die Situation zu verbessern.

Über Emotionen, Ängste und Sorgen wird nicht so gerne gesprochen. Stattdessen ernten viele Krebsüberlebende Anerkennung, wenn sie von Erfolgen berichten.
Ja, das höre ich auch immer wieder. Marathonläufe, Gewaltmärsche, Bergtouren – manche sind extrem sport- und leistungsorientiert, weil sie sich nicht mehr spüren können. Wenn ich meine Emotionen nicht zur Kenntnis nehme, melden sie sich eben in Form von Symptomen. Das versuche ich in der Beratung immer allen klarzumachen. Nach der Therapie geht's ums Langzeitüberleben und das schafft man nur, wenn man sich in einen guten, ressourcenvollen Zustand bringt.

Warum ist das Thema Survivorship immer noch so schwierig?
Es fehlt selbst bei den Professionals Wissen über Survivorship. Die Patienten wissen gar nicht, was ihnen nach der Therapie blüht. Viele leiden an einer immensen Erschöpfung – körperlich, kognitiv und emotional. Hier könnte man teilweise vorbeugen, wenn an die Behandlung eine Reha oder eine Übergangsrente für zwei Jahre möglich wäre. Das Entlassmanagement ist immer noch nicht gut. Die Menschen werden unnötig mit Sorgen belastet, weil nicht informiert und normalisiert wird, dass es nach Abschluss der Therapie gut zwei Jahre dauern kann, bis man wieder auf dem

Damm ist. Bis heute ist auch nirgends so richtig klar, wem die Survivors eigentlich »gehören«: Dem Hausarzt? Dem Onkologen? Dem Psychoonkologen? Keiner fühlt sich zuständig für die Beratung und konkrete Begleitung dieser Leute. Man kann da nicht forschen, keine Medikamentenexperimente machen, keine Drittmittel einwerben, keine Preise bekommen.

Mir ist aufgefallen, dass vor allem die Beziehungen der Survivors zu anderen sehr leiden. Woran liegt das?
Ich muss vorausschicken, dass ich in meiner Sprechstunde die stark belasteten Menschen sehe. Andere, die keine Unterstützung brauchen oder wünschen, kommen gar nicht oder seltener zu mir. Es gibt massive gesundheitliche, finanzielle und soziale Probleme, welche die Partnerschaften und Familien belasten. Einige Betroffene haben nur sehr wenig Energie. Selbst angenehme Beschäftigungen buchen massiv vom Kraftkonto ab. Da gibt's ein riesengroßes Schweigen: Viele sagen sich, lieber lass ich mich scheiden, als dass ich mit meinem Partner über meine Fatigue rede. Der Partner muss alles machen, weil der Betroffene dazu nicht mehr in der Lage ist. Diese Menschen haben das Vertrauen in sich und ihren Körper komplett verloren. Sex ist ein Nice-to-have, aber einfach nicht mehr drin. Die Erwartungen driften völlig auseinander. Der Betroffene ist erschöpft und reizbar und fragt sich, wie schaffe ich es überhaupt noch, mit meiner Familie zu leben? Der Partner denkt, ich bin seit zehn Stunden auf den Beinen, damit wir zu leben haben, und der Survivor schafft es nicht einmal, den Frühstückstisch abzuräumen, bis ich nach Hause komme. Deshalb entfremden sich die Paare manchmal voneinander. Beziehungen kosten Energie. Generell gibt es bei den Survivors viele abrupte Kontakt- und Beziehungsabbrüche, die nicht erklärt werden. Sie brauchen oft zwei, drei Tage, um sich von einem intensiven Kon-

takt zu erholen. Nach 20 Minuten Gespräch ist eigentlich Schluss bei Menschen, die unter krebsassoziiertem Müdigkeitssyndrom leiden – mehr geht gar nicht, dafür reicht die Kraft nicht.

Wie schaffen es die Partner, mit den Überlebenden zusammenzuleben?
Auf beiden Seiten herrschen oft Unverständnis und Sprachlosigkeit. Survivors, die zu mir kommen, dürfen Hausaufgaben übernehmen, in die die Partner mit einbezogen werden. Das ist oft furchtbar anspruchsvoll. Die Partner haben nicht nur ihre Verlustängste, sondern sie sind auch irgendwie »übrig«, um sie hat sich keiner so richtig gekümmert. Manche trauen sich nicht einmal mehr, ihre eigenen Hobbys wahrzunehmen, weil sie Angst haben, den Betroffenen alleine zu lassen – dabei wartet der nur darauf, dass der andere endlich mal das Haus verlässt. In solchen Fällen lade ich das Paar gemeinsam zum Gespräch ein. Weiterführende psychologische Beratung ist oft angebracht und wird auch wahrgenommen.

Es scheint so, als machten sich viele Paare das Leben mit ihren Erwartungen gegenseitig schwer.
Mit Sicherheit. Der geheilte Survivor funktioniert ja nicht einfach wieder so wie vorher. Viele sind sehr isoliert und einsam, sie sagen gar nicht mehr, wie sehr sie leiden, denn sie sind ja als »geheilt« entlassen, fühlen sich aber nicht gesund. Sie haben den Anspruch, genau gleich funktionieren zu wollen wie vor der Krebserkrankung. Gerade Alleinstehende landen häufig in der Sozialhilfe und haben es sehr schwer, sich zu finanzieren. Von überallher kommt Druck, aber es gibt wenige Lösungen für die Cancer Survivors. Bei vielen kommt dann Alkohol oder Medikamentenmissbrauch ins Spiel als vermeintliche Lösung.

Warum sind die Überlebenden so selten wütend oder offen aggressiv?
Dafür fehlt ihnen die Kraft. Aggressiv werden sie allenfalls aus Verzweiflung. Viele halten an alten, wenig hilfreichen Verhaltensmustern fest und verändern nichts. Da höre ich auch oft »Ausreden« und Erklärungen. Ansprüche, Selbstüberforderung anstatt Abgrenzung, Hyperaktionismus und Perfektionismus, um die Selbstwertprobleme zu überdecken, sind an der Tagesordnung.

Eigentlich absurd nach einer lebensbedrohlichen Krankheit – oder?
Sie halten sich an dem fest, was früher funktioniert hat. Brustkrebskranke Frauen wollen zum Beispiel oft einfach in ihrem Hamsterrad weiterrennen, weil sie nichts anderes kennen. Das gibt ihnen Sicherheit, Halt und Anerkennung. Und die Ehemänner haben wenig Verständnis, wenn ihre Frauen nicht biken oder wandern wollen. Die Erwartung ist: Ich will, dass es einfach wieder so ist wie früher. Normalität um jeden Preis. Die Betroffenen fühlen sich einsam und denken: Niemand versteht mich, ich bin ganz allein und vereinsame.

Wie wirkt sich das auf das Erleben von Nähe und Sexualität aus?
Die Partner nehmen oft übertriebene Rücksicht und vermeiden es, die Initiative zum Sex zu ergreifen, der andere fühlt sich zurückgestoßen. Oder sie ekeln sich vor ihrem Partner – je nachdem, wie beeinträchtigt er ist. Zwischen Rückzug und »overprotection« ist da alles drin. Für die Survivors ist es oft kaum zu ertragen, wenn sie einen Partner haben, der seine Überlegenheitsgefühle offen auslebt.
Manchmal ist auch alles ganz anders und der Betroffene fantasiert Auswirkungen der Krankheit auf die Beziehung, die es gar nicht gibt. In der Folge ziehen sich beide Partner zurück, das schränkt die Bewältigungsmöglichkeiten ein und führt dann oft zu depressiver

Stimmung. Ich denke an einen 50-Jährigen mit Prostatakrebs, Impotenz und Inkontinenz, der eine Führungsfunktion hat. Er hat das Gefühl, nicht mehr stark zu sein, seinen Mann nicht mehr stehen zu können. Mit sich selbst kommt er gerade noch so klar, aber die Frau fasst ihn nicht mehr an, um dem Sex auszuweichen und um ihn nicht zu demütigen. Sie nimmt ihn nicht mehr in den Arm, will ihn nicht provozieren und so entsteht ein Vakuum in der Partnerschaft. Selbst wenn die Sexualfunktion im Kopf noch funktioniert – im Körper tut sie das nicht mehr. Die Trauer und die Wut sind dann sehr intensiv. Das braucht aktive, funktionale Bewältigungsstrategien, das muss trainiert werden – mit Masturbation, Pornos und notfalls mit Prothese. Die selbst erarbeiteten Strategien helfen immer am besten.

Können Gesunde von Kranken etwas lernen?
Ich finde schon. Wer durch eine solch schwere Krise gegangen ist, der hat häufig erfahren, was ihm wirklich wichtig ist und was nicht. Die Survivors leben teilweise in einer stimmigeren Realität und sind meistens viel gelassener, weil sie die Endlichkeit ihres Lebens sehr direkt erfahren haben. Sie leben kongruent, sie sind weicher, akzeptierender und wesentlicher.

Fatigue, Dauermedikation und Progredienzangst führen direkt in das schwarze Loch, das viele Cancer Survivors schildern: Der Anspruch, das Leben wie vor der Krankheit weiterzuführen, scheitert früher oder später. Der Zeit- und Kraftaufwand für die Krebstherapie war immens und die seelische Belastung bleibt trotzdem hoch. Wie soll das weitergehen? Ist ein normales Leben überhaupt möglich? Was passiert, wenn ich das alles nicht schaffe?

Die Überlebenden sind in ihrem Urvertrauen tief erschüttert: Wird es für mich ein 2020 geben, ein 2030, ein 2040? Und wie sieht dieses Leben künftig aus? Das sind Herausforderungen, auf die einen keiner vorbereitet. Zu begreifen, dass man überhaupt überlebt hat, ist sehr schwierig: Der emotionale Wechsel von Abschied und Loslassen (von der Therapie, von der Gesundheit, von Träumen) hin zum Leben gelingt nur mit Menschen, die Betroffene halten können. Wahlverwandtschaften sind hier oft hilfreicher als die echte Verwandtschaft. Die Überlebenden wollen keine »Zumutung« mehr sein, sondern wieder selbstbestimmt und frei leben. Keine Schwäche und keine Unsicherheit zu zeigen, wird deshalb für viele zum gewohnten Verhalten: Der Glaubenssatz »Sei stark, sonst musst du sterben« bleibt die Lebensdevise.

Cancer Survivors haben hohe Erwartungen an sich selbst. Viele grübeln darüber nach, warum gerade sie überlebt haben und andere nicht. Sie haben das Gefühl, sie müssten nun etwas ganz Besonderes leisten und mehr aus ihrem Leben machen, sich das Überleben quasi »verdienen«. Oftmals sind diese hohen Erwartungen unerfüllbar. Zu akzeptieren, dass sie künftig – mindestens vorübergehend – bescheideneren Anforderungen genügen müssen, ist für die Überlebenden ebenso Teil des Heilungsprozesses wie das wiederholte Aufflackern von Krisen. Mit Ohnmacht und Angst zu leben, ohne davon gelähmt zu werden, wird ein schwerer und langer Weg. Jetzt wäre es wohltuend, sich sortieren und orientieren zu können, Zeit für eine Bestandsaufnahme zu haben. Aber oft geht das nicht, weil die meisten schnell wieder an ihren Arbeitsplatz zurückkehren wollen oder müssen.

Fallbeispiel: Claudia Braunstein, 56 Jahre, Salzburg/Österreich
Diagnose: Plattenepithelkarzinom am Zungenrand, übergehend in den Mundboden
Behandlung: Operationen, Radiotherapie, Chemotherapie
Beruf: Inhaberin einer Werbeagentur, früher Geschäftsführerin Fashion Store, Teilrente

Krebsfolgen sind meine Sprachbehinderung, Narbenschmerzen und Chemobrain. Bei schlechter Verfassung kriege ich die Sätze nicht mehr zu Ende. Meine Konzentration leidet und ich höre mitten im Satz auf. Außerdem habe ich Langzeitschäden durch Cisplatin, kognitive Schäden und immer noch Polyneuropathie – obwohl ich die Chemo im Dezember 2011 beendet habe. Strahlenkaries trat zwei Jahre nach der Therapie auf und ich habe in drei Monaten fünf Zähne verloren.

Außerdem habe ich als Spätfolge immer noch zu viel Speichel und zu viel Schleim im Mund. Das verklebt den Mund und die Luftröhre und führt häufig zu Atemnot. Ich bin oft verzweifelt. Zwei Mal pro Woche gehe ich zur Logopädin und lerne Atemtechniken, damit ich richtig atmen kann – gegen die Panik. Absaugen geht nicht, das birgt die Gefahr von Schleimhautverletzungen, was das Rezidivrisiko erhöhen würde.

Ich gehe ganz offen mit allem um. Meine Offenheit hat auch eine Schutzfunktion für mich, denn die Reaktionen auf meine Sprachbehinderung sind oft sehr eigenartig. Die Leute fangen an, langsamer und ganz betont zu sprechen, vereinfachen die Inhalte und reduzieren den intellektuellen Anspruch an mich. Die meisten glauben, dass ich geistig behindert bin, das ärgert mich oft und hemmt jedes Gespräch. Es ist entwürdigend.

Äußerlichkeiten spielen am Anfang noch eine große Rolle und machen es sehr schwer, die Krankheit und ihre Folgen zu akzeptieren.

Das wird aber relativ schnell vollkommen bedeutungslos – Hauptsache am Leben! Ich habe lange damit gehadert, mit 48 Jahren schon pensioniert zu sein und keiner regelmäßigen Arbeit mehr nachgehen zu können. Jetzt habe ich mich daran gewöhnt und mir neue Möglichkeiten erschlossen.

Die Ernährungsfrage ist für mich bis ans Ende meines Lebens zentral: Wo esse ich? Was esse ich? Haben die im Restaurant überhaupt etwas für mich? Nicht vorbehaltlos irgendetwas essen zu können, egal wo, das schränkt mich am meisten ein. Ich kann kein Brot essen, keinen Reis, keine Nudeln, kein festes Gemüse, keinen Blattsalat – alles muss ganz weich und mundgerecht, leicht zu zermahlen sein. Häufig träume ich von knusprigem Schwarzbrot mit dick Butter drauf und Schnittlauch. Vor zwei Jahren saß ich im Café Tomaselli und habe einen Mann beobachtet, der in eine frische Salzstange hineinbiss, dass es nur so krachte. Da fing ich an zu weinen, weil ich mir das schon so lange wünsche.

2015 heiratete meine älteste Tochter, mein ältester Sohn beendete die Ausbildung. Plötzlich gab es bei mir einen Rezidivverdacht: Alle waren hysterisch, nur ich nicht. Ich habe das ein Mal geschafft und weiß, was auf mich zukommt. Es gab vier engmaschige Biopsien und der Rezidivverdacht stellte sich dann als Entzündung heraus.

Im Nachhinein muss ich sagen, dass meine Firmeninsolvenz noch schlimmer war als der Krebs. Die Insolvenz war der soziale Tod für mich und erst der Krebs hat mich aus meinem schwarzen Loch wieder herausgeholt. Ich wollte unbedingt leben. Die Erfahrungen aus meiner Insolvenz haben mir dabei geholfen. Wer Schicksalsschläge ein Mal überlebt hat, überlebt auch andere. Damals war unser Haus weg, Freunde weg, Existenz weg, gesellschaftliche Reputation weg, alle vier Kinder waren in der Pubertät und mussten sich das in der Schule anhören. Ich war am Boden und erst der

Krebs hat mich wieder aufgerüttelt. Meine Familie hat mich dazu gebracht, nicht aufzugeben.

Zwischen Arrangement und Akzeptanz der Situation ist aber ein langer Weg. Die Krankheit annehmen ist nicht das Gleiche wie »ich komme damit klar«. Selbstliebe spielt eine große Rolle dabei, man muss sich auf die Veränderungen und die körperlichen Beschwerden einstellen und sich informieren, was geht. Wer sich selbst nicht kümmert, erfährt vieles gar nicht. Die Aufklärung bei medizinischen Eingriffen ist immer noch rudimentär.

Und es muss sich noch einiges ändern: Seit drei Jahren kämpfe ich auf politischer Ebene darum, dass der Zahnersatz nach Strahlenkaries erstattet wird. Frauen erhalten nach Brustkrebs ganz automatisch einen Brustaufbau. Wieso werden Brüste höher bewertet als die Zähne, warum werden die nicht bezahlt?

Heute habe ich eine unbändige Lebenslust und sauge alles in mich hinein. Ich versuche, intensiv zu leben, weil ich genau weiß, es kann von heute auf morgen zu Ende sein. Ich bin nicht gläubig, aber meine Bestimmung war, den Krebs zu überleben und meine Erfahrungen weiterzugeben, um anderen Betroffenen Mut zu machen. Was würde es mir bringen, jeden Tag aufzustehen und mir vorzubeten, was ich alles nicht mehr kann? Ich führe mir eher vor Augen, was ich alles noch habe.

Ich blogge über meine Einschränkungen unter geschmeidigekoestlichkeiten.at, um anderen zu helfen und den Weg für sie etwas leichter zu machen. Viele bewundern mich dafür und finden es erfrischend, dass in dieser Anti-Falten-Welt jemand mit einem solchen Thema vorkommt. Das zeigt: Ich bin noch da – nach so langer Zeit! Es gibt viele Krebs-Blogger, die in der akuten Phase schreiben und danach verstummen – dann weiß man gar nicht, was aus denen wird. Bei mir sehen die Leute: Aha, das überlebt man.

Klar, ich bin eindeutig behindert, das merkt jeder im Kontakt sofort. Aber ich erfahre trotzdem eine riesengroße Wertschätzung für meinen Blog und für mein Kochbuch für Dysphagie-Betroffene. Das alles zeigt mir, ich kann noch immer allerhand auf die Beine stellen – zwar in einem anderen Rahmen als früher, aber ich bin nicht nutzlos!

7 Existenz sichern, erfüllt leben – im Spannungsfeld von Überleben und Arbeiten

»Das ist die Realität. Wir können sie nicht ändern. Wir können nur bestimmen, wie wir damit umgehen. Wir können nichts an den Karten ändern, die wir bekommen, nur an dem Spiel, das wir mit diesem Blatt machen.«[5]
Randy Pausch

Obwohl seit den achtziger Jahren bekannt ist, wie sehr Krankheitsverlauf und Prognose von seelischen Faktoren beeinflusst werden, klagen viele Überlebende über zu geringe Hilfen. Ohne psychosoziale Unterstützung ist die Prognose deutlich schlechter. Kritiker der Psychoonkologie werfen ihr vor, sie ziele zu sehr auf Selbstmanagement und darauf, Leute wieder »funktionsfähig« zu machen. Weil sie die Emotionen zu wenig berücksichtige, litten die Betroffenen viele Jahre später häufig an einem Burnout-Syndrom oder einer Fatigue.

Natürlich weisen die Psychoonkologen solche Kritik zurück. »Wir lassen uns nicht vor den Karren der Versicherungen spannen«, sagt der Psychoonkologe Prof. Joachim Weis. Die Leistungsgesellschaft gestattet aber keine Krankheit. Längere Orientierungsphasen sind vor allem für Mütter, Alleinerziehende oder Menschen in schwierigen finanziellen Verhältnissen unmöglich. Doch häufig ist es ausgeschlossen, den alten Job im bisherigen Umfang zu leisten. Sei es, dass die eigene Stelle inzwischen an jemand anderes vergeben wurde, sei es das fehlende Zutrauen des Arbeitgebers in den Überlebenden. Die Betroffenen sind gezwungen, sich andere Aufgaben oder sogar neue Stellen zu suchen – mit weniger Belastungen. Oder sie wählen freiwillig einen anderen Job, weil sie den Stress fürchten. Nicht zuletzt verbietet manchem Betroffenen die ausgeprägte Fatigue, an den alten Arbeitsplatz zurückzukehren.

Doch Krebspatienten sind nicht nur krank, sondern mitunter sehr aktiv – immer dann, wenn es ihre Kräfte zulassen. Viele von ihnen wollen arbeiten und etwas leisten. Die meisten Arbeitgeber sind aber nicht so flexibel, einem Überlebenden zu erlauben, da zu sein, wenn es geht, und sich krankschreiben zu lassen, wenn die Kraft nicht reicht. Eine dauerhafte Krankschreibung scheint berechenbarer. Selbstständigen geht es genauso: Eine Psychologin, die sich mit einem Kollegen die Praxis teilt, sagt: »Er fragt nicht einmal, wie es mir geht. Er hat mir gesagt, er könne mit Krebs nicht umgehen, und das war's dann. Es gibt unausgesprochen die Erwartung, dass Krebskranke nicht arbeiten.« Für diese Frau ist wie für viele andere Arbeit ein wichtiger Teil ihres Lebens, einer, in dem sie sich selbst als kompetente, wirksame Person erlebt und eben nicht nur als beschädigter Mensch: »Ich will dem Krebs nicht mehr Raum als unbedingt nötig geben.«

Überdies sind die fetten Jahre vorbei: Noch in den achtziger Jahren des vorigen Jahrhunderts wurden Krebskranke in Deutschland quasi automatisch verrentet. Daran ist heute nicht mehr zu denken und nötig ist das meist auch nicht. Studien belegen, dass sich geistige und körperliche Aktivität äußerst positiv auf chronisch Kranke auswirkt. Und auch die Kranken sind nicht mehr so wie früher: Sie sind selbstbewusst und wollen teilhaben, sie zeigen sich und erwarten viel von sich. Zudem haben sie häufig ein schlechtes Gewissen ihren Kollegen gegenüber. Sie wollen ihr langes Fehlen durch großen Einsatz wiedergutmachen, sich ablenken und als vollwertiger, arbeitender und leistungsfähiger Mensch gelten. Survivors im deutschsprachigen Raum sind im Leistungsdogma sozialisiert und wollen etwas leisten. Sie schämen sich, wenn sie das nicht mehr können. Erfolgserlebnisse fehlen, das Gefühl, nutzlos zu sein, kratzt am Selbstwert. Die fehlende Anerkennung setzt eine Negativspirale in Gang.

Der ehemalige Krebschirurg Priv.-Doz. Dr. Paul Sungler von den Salzburger Landeskliniken SALK sagt, es sei ihm erst spät bewusst geworden, dass es für Krebsüberlebende nicht genüge, einfach nur zu überleben, sondern dass dies einen Sinn haben muss. Die Kategorien »gesund«, »krank« oder »arbeitsunfähig« seien zu eng und würden der Situation der Überlebenden nicht gerecht. Es sei »in einer so hoch entwickelten Gesellschaft unmöglich und inakzeptabel«, dass Krebskranke nach ihrer Genesung oft in Mindestrente oder mit Sozialhilfe leben müssen. »Der Betroffene will, soll, kann und muss arbeiten – für seinen eigenen Selbstwert, für seine Gesundung, als Sinn, Zweck, Inhalt und Ziel –, um es sich und vielleicht auch der Familie, dem Partner, der Umgebung zu beweisen, nicht oder vielleicht auch nur noch nicht abhängig zu sein von Pension und Rente.«[6]

Krebs ist im Beruf dennoch ein Stigma: Cancer Survivors, die an ihren Arbeitsplatz zurückkehren, schildern, dass sie häufig auf ihre Krankheit reduziert werden. Emotionale Reaktionen, Abgrenzung oder Widerspruch werden auf den Krebs geschoben. Sehr schnell werden ihre Belastbarkeit, ihr Engagement und ihre Identifikation mit dem Unternehmen angezweifelt. Aufgaben und Zuständigkeiten werden verändert, Projekte entzogen, Arbeitszeit unfreiwillig reduziert, befristete Stellen nicht verlängert. Die finanziellen Einbußen schmälern das Vermögen der Betroffenen. Bei einem Rezidiv oder Zweittumor sind sie weniger abgesichert.

Instinktiv habe ich geahnt, dass meine Krebsgeschichte alle beruflichen Träume zunichtemachen würde. Ich war deshalb fest entschlossen, sie für mich zu behalten. Den Schwerbehindertenausweis mit 80 Prozent habe ich nie genutzt und nie verlängern lassen. Mein großer Vorteil war, dass ich keine sichtbaren Schäden habe – außer einer Biopsienarbe am Hals, die den meisten Leuten nie auffiel und heute kaum noch sichtbar ist. Mein Krebs hat also in Verhandlungen mit Arbeitgebern oder in Bewerbungsgesprächen keine Rolle gespielt. Damals wie heute bin ich 100 Prozent davon überzeugt, dass ich kein Zeitungsvolontariat bekommen hätte, keine feste Redakteursstelle und schon gar keine Führungsfunktion, wenn irgendjemand gewusst hätte, dass ich vor Jahren Krebs hatte. Ist es die Ironie meines Lebens oder die Paradoxie unserer Leistungsgesellschaft, dass in all meinen Arbeitszeugnissen meine enorme Belastbarkeit hervorgehoben wird? Ich dachte mir jedes Mal: »Wenn ihr wüsstet, woher ich die habe …«

8 Krebs als Armutsrisiko

Wer in jüngerem Alter oder später Krebs bekommt, hat auch weniger Glück als ich. Ich konnte die Jahre im Zwischenreich bis zum Fünf-Jahres-Überlebenszeitraum an der Universität verbringen und meine Zeit frei einteilen. Andere müssen ihren Schulabschluss machen oder arbeiten. In Deutschland kann jemand krankheitsbedingt nur dann gekündigt werden, wenn er drei Jahre hintereinander mindestens sechs Wochen krank gewesen ist. Es dauert lange, ehe ein Unternehmen oder gar eine Behörde einem kranken Mitarbeiter kündigt. Während die soziale Absicherung in Deutschland und Österreich für Festangestellte hoch ist, kann der Abstieg in der Schweiz sehr schnell gehen. Dort ist das Leistungsethos besonders ausgeprägt, der Arbeitsdruck hoch. Die wöchentliche Arbeitszeit ist höher, und es gibt weniger Urlaubstage.

Fallbeispiel: Marco* (vgl. Ehefrau Alena*, S. 120), 57 Jahre, Kanton Thurgau/Schweiz
1. Diagnose: Hodgkin-Lymphom, Stadium II A (1996),
2. Diagnose: Hodgkin-Lymphom, Rezidiv, Stadium IV B (2011)
Behandlung: 1. Bestrahlung, 2. Chemotherapie BEACOPP
Beruf: Beamter, jetzt Hauswart
Wenn die Ärzte mich als geheilt bezeichnen, akzeptiere ich das und hinterfrage es nicht. Es ist ja auch erst einmal alles gut gegangen. 2000 ging es dann los: Ich war immer öfter erschöpft und konnte

Lebensplanung, vorläufig

mir nichts mehr merken. Meine Konzentration ließ deutlich nach, es begannen die Wortfindungsstörungen und die Benommenheit, die mich bis heute begleiten. Ich dachte, das geht wieder vorbei. Dem war aber leider nicht so. Zunächst habe ich eine 40-prozentige Rente bekommen. 2011 kam dann das Rezidiv. Es verging wieder fast ein Monat, bis überhaupt klar war, was ich habe. Beim ersten Hodgkin-Lymphom wurde ich nur bestrahlt, das habe ich problemlos überstanden. Beim zweiten Mal hatte ich schwere Komplikationen und Nebenwirkungen durch die Chemotherapie BEACOPP eskaliert. Nach sechs Zyklen habe ich gesagt: Mir reicht's, ich will nicht mehr! Ich konnte nicht mehr essen und trinken, hatte Fieber und eine Speiseröhrenentzündung, brauchte Bluttransfusionen und war sehr schwach. Ich habe mich nie wieder davon erholt. Als absehbar war, dass ich dauerhaft nicht mehr wie bisher arbeiten kann, hat mir mein Arbeitgeber einfach gekündigt. Bis heute kämpfe ich vergeblich um eine Rente. Die Versicherung behauptet, ich sei 100-prozentig arbeitsfähig. Dass mich die Sozialsysteme in der reichen Schweiz einfach fallen lassen, enttäuscht mich maßlos.

Heute kann ich nur noch drei Stunden täglich als Hauswart arbeiten. Für das Familieneinkommen sorgt im Wesentlichen meine Frau. Was würde wohl aus mir werden, wenn ich sie nicht hätte? Früher gab es irgendeinen Job auch für diejenigen, die ausgemustert wurden. Heute machen das nicht einmal mehr die Staatsbetriebe. Die Gutachter schieben das einfach auf eine Depression und die Ärzte verordnen Medikamente, die nichts nutzen. Man muss der Diagnose Depression Widerstand leisten, das ist zu vereinfachend. Ich vergleiche mich nicht mit früher, ich kann die Krankheit annehmen und damit leben. Aber wenn ich mir dauernd Sorgen um die Existenz machen muss, wird Suizid zu einer Option, um all dem ein Ende zu machen.

Überlebende haben je nach Einkommens- und Vermögenssituation ein deutlich erhöhtes Armutsrisiko. Chronisch kranke Singles sind wirtschaftlich oft in so prekärer Situation, dass sie kaum Vermögen ansammeln können und jeden Euro zweimal umdrehen müssen. Früher hieß das große Tabu beim Krebs Tod. Heute heißt es Armut.

Gutverdiener werden plötzlich ein Fall für die Sozialhilfe, wenn sie arbeitsunfähig sind. Die Arbeits-, Sozial- und Gesundheitssysteme in Deutschland, Österreich und der Schweiz sind auf Survivorship nicht eingerichtet. Förderprogramme gibt es in Deutschland und Österreich für krebskranke Kinder oder junge Erwachsene. Für alle, die älter als 21 Jahre sind, sieht es schlecht aus. Selbst wenn zunächst Entgeltfortzahlung, Krankengeld und Arbeitslosengeld greifen, wird es mit den Jahren immer schwieriger. Je länger jemand krank ist, desto größer die Gefahr zu verarmen: Zum Teil sind lebenslang Medikamente mit teuren Zuzahlungen nötig. In Deutschland, Österreich und der Schweiz gibt es Zusatzbeiträge zu verordneten Leistungen wie Medikamente und Hilfsmittel, beispielsweise Rollstuhl, Physiotherapie, Fahrtkosten zur Blutkontrolle und Nachsorge et cetera.

Zum Teil bleibt das Leistungsvermögen so deutlich eingeschränkt, dass kein Vollzeiterwerb mehr möglich ist. Die sozialen Sicherungssysteme haben sich in Europa seit den neunziger Jahren gravierend verändert. Die Erwerbsminderungsrenten sind in Deutschland, Österreich und der Schweiz gesunken. Die Zahl befristeter Arbeitsverhältnisse hat überall zugenommen. Private Vorsorge ist für viele kaum noch möglich. Wer nicht mehr arbeiten gehen kann und nur über eine geringe Erwerbsminderungsrente verfügt, hat zu wenig Geld zum Leben. Selbstständige sind häufig nicht ausreichend abgesichert und wirtschaftlich besonders vulnerabel. Aufgrund der angespannten finanziellen Situation ist es für einige Betroffene oft ausgeschlossen, Anwälte zurate zu ziehen und ihre Rechte einzufordern. Viele Überlebende zahlen beispielsweise hohe Summen für Zahnimplantate und Operationen im Kieferbereich. Grund dafür sind die Bestrahlungen und Schäden durch Erbrechen während der Chemotherapie. Die Krankenversicherungen lehnen es meist ab, die Kosten zu erstatten.

Allein in Deutschland leben rund 50 000 junge Erwachsene, die im Kindes- und Jugendalter Krebs hatten. Erst jetzt wird sichtbar, welche gravierenden Folgen ihre damalige Therapie hat. Bis heute sind Kinderonkologen davon überzeugt, dass Kinder am meisten Chemotherapie vertragen – weil sie keine Vorerkrankungen haben. Entsprechend hoch sind die Dosierungen von Chemo- und Strahlentherapie im Kindesalter. »Es wächst sich nicht aus«, wie viele hofften. Im Gegenteil! Etwa die Hälfte der Betroffenen hat drastische Spätfolgen zu ertragen. Obwohl sie schulisch, beruflich und sozial benachteiligt sind, werden an sie wie selbstverständlich die üblichen Erwartungen an Schul- und Berufslaufbahn gestellt. Dabei schaffen sie aufgrund ihrer kognitiven Einschränkungen oft nur mit Ach und Krach einen Schulabschluss. Häufig finden sie nur im Rahmen einer geförderten Ausbildung für Menschen mit Behinderung einen Beruf. Wenige von ihnen sind in der Lage, einen Achtstundentag durchzuhalten und wirtschaftlich auf eigenen Füßen zu stehen. Sie haben oft wechselnde prekäre Teilzeitbeschäftigungen, müssen ihre Erwerbsbiografie immer wieder unterbrechen und längere Phasen von Arbeitslosigkeit und Sozialhilfebezug in Kauf nehmen. Sie sind oft dauerhaft auf die Unterstützung ihrer Eltern angewiesen und wohnen häufig weiter bei ihnen – sehr zum Kummer der Eltern, die sich ein eigenständiges Leben für ihre Kinder wünschen. Am folgenden Beispiel wird deutlich, wie sehr die Spätschäden ein Survivor-Leben dominieren, insbesondere in den erlernten Mustern des Erlebens von Krebs im Kleinkindalter.

**Fallbeispiel: Charlotte Zimmermann*, 31 Jahre,
Frankfurt a. M./Deutschland**
Diagnose: Mit zwei Jahren 1990 an Akuter Lymphatischer Leukämie (T-ALL) erkrankt, drei Rezidive
Behandlung: Chemotherapie, zwei Knochenmarktransplantationen, Ganzkörperbestrahlung
Beruf: Erzieherin
Die Diagnose Krebs prägt ein Leben lang. Auch wenn der Krebs an sich geheilt ist, sind die Spätfolgen und Nebenwirkungen der Therapie täglich spürbar. Es gibt immer wieder Rückschläge, die mich daran erinnern, dass ich eines ganz bestimmt nie haben werde: ein normales Leben. Oft bekomme ich zu spüren: Lass es jetzt doch mal gut sein, es ist doch 20, 30 Jahre her. Aber es ist eben nie vorbei. Der Bruch ist in mir drin. Ich bin in zwei Hälften geteilt und das wird immer so sein.
Ich fühle mich oft nicht verstanden. Durch die Krankheit wächst man im Kopf und ist zehn Jahre älter als Gleichaltrige. Ich bin viel schneller erwachsen gewesen und war immer vernünftiger als andere Kinder – klar, dass man dann von den Kindern nicht verstanden wird. Man hat viel mehr erlebt. Ganz bewusst wurde mir diese Trennung zwischen mir und den anderen, als die Mädchen in meiner Klasse in die Pubertät kamen. Sie gingen aus, fingen an,

sich für Jungs zu interessieren, haben sich geschminkt, Blödsinn gemacht und ihre Grenzen ausgetestet. Das habe ich nie gemacht, ich bin viel zu brav. In die Pubertät kam ich erst fünf Jahre später – und das auch nur durch Hormongaben. Ich hatte eine Ganzkörperbestrahlung, die die Hypophyse geschädigt hat. Deshalb produziert sie zu wenig Hormone, übrigens auch Wachstumshormone. Ich bin nur 1,48 Meter groß.

Ich erinnere mich an ein paar Situationen in der Klinik, in denen ich mich gewehrt und geschrien habe. Ich erinnere mich an meine Mutter, die mir die Augen zuhielt, an die Fruchtzwerge, in die sie meine Chemotherapie mischten, und daran, wie mich ein paar Schwestern anfauchten: »sei ruhig«, »mach keinen Ärger«. Irgendwann resigniert man und funktioniert. Mir war klar, dass ich kein Theater machen darf, sondern alles über mich ergehen lassen muss und es keinen Sinn hat, mich aufzulehnen. Ich wollte meine Mutter nicht enttäuschen und die Ärzte auch nicht.

Oft überlege ich, was ich gebraucht hätte. Das Gefühl, klein und jung zu sein, nicht ernst genommen zu werden, nicht alt genug zu sein, um zu entscheiden, habe ich immer noch. In Gruppen lasse ich mich ganz leicht abdrängen, dort sind alle laut und nehmen mir den Raum. Oft fehlt mir die Kraft, dagegen anzugehen.

Die Erfahrungen, die ich damals gemacht habe, will ich nicht missen. Aber das ganze Drumherum würde ich gerne abgeben. Ich meine, was wirklich wichtig ist im Leben, sind Beziehungen, Tiefe, Liebe und Gemeinschaft – bestimmt nicht Ruhm und Reichtum.

Ich merke, bei mir stehen andere Werte im Vordergrund. Ich bin sicherlich durch die Krankheit feinfühliger als Menschen, denen ein solches Schicksal erspart geblieben ist. Ich habe gelernt, wie wichtig es ist, dass man füreinander da ist, einfühlsam miteinander umgeht und wahre Freundschaften pflegt. Gerade in Zeiten der Krankheit merkt man, was »wahre« Freundschaft bedeutet.

Vor zehn Jahren hatte ich eine ziemliche Krise und bin in Psychotherapie gegangen, die bis heute andauert. Ich habe mich oft gefragt, warum ausgerechnet mir das Leben geschenkt wurde und einem anderen krebskranken Kind nicht. Muss ich dafür jetzt etwas Besonderes leisten?

Gefühlt ist mein Körper um 30 Jahre älter. Ich habe viele Krankheiten und Defizite wie Gicht, Grauer Star und Knieschmerzen, die ich so von der Großelterngeneration kenne. Wie wird es mir gehen, wenn ich alt bin und werde ich das überhaupt nach zwei Knochenmarktransplantationen und so vielen Medikamenten?

Umso mehr geht's jetzt einfach darum, im Hier und Jetzt so zufrieden und glücklich wie möglich zu sein. Das ist nicht immer einfach. Ich kenne nur wenige ehemalige Krebspatienten, die gut für sich sorgen können. Aber ich bemühe mich. Wenn ich im schwarzen Loch sitze, höre ich mir ganz bewusst schöne und bestärkende Lieder an, denke an positive Erlebnisse und reflektiere viel, um mich aus dem Teufelskreis zu manövrieren. Das Leben ist eben nicht nur scheiße, sondern es ist auch wunderschön. Geliebt werden, mit Kindern zusammen sein, die Natur genießen, nette Menschen treffen, Musik hören, kreativ sein, tun und lassen können, worauf ich gerade Lust habe – das finde ich alles lebenswert. Ich bin zielstrebig und habe trotz aller Schwierigkeiten Durchhaltevermögen. Es macht nichts, wenn ich nicht so geradlinig wie die anderen durchs Leben gehe. Das Wichtigste ist das Hier und Jetzt, auch wenn ich das manchmal vergesse. Das Leben ist kostbar und es kann jederzeit zu Ende sein. Da reicht ein Lkw, der um die Ecke biegt, das muss gar nicht der Krebs sein.

Selbst manche junge Erwachsene, die nach dem Krebs Abitur und Studium schaffen und dann wie ihre Altersgenossen arbeiten, kommen im späteren Leben an ihre Grenzen. Über die langfristigen Auswirkungen von Chemo- und Strahlentherapie ist noch viel zu wenig bekannt.

Fallbeispiel: Lukas* (vgl. Ehefrau Tamara*, S. 119), 44 Jahre, St. Gallen/Schweiz
Diagnose: 1998 Chondrosarkom im fünften Lendenwirbel
Behandlung: Operationen, Radiotherapie
Beruf: Sozialpädagoge, heute nicht erwerbsfähig
Als ich mit 20 Krebs bekommen habe, hatte ich so ein ganz mechanistisches Bild: Operieren, bestrahlen, heilen – dann ist es erledigt. Ich hab immer gesagt, ich hab meinen Krebs hinter mir. Aber genau das Gegenteil ist der Fall: Ich habe nicht gewusst, dass das 20 Jahre später Folgen haben kann. Keiner hat jemals von Spätschäden gesprochen, auch nicht von Unfruchtbarkeit. Es gab keine Maßnahmen dagegen. Deshalb ist es ein Glück, dass ich zwei Kinder habe, die auf natürlichem Weg gezeugt werden konnten.
Ich habe mich als geheilt bezeichnet und hatte das Gefühl von Sicherheit. Außerdem war ich ja immer bei den Kontrollen: Man hätte sofort gemerkt, wenn etwas gewesen wäre. Aber aus der Richtung Krebs kam nichts. 2008 wurde trotzdem alles anders: Ich hatte zu nichts mehr Lust und fühlte mich von allem total gestresst: Kinder, Beruf und Hausumbau setzten mir zu. Ich dachte, das ist jetzt halt eine anstrengende Zeit, die geht vorbei. Über die Jahre wurde die Belastung aber schlimmer: Eine Zeit lang habe ich jeden Abend eine Flasche Wein getrunken gegen die Schmerzen, in Wahrheit aber auch gegen die Depression. Seit meinem Zusammenbruch 2016 trinke ich keinen Tropfen Alkohol mehr. Da ging einfach gar nichts mehr. Erst seit damals weiß ich, dass ich an Spätfolgen leide und dass es krebsbezogene Fatigue überhaupt

gibt. Davor wusste ich nicht, was mit mir los ist und die Ärzte haben mich auf Depression behandelt.

Heute geht es mir schlecht. Mir fehlt jede Energie, etwas zu machen. Ich habe Kopfschmerzen und zittere, bin extrem schnell extrem müde. Schlafen hilft nicht, ich fühle mich danach nicht erholt. Wenn ich zehn Minuten etwas mache, fühlt sich das an, als hätte ich einen ganzen anstrengenden Arbeitstag hinter mir. Ich kann mich nicht konzentrieren, kann mir nichts merken und bin total ungeschickt. Jede Woche schmeiße ich irgendetwas herunter, ich stolpere oft und mache Fehler. Meine Energie ist so begrenzt, dass ich genau auswählen muss, was ich überhaupt mache. Ich habe nur einen kleinen Teil Kraft für jeden Tag. Wenn ich morgens in die Physiotherapie gehe, kann ich sonst nichts mehr tun. Im Knie habe ich Arthrose und kann ohne Schiene gar nicht mehr laufen. Ich brauche enorm viel Rücksicht von meiner Frau und von meinen Kindern. Das glaubt einem natürlich fast keiner, das ist ganz schwer zu beschreiben. Man sieht mir meine Müdigkeit auch kaum an. Ich bin von kräftiger Statur und habe grundsätzlich eine gesunde Gesichtsfarbe. Häufiger höre ich von den Ärzten: Sie sind ja noch jung und sehen fit aus, viel zu jung für diesen Zustand, in dem Sie sind. Dabei habe ich meine Freunde schon eineinhalb Jahre nicht mehr getroffen – ich hab gar keine Kraft dafür.

Die ersten zwei Jahre mit der Fatigue waren sehr hart. Aber inzwischen habe ich mich damit arrangiert und besser gelernt, Pausen zu machen – bevor ich total erschöpft bin und mich vollkommen verausgabt habe. Trotzdem bleibt es schwierig. Der übliche Blickwinkel ist ja, wenn du ein Problem hast, machst du eine Therapie und danach ist alles wieder gut. Bei der Fatigue kannst du aber machen, was du willst – es wird nicht besser. Meine Eltern können das gar nicht nachvollziehen, die sind noch aus der alten Schule und denken: Wenn man etwas wirklich will, dann geht es auch. Der Mann ist der Ernährer, der muss da durch und stark sein.

Es gibt ganz wenige, die einfach da sind, zuhören und die Emotionalität aushalten, die ich habe. Die meisten wollen etwas machen, mich aktivieren, die verstehen nicht, dass es darum gar nicht geht. Viele definieren sich heute über Kontrolle und Leistung, da ist es schwer zu bestehen, wenn man nichts mehr leisten kann. Die Ärzte sagen, dass Ausdauertraining, eiweißreiche Ernährung und MBSR helfen. Mit allem experimentiere ich und habe das Gefühl, dass es – wenn überhaupt – nur ein bisschen besser wird.

Das größte Problem ist, dass wir unsere finanziellen Reserven aufgebraucht haben. Meine Frau hat über zehn Jahre lang meine Krankheit immer verständnisvoll mitgetragen, Aufgaben von mir zusätzlich zu ihren eigenen übernommen. Sie ist inzwischen aber selbst erschöpft. Sie hat jetzt ihre Arbeitszeit auf 60 Prozent reduziert. Wir hoffen, dass sie sich durch einen Jobwechsel und reduzierte Arbeitszeit stabilisiert. Leider bedeutet das, dass wir finanziell nicht mehr durchkommen. Es wäre für uns eine enorme Unterstützung, wenn ich Rente bekäme. Das würde den Druck auf uns mildern. Wir sind sehr belastet, auch durch Verlustängste. Was passiert, wenn sich mein Zustand weiter verschlechtert? Was, wenn es meiner Frau einmal nicht gut geht? Wie können wir die kommenden Rechnungen bezahlen? Was macht das Ganze mit unseren Kindern? Jedes einzelne Familienmitglied bei uns hat immer wieder Schwierigkeiten mit der Situation. Es ist nicht leicht, ein Gleichgewicht herzustellen. Die Unzufriedenheit ist bei uns relativ groß, weil wir dauernd die gleichen Probleme wälzen müssen, die sich nicht zum Guten wenden. Natürlich kann ich froh sein, überlebt zu haben. Aber jetzt möchte ich eben das Maximum an Lebensqualität und möglichst wenig mit Schäden konfrontiert werden.

9 Cancer Survivors brauchen flexible, maßgeschneiderte Arbeitsmodelle

Die Aussicht, bis ans Lebensende krank und eingeschränkt zu sein, kratzt erheblich am Selbstwert der Survivors. Die große Unsicherheit bei Arbeitgebern, Kollegen und Chefs, wie viel sie dem Überlebenden zumuten können, verhindert oft, eine gute Lösung zu finden. Die Rückkehrgespräche werden meist nicht genutzt, um herauszufinden, wie so etwas aussehen kann. Der Betroffene schützt sich selbst, und das Arbeitsrecht verhindert klare und ehrliche Aussprachen. Arbeitsrechtlich ist niemand verpflichtet, dem Chef eine chronische Krankheit mitzuteilen. Viele Betroffene verschweigen dies bewusst, weil sie Angst vor dem Karriereknick haben oder befürchten, nur noch unterfordernde Aufgaben zu bekommen, nicht mehr für voll genommen zu werden. Überlebende berichten, man habe sie versetzt, diskriminiert, gekündigt und sogar gemobbt. Gehaltserhöhungen oder Beförderungen seien ausgeblieben. Der Wunsch nach Selbstschutz ist deshalb verständlich. Doch konsequente Offenheit und Ehrlichkeit sind der beste Weg, eine für beide Seiten passende Variante zu finden.

In den Niederlanden gibt es längst einen Anspruch auf Homeoffice, während die deutschsprachigen Länder in Sachen flexible Arbeitsmodelle hinterherhinken. Laut einer Studie des Deutschen Instituts für Wirtschaftsforschung in

Berlin arbeiten in Deutschland nur 12 Prozent der Beschäftigten im Homeoffice, während dies bei 40 Prozent der Jobs theoretisch möglich wäre. Das zeitgenössische Bild vom autonomen »Arbeitskraftunternehmer« verträgt sich nicht mit chronischer Krankheit und Bedürftigkeit. In Deutschland, Österreich und der Schweiz herrschen marktkapitalistische Herrschaftsverhältnisse, die von der forcierten Selbstausbeutung der Beschäftigten leben.

Für Sinn suchende Cancer Survivors fangen die Konflikte nach der Rückkehr an den Arbeitsplatz erst an: Wo selbst Gesunde ständig am Rand ihrer psychischen und physischen Belastung arbeiten, weil sich die Arbeit überall massiv verdichtet hat, gibt es für chronisch Kranke wenig Verständnis. Widersprüchliche Lebensziele und Werte machen zwar auch den Gesunden zu schaffen. Cancer Survivors stehen aber unter einem ungleich höheren Druck: Sie sollen einerseits wieder »voll funktionieren«, andererseits auf ihre Gesundheit achten. Manche zerbrechen an dieser doppelten Botschaft der Selbstverantwortung.

Dabei brauchen viele Überlebende gar nicht so viel, um erwerbstätig sein zu können: Morgens später anfangen, zwischendurch Pausen einlegen und abends länger bleiben oder Teilzeitarbeit je nach Gesundheitszustand und Leistungsfähigkeit wären praktikable Modelle. Ergebnisorientierung statt Anwesenheit könnte helfen, die Jobs zu flexibilisieren. Noch mehr als Gesunde haben Überlebende das Bedürfnis, Leben und Arbeit in Balance zu bringen, ausreichende Ruhe- und Entspannungsphasen zu haben. Arbeitsplätze müssten an die Überlebenden angepasst werden – nicht umgekehrt.

Häufig fehlt in Unternehmen und Organisationen jedoch die Fantasie für alternative Arbeitsmodelle. Führungskräfte und Personaler sind unsicher: Wie kann ich das für mich und meinen Mitarbeiter gestalten? Wie reagiere ich richtig? Arbeitgeberverbände oder Gewerkschaften äußern sich dazu kaum. Zwar haben manche Berufsverbände Unterstützungsfonds für Härtefälle im akuten Fall. Doch für chronisch Kranke sieht es mau aus – gerade weil sie nicht mehr voll erwerbstätig sein können.

Es ist Zeit für ein Umdenken: »Das tatsächliche Problem sind die Barrieren in den Köpfen der Arbeitgeber und Arbeitsämter«, sagt der Aktivist Raul Krauthausen. Seit vielen Jahren setzt er sich für Inklusion und mehr Rechte für Menschen mit Behinderung ein. »Diversity« bedeutet auch Vielfalt durch chronisch kranke Mitarbeiter. Sie haben meist einen anderen Blick auf das Leben und auf Probleme. Ihre berufliche Qualifikation, ihre Kompetenzen und ihr Wissen haben in aller Regel nicht gelitten. Im Wettbewerb um die klügsten Köpfe dürften sie weiter im Spiel sein, wenn sie gut verhandeln. Um dem drohenden Fachkräftemangel in Deutschland vorzubeugen, empfiehlt die Europäische Kommission der Bundesregierung, die Potenziale der Erwerbsfähigen voll auszuschöpfen und auch Personen zu rekrutieren, die bisher außen vor gelassen wurden. Zwei aktuelle Entwicklungen kommen den Überlebenden außerdem zugute: der Wandel der Organisationsformen im Zuge der Digitalisierung und der Trend zu veränderten Arbeitsbiografien.

Ein Beispiel ist die lebensphasenorientierte Flexibilisierung, die in einigen Unternehmen bereits praktiziert wird. Flexible Arbeitszeitmodelle und Ergebnisorientierung erlauben den Arbeitnehmern, unabhängig von Zeit und Ort tätig zu sein. Voraussetzung dafür sind Vorgesetzte, die gemeinsam mit den Betroffenen pragmatische Handlungsansätze entwickeln und die Aufgaben entsprechend zuschneiden. Eines ist klar: Für keinen der Betroffenen und für keinen Arbeitgeber gibt es fertige Lösungen von der Stange. Jeder Überlebende muss das verhandeln.

Führungskräfte, die integrativ wirken, Strategien finden und Spielräume geben, sind Vorbilder. Sie signalisieren der Belegschaft zudem, dass kein Mitarbeiter zurückgelassen wird, der krank geworden ist. Information und Beratung können hier wichtige Impulse geben und Lösungen aus anderen Unternehmen aufzeigen. Für die meisten Firmen ist es deutlich teurer, eine neue Fachkraft zu finden und einzuarbeiten als einen bestehenden Arbeitsplatz zu flexibilisieren. Unternehmen, die sich auf lebensphasenorientierte Modelle einlassen, sind attraktiver. Sie haben eine geringere Fluktuationsrate, einen niedrigeren Krankenstand und weniger Ausfallzeiten. Sie werden in der Öffentlichkeit als progressive Unternehmen wahrgenommen und ziehen so neue Mitarbeiter an – in Zeiten des viel beschworenen Fachkräftemangels ist ein positives Image ein starkes Gewicht.

Im Gegenzug bekommen die Arbeitgeber hoch motivierte und loyale Mitarbeiter, die ihre neuen Chancen nutzen und schätzen können. Der Österreicher Michael Feilmayr hat das in seiner Firma MyPA selbst erfahren. Weil er nach seiner Therapie gegen Knochenkrebs keine Arbeit mehr fand, gründete er MyPA. Heute beschäftigt er ausschließlich Cancer Survivors, die im Auftrag Bürotätigkeiten, Rechercheaufgaben, Reiseplanung, Botengänge und vieles mehr erledigen.

Überlebende, die ihr Leben mutig in die Hand nehmen, haben positive Rückwirkungen auf die Teams, in denen sie arbeiten. Sie signalisieren ihren Kolleginnen und Kollegen, dass man Krisen und Krankheiten gestärkt überstehen kann. Sie zeigen häufig eine große Lebenszufriedenheit und lassen sich von Widrigkeiten selten aufhalten. »Früher habe ich mich schon über Kleinigkeiten maßlos aufgeregt. Heute denk ich mir: Das ist überhaupt nicht wichtig, höchstens ein störendes Detail. Vom Perfektionismus hab ich mich verabschiedet und das tut mir und den anderen gut«, sagt ein Überlebender.

Auch das Konzept »New Work« kommt Überlebenden entgegen. Der austroamerikanische Sozialphilosoph Frithjof Bergmann gilt als Schöpfer des Begriffs. Damit kennzeichnet Bergmann eine neue Arbeitsweise als Folge von Globalisierung und Digitalisierung. Die klassischen Strukturen seien veraltet und müssten sich gravierend ändern. Verbunden mit einem Wertewandel und einem neuen Freiheitsbegriff werde sich die Erwerbsarbeit erneuern müssen. Die zeitliche, räumliche und organisatorische Flexibilität erlaube Arbeitsmodelle mit Freiräumen für Kreativität und Persönlichkeitsentwicklung. Cancer Survivors können dank digitaler Technik überall arbeiten. Privates und Berufliches stärker zusammenzubringen und mehr Balance im Leben zu finden, ist ihnen ein großes Anliegen. Dauer und Verteilung der Arbeitszeit sind verhandelbar.

Innovative Erwerbsmodelle für Überlebende
- Arbeitszeitkonten mit Ergebnisorientierung
- Jobsharing
- Mitarbeit in zeitautonomen Teams, die bestimmte Aufgaben abdecken und eine Kernarbeitszeit festsetzen
- Blockarbeitszeiten nach Wahl

- Vertrauensarbeitszeit: Vergabe von Aufträgen, die zeitlich und räumlich flexibel und über Zielvereinbarungen gesteuert sind
- Jahresarbeitszeit
- Telearbeit
- Viertagewoche
- Gleitzeit, um die Leistung an die individuelle Tagesform anzuknüpfen

Die Chancen der Digitalisierung gilt es zu nutzen, wenn es darum geht, chronisch Kranke (wieder) in Lohn und Brot zu bringen. Allerdings ist die damit verbundene Entgrenzung der Arbeit eine Gefahr für Menschen, die sich nicht gut abgrenzen oder schlecht organisieren können. Überdies ist es an der Zeit, das bedingungslose Grundeinkommen für chronisch Kranke einzuführen, um ihren existenziellen Druck zu lindern.

Nicht nur Langzeitüberlebende nach Krebs brauchen eine Flexibilisierung der Arbeit. Die gesetzlichen Krankenkassen gehen davon aus, dass mindestens ein Drittel aller Erwerbstätigen chronisch krank ist. Experten glauben, die Dunkelziffer sei so hoch, dass es sogar die Hälfte aller Erwerbstätigen ist. Deshalb kämpfen Patientenverbände wie die Deutsche Rheuma-Liga darum, chronisch Kranke in Arbeit zu bringen, um erhebliche Abschläge in der Rente und Altersarmut zu verhindern. In einer Umfrage der Deutschen Rheuma-Liga 2017 haben sich 81 Prozent der Befragten für einen gesetzlichen Anspruch auf Homeoffice ausgesprochen. Wenn sich die Cancer Survivors besser organisieren, könnten sie gemeinsam mit anderen Lobbyarbeit betreiben, um ihre Forderungen durchzusetzen.

Flexible Arbeitsmodelle

Checkliste: Möglichkeiten, Überlebende in passende Arbeit zu bringen:
- **Spezielle Programme:** Krankheitsbezogene Stipendien oder Förderprogramme für bestimmte Patientengruppen. Ein Beispiel ist die Aktion Luftsprung, die junge Menschen mit Mukoviszidose während der Ausbildung oder des Studiums ökonomisch unterstützt.
- **Mehr Disease-Management-Programme (DMP):** In Deutschland gibt es zurzeit ausschließlich für Brustkrebspatientinnen DMPs. Sie sollen Folgeschäden und Begleiterkrankungen möglichst verhindern und Komplikationen verringern. Die strukturierte Behandlung soll zeigen, wie man mit den Krankheitsfolgen besser zurechtkommt.
- **Soziale Selbstverpflichtung der Unternehmen:** Wer überzeugt ist, dass chronisch kranke Menschen etwas leisten können, wird auch Mitarbeiter mit Einschränkungen einstellen. Bislang zahlen viele Unternehmen jedoch lieber die sogenannte Ausgleichsabgabe (»Schwerbehindertenabgabe«), als dass sie tatsächlich jemanden mit Behinderung einstellen. In Deutschland sind das je nach Beschäftigungsquote und unbesetztem Pflichtplatz zwischen 125 und 220 Euro. Hier gilt es Überzeugungsarbeit zu leisten und politischen Druck aufzubauen.
- **Geförderte Ausbildungen:** In Deutschland zahlt das Integrationsamt Prämien und Zuschüsse zu den Kosten der Berufsausbildung für Menschen mit Einschränkungen.
- **Qualifizierung:** Im Rahmen der beruflichen Weiterbildung gibt es Angebote, welche die Jobaussichten für Überlebende verbessern. Ein Beispiel: Die WBS Training AG hat gemeinsam mit der FH Burgenland mehrere vollständig digitalisierte Studiengänge wie »IT-Management« oder »Digitales Bildungs-

management« entwickelt, die chronisch Kranke innerhalb von 20 Monaten vollständig zu Hause absolvieren können.
- **Selbsthilfefirmen:** In Deutschland entstanden ab 1979 sogenannte Selbsthilfefirmen zur beruflichen Eingliederung von Menschen mit Psychiatrieerfahrung. Dieses Modell könnte auch für Cancer Survivors funktionieren.
- **Überbetriebliche Allianzen in kleinen und mittleren Unternehmen:** Im ländlichen Raum oder innerhalb eines Stadtteils könnten sich mehrere kleine Unternehmen zusammenschließen, um einen Survivor-Arbeitsplatz zu schaffen.
- **Gründung sozialer Firmen mit Partnern aus der Wirtschaft:** Hier sind dem Einfallsreichtum und der Kreativität keine Grenzen gesetzt.

Fallbeispiel: Elke Rungsdorf*, 55 Jahre, Berlin/Deutschland
»Für diejenigen, die mich lieben, zählt jedes weitere Jahr«
Diagnosen:
1984 Morbus Hodgkin Spätstadium. Behandlung: Operation, Bestrahlung, Chemotherapie
1991 Gebärmutterhalskrebs, Anfangsstadium. Behandlung: Konisation
2004 Brustkrebs. Behandlung: Mastektomie, Chemotherapie, Brustaufbau
2009 Lungenkrebs. Behandlung: Operation
Beruf: Verkäuferin, Gaststättenfacharbeiterin, jetzt Büroangestellte
Egal, wie schlimm es kommt: Ich find's sehr wichtig, nicht gleich aufzugeben, sondern weiterzumachen – aber nicht im Sinne von »kämpfen«. Man muss sich einfach in die Situation einleben und dafür gibt's kein Rezept, das ist bei jedem anders. Krebs ist ja nicht

Flexible Arbeitsmodelle

die schlimmste Krankheit, da sind noch nicht alle Messen gelesen – da gibt's ganz andere Krankheiten, da ist sofort Schluss. Es sieht natürlich anders aus, wenn Körperfunktionen nicht mehr herzustellen sind oder jemand über lange Zeit ans Bett gefesselt ist.

Ich habe immer gemacht, was mir die Ärzte empfohlen haben. Im Rückblick muss ich sagen, dass ich der ersten Krebsdiagnose wenig Aufmerksamkeit gewidmet habe. Ich war mit 21 einfach total jung. Zuerst war ich in der Rössle-Klinik in Berlin-Buch. Das war die renommierteste Klinik in der DDR. Um die statistischen Zahlen, mit der die Klinik die positiven Heilungsfälle darstellte, nicht negativ zu beeinflussen, hat man mich in die Charité nach Berlin-Mitte überwiesen. Die Ärzte haben mir ein Glas mit einem befallenen Lymphknoten von der Biopsie in die Hand gedrückt und mit dem fuhr ich in der S-Bahn durch Berlin. Ich fand das total surreal. Ich hatte meine Mutter im Schlepptau, sie weinte die ganze Zeit, sie wusste genau, was los ist. Sie war stets an meiner Seite und tat für mich alles, was in ihrer Macht stand. Die Bestrahlungen waren für mich schlimm, die wurden dann abgebrochen und ich bekam Chemotherapie – ich hab mich ständig erbrochen. Aber wie gesagt: Rückblickend finde ich das gar nicht so schlimm. 1986 ging ich wieder arbeiten. Ich wollte nicht irgendwo lethargisch rumsitzen und warten, was das Leben jetzt vielleicht so bringt.

Ich wollte unbedingt schwanger werden und es hat nach der Wartefrist von zwei Jahren nach der Chemo auch sofort geklappt. Ein Arzt wünschte mir damals auf ironische Art, dass ich jetzt hoffentlich ein gesundes Kind bekomme. Da war ich maßlos sauer darüber, was der sich herausnimmt und hatte Angst um mein Kind. Ich habe aber ein gesundes Mädchen bekommen. Mein Kind ist mein Lebensglück! Dafür lebe ich! Da kann ich nicht einfach aufgeben, wenn es heißt: »Sie haben Krebs.« Als alleinerziehende Mutter heißt es dann Pobacken zusammenkneifen und das Ganze durchziehen – ohne großes Geheule. Ich kann doch meinem Kind nicht auch noch Angst machen!

Lange Zeit habe ich in der Gastronomie gearbeitet und gedacht, das ist alles vorbei, mir geht's gut. Aber dann hatte ich den Gebärmutterhalskrebs und später noch Brustkrebs und Lungenkrebs. Ich war immer bei den Nachuntersuchungen. Nachts müsste ich durch die Strahlen leuchten, wenn ich mit dem Hund spazieren gehe. Aber es wurde dadurch immer alles früh genug entdeckt. Überall da, wo ich damals bestrahlt wurde, sind Vernarbungen zurückgeblieben, und daraus entwickeln sich offenbar gerne neue Krebse. Aber so genau kann einem das auch keiner sagen.

Klar ist jede Krebsdiagnose ein Schock. Aber nach dem dritten und vierten Mal bin ich eine routinierte Krebskranke und weiß, es gibt immer noch eine Option. Die Krankheit ist ein unschöner Begleitumstand in meinem Leben, aber bei mir liegt der Fokus auf meinem Kind und auf dem, was mir Freude macht. Mein Hund! Ich finde mein Glück nicht darin, dass ich mich in der Krankheit oder im Selbstmitleid aale und dauernd im Internet herumsurfe, was ich jetzt tun muss und wie es mir geht und so weiter. Diese ganzen Krebsbroschüren beim Arzt lese ich auch nicht, die machen einem ja nur Angst. Das Glück sind Familie und Beziehungen. Aber das ist halt bei jedem anders: Manche scheinen total wehleidig. Ich habe viele Patienten erlebt, die verbittert sind, rumschreien und Befehle erteilen – das ist überhaupt nicht meine Art. Ich habe gar nicht so viel über den Krebs nachgedacht, ich hatte noch ganz andere Päckchen zu tragen.

Viermal haben mir die Ärzte die Krankheit genommen und dafür bin ich dankbar. Ich habe Vertrauen in die Medizin, aber das muss jeder für sich entscheiden. Das ist ein Schicksal, das man entweder annimmt oder ablehnt. Wenn es schiefgeht, ist keiner verantwortlich. Es kann keiner etwas dafür und man kann nicht verlangen, dass die Ärzte an allem Anteil nehmen – die würden ja kaputtgehen, wenn sie das bei jedem machen. Man muss auf sich selber hören, auf sein Gefühl, und dann muss man sich schnell entscheiden. Das ist doch, als wenn dir die Pest genommen wird – da kannst du froh sein, wenn's schnell geht.

Nach dem Lungenkrebs ohne anschließende Chemo war ich so glücklich, dass ich einfach wieder losgezuckelt bin. Ich habe mich auf meine Arbeit gefreut und auf meine Kollegen. Ich möchte voll arbeiten, Geld verdienen, nicht nur rumsitzen und auch gar nicht groß über die Krankheit reden. Mich interessiert nicht, wie die Medikamente oder die Krebszellen heißen und was sie bewirken.

Ich habe mich immer viel mit dem Inneren beschäftigt und mich jedes Mal wieder neu sortiert, zum Beispiel nach dem Brustkrebs auch Freundschaften beendet. Ich merke, jedes Mal, wenn ich großen Stress oder außergewöhnliche private Probleme hatte, habe ich wieder Krebs bekommen. Das hat mich jedes Mal so mitgenommen, dass ein Teil meiner Krankheit bestimmt damit zu tun hat. Die Psyche zu stabilisieren, war mir nach dem Brustkrebs immer wichtiger als körperliches Training oder übertriebene gesunde Ernährung. Man kann alles in Maßen machen, solange man glücklich dabei ist – auch rauchen oder Wein trinken. Wenn man glücklich ist, schadet das nicht.

Ich bin ein total lustiger Mensch und feiere gerne, ich hatte auch in der Reha Spaß. Es ist eine positive Sache, sich nicht so in die Krankheit reinzusteigern, sondern das Leben zu ändern und für Freude zu sorgen. Ich versuche einfach, in den kleinsten Dingen meine Belastung durch Umwelteinflüsse zu reduzieren und gut für mich zu sorgen. Für diejenigen, die mich lieben, zählt jedes weitere Jahr. Und für mich auch.

Und wenn Karriere nicht mehr geht – was kommt dann? Sinn und Würde des eigenen Lebens müssen neu überlegt werden. Michael Feilmayr und Claudia Braunstein sind nicht die einzigen Cancer Survivors, die die Flucht nach vorn angetreten und ein neues Lebens- und Arbeitsmodell für sich entwickelt haben. Eine naheliegende Option ist die Selbstständigkeit. Selbstbestimmte Arbeit gestattet ausreichende Pausen und den Schonraum, den Cancer Survivors brauchen, um gut für sich zu sorgen. Eigene Betroffenheit haben sie oftmals in einen Beitrag für andere verwandelt.

Für die schnell veränderliche, unsichere, komplexe und mehrdeutige Welt von heute bringen die Cancer Survivors vielfältige Kompetenzen mit. Sie haben oft viel Selbstvertrauen und ein hohes Selbstwertgefühl. Eigenverantwortung und Disziplin sind Fähigkeiten, die sie in der Therapiezeit entwickelt haben. Sie verfügen über sehr viel Motivation und wollen sich einbringen. Sie sind sehr anpassungsfähig, sozial engagiert und ein Vorbild für andere im Umgang mit Schicksalsschlägen. Viele Cancer Survivors zeigen Hilfsbereitschaft und Empathie. Sie haben Menschenkenntnis, Respekt vor anderen und oft eine ausgeprägte Zivilcourage. Sie nehmen Stimmungen, Gefühle und Situationen meist geschärft wahr, weil sie sich gut einfühlen können. Sie sind bereit zu lernen und verfügen häufig über eine hohe Frustrationstoleranz. Wenn sie etwas gelernt haben, dann ist es, in einer rasch veränderlichen, unsicheren, komplexen und mehrdeutigen Situation durchzuhalten.

Krebstherapie in der DDR

Wer in der DDR Krebs hatte, kam – wie die Schriftstellerin Brigitte Reimann – bestenfalls nach Berlin-Buch. Das dortige Zentralinstitut für Krebsforschung (ZIK) – bekannter als »Rössle-Klinik« – war ein außeruniversitäres Forschungsinstitut der Akademie der Wissenschaften der DDR. Es galt als Vorbild für die Behandlung und Erforschung von Krebs in der DDR und im gesamten Ostblock. Es war in etwa dem Deutschen Krebsforschungszentrum in Heidelberg vergleichbar.

Noch vor der Gründung der DDR 1949 wurde auf Befehl der Sowjetischen Militäradministration die Arbeitsrichtung des Bucher Instituts auf Probleme der Krebsforschung und -bekämpfung festgelegt. Dort wurde ebenso zu Kanzerogenen und Metastasierung geforscht wie zur Genetik und Virusätiologie von Tumoren. Leitender Institutsdirektor war Professor Hans Gummel bis zu seinem Tod 1973. Er forschte insbesondere zu Brust-, Magen- und Lungenkarzinomen. Als junger Oberarzt war Gummel in der Chirurgischen Klinik der Universität Breslau bei Karl Heinrich Bauer tätig gewesen – dem späteren Gründer des Deutschen Krebsforschungszentrums in Heidelberg.

Die wirtschaftliche Krise der DDR zu Beginn der sechziger Jahre führte zur massiven Abwanderung von Ärzten und medizinischpflegerischem Personal gen Westdeutschland, die erst durch den Mauerbau am 13. August 1961 gestoppt wurde. Damit wurde auch der wissenschaftliche Austausch zwischen Krebsforschern in Ost und West erschwert. Der ehemals in Buch tätige Zell- und Molekularbiologe Heinz Bielka verweist darauf, es sei den Ärzten untersagt gewesen, Kongresse im »kapitalistischen Ausland« zu besuchen oder Kollegen aus dem Westen zu empfangen – mit allen Folgen für die Forschung und Therapie der Krebspatienten in der DDR. Dennoch habe es individuelle und institutionelle Freiheiten gegeben sowie eine vergleichsweise gute Ausstattung der Institute.

1984 wurde das ZIK als Collaborating Center der Weltgesundheitsorganisation (WHO) benannt. Ab 1981 gab es dort einen Computertomografen und ab 1983 einen Linearbeschleuniger für die Bestrahlung – in etwa zeitgleich mit westdeutschen Standards. Der Deutsche Wissenschaftsrat sprach sich daher 1991 dafür aus, die Bucher Institute zu erhalten – allerdings ohne die bisherige Führung. Die Mitarbeiter der Institute demonstrierten zum Teil vehement für die Absetzung der medizinischen Leiter – vier von sieben waren Mitglied der Staatspartei SED gewesen.

Das Klinikum Berlin-Buch hatte 1989 rund 3700 Betten und war damit der größte Krankenhauskomplex in ganz Europa. 2001 wurden die Kliniken in Buch privatisiert und vom Krankenhauskonzern Helios übernommen.

Die DDR als Vorreiter beim Aufbau eines Krebsregisters: Eine Besonderheit in der DDR war die gesetzliche Meldepflicht für Geschwulstkrankheiten und deren Überwachung durch die Krebsfürsorge ab Juli 1952. Im Unterschied zur Bundesrepublik wurde schon damals mit dem Aufbau eines Krebsregisters begonnen. Bis zur Wende 1989 umfasste es fast zwei Millionen Krankheitsfälle – rund 95 Prozent aller Krebserkrankungen. Selbst im internationalen Vergleich gehörte das Krebsregister der DDR zu den größten epidemiologischen Datensammlungen in der Onkologie. Im Zuge der Abwicklung der Bucher Institute wurde auch das Krebsregister der DDR geschlossen.[7]

In Österreich ist die Meldepflicht für Krebs seit 1969 geregelt. Krebsregister gibt es zurzeit aber nur in den Bundesländern Vorarlberg, Kärnten und Tirol. Etwas Vergleichbares gab es weder in der

Bundesrepublik noch in der Schweiz. Einzig das Deutsche Kinderkrebsregister existiert seit 1980. Es war Grundlage für die starke Kooperation und den vorbildlichen Datenaustausch der Kinderonkologen. Kinderhämatologen sagen bis heute, dass vor allem die enge Zusammenarbeit die hohen Heilungsraten ermöglichte. Erst im April 2013 verabschiedete der Deutsche Bundestag ein Gesetz, wonach die Länder flächendeckende Krebsregister einführen sollen. Damit soll erforscht werden, wie häufig bestimmte Tumore auftreten, welche Therapien wirken und wie eine qualitätsvolle Betreuung aussieht. Erst zum 1. Januar 2020 tritt in der Schweiz das Krebsregistrierungsgesetz in Kraft. Es soll alle Krebskrankheiten in der Schweiz flächendeckend, vollzählig und vollständig verzeichnen.

10 Akzeptieren, was ist

Trotz aller Unwägbarkeiten hat jeder Survivor eine wichtige Schraube, an der er drehen kann, um das Leben »danach« zu meistern: sich selbst. Damit meine ich keineswegs ein krampfhaftes Sich-Zusammenreißen oder die gnadenlose Selbstoptimierung, sondern genau das Gegenteil: das Wahrnehmen der eigenen Bedürfnisse, um trotz aller Einschränkungen gut für sich sorgen zu können.

Früher oder später gelangen fast alle Cancer Survivors in einen Zustand, den die US-amerikanische Psychologin Marsha M. Linehan »radikale Akzeptanz« nennt. Sie kennen ihre Diagnosen und ihre Spätfolgen. Befragt dazu, was dies für sie und ihr Leben bedeutet, zucken sie meist nur mit den Schultern: Es ist, wie es ist. Nicht mehr und nicht weniger. Selbst Rezidive nehmen sie oft mit großem Gleichmut hin und sind in der Regel davon überzeugt: »Ich hab das schon ein Mal geschafft, ich werde es auch dieses Mal wieder schaffen.« Sie versuchen, das Beste daraus zu machen: Sie ändern, was sie ändern können, und gestalten die Situation nach ihren Bedürfnissen so lange um, bis sie mindestens erträglich wird. Dadurch, dass sie die Gegebenheiten annehmen und Unangenehmes fast stoisch tragen, ersparen sie sich oft größeres Leid, emotionalen Schmerz und viele Ängste. Sie sind in aller Regel weder passiv noch besonders duldsam. Vielmehr sparen sie ihre Energie, um lösbare Probleme zu bewältigen, und stecken ihre Kraft nicht ins Hadern. Gelassenheit ist für sie eine Form der Bewältigung geworden. »Man muss sich einfach mit der Krankheit und ihren Folgen arrangieren, es bleibt einem gar nichts anderes übrig«, sagt eine Überlebende.

Viele Menschen glauben, diese radikale Akzeptanz verhindere Veränderung. Doch das Gegenteil ist der Fall: Mit Tatsachen können sich die Betroffenen auseinandersetzen. Die langen Jahre, in denen Unangenehmes auszuhalten ist, aktivieren untergründig offenbar die Selbstheilungskräfte der betreffenden Person. Akzeptanz dient der Stressregulation und wirkt so wohltuend auf die Überlebenden zurück. Hindernisse, Widrigkeiten und Enttäuschungen sind schmerzhaft. Viele Cancer Survivors haben aber gelernt, solchen Erfahrungen einen bestimmten Platz zuzuweisen und sich nicht davon dominieren zu lassen. Akzeptanz und Gelassenheit sind die Früchte, die nach Jahren innerer Auseinandersetzung mit dem Erlebten geerntet werden dürfen.

Fallbeispiel: Christine Reitmair, 57 Jahre, Augsburg/Deutschland
Diagnose: 1995 Eierstockkrebs Stadium G 3, weit fortgeschritten mit ausgeprägter Peritonealkarzinose (großflächiger Befall des Bauchfells mit Tumorzellen)
Behandlung: Operationen, Chemotherapie
Beruf: Selbstständige Gesundheitsökonomin

Man muss die Angst zulassen und zugleich im Zaum halten, dann wird sie ein Stück Normalität – ein Gefühl wie Frieren oder Schwitzen, aber nichts, was einen dominiert. Ich habe mich zur Expertin meiner Krankheit gemacht und mich auf den nächsten Schritt vorbereitet: Ich hatte immer einen Plan B. Ich würde mir bei einem Rezidiv die besten Ärzte der Welt suchen und ins Memorial Sloan Kettering Cancer Center in New York gehen – eine der renommiertesten Krebskliniken überhaupt.

Außerdem hat Arbeit als Ablenkung und Bestätigung bei mir immer super funktioniert. Wer hoch konzentriert arbeiten muss, hat weniger Angst. Eine Ärztin hat mir mal gesagt, wenn Sie es schaffen, morgens um sechs Uhr aufzustehen, zu duschen und Kaffee zu trinken, fängt der Tag an und dann geht er auch irgendwie weiter. Ich hab mir schon ins Krankenhaus PC und Fax bringen lassen. Ich wollte nicht herumsitzen mit meinem zwickenden Bauch, sondern erfolgreich sein. Mir wäre sofort die Rente bewilligt worden, ich hatte eine sehr hohe Berufsunfähigkeitsversicherung. Das kam für mich aber gar nicht infrage. Ich war 32 und wollte ganz gewiss nicht aufs Abstellgleis. Ich hatte einen achtjährigen Sohn, einen Mann, der immer an meiner Seite stand, und ein Geschäft. Rente und Sterben – beides war keine Option für mich.

Ich denke nur noch in kurzen Zeiträumen, keinesfalls in Fünfjahresplänen oder an Weihnachten 2025. Ich habe keine Bucket List, sondern setze alles sofort um. Wenn ich in die Karibik will, fliege ich da

hin. Wenn mir eine sündhaft teure Tasche gefällt, kaufe ich mir die, und ich fahre ein Auto mit 600 PS. Natürlich habe ich den Krebs fast immer im Hinterkopf. Ich weiß, dass morgen alles ganz anders sein kann. Deshalb gönne ich mir einfach etwas und bin gut zu mir. Alles, was ich in meiner Krankheitszeit erlebt habe, ist für mich häufig noch ein Maßstab: Ab und zu sage ich scherzhaft: »Lieber 20 unangenehme Mandanten als ein Zyklus Chemotherapie.«
Ich habe so um mein Leben gekämpft, dass ich es nicht verschwenden will. Trotzdem habe ich kein Bild von mir im Alter auf der Parkbank. Jemand, der immer gesund gewesen ist, hat eine andere Lebensplanung als ich. Ich bin genug Realist, um zu wissen, dass mir kein langes gesundes Leben beschieden sein wird mit dieser Vorgeschichte. Ich bin zufrieden mit meinem Leben, so wie es jetzt ist. Das darf noch viele Jahre so bleiben.

Edith, 61 Jahre, Kanton St. Gallen/Schweiz
Diagnose: Neuroendokriner Tumor 2013, Schädelmetastasen
Behandlung: Operationen, Chemotherapie, Bestrahlungen
Beruf: Musikpädagogin, heute Rentnerin
»Manchmal überleben Menschen mit einem hochaggressiven Tumor und andere, von denen wir Ärzte denken, das haben wir im Griff, sterben.« – Dieser Satz des Chefonkologen in St. Gallen war wie ein Anker für mich. Daran habe ich mich hochgezogen, wenn es wirklich übel wurde.
Nach zwei Jahren Behandlung mit Operation, Chemo und Bestrahlungen wurde bei mir nach weiteren sechs Monaten erneut eine Metastase unter der Schädeldecke links entdeckt. Das gilt normalerweise als Todesurteil und ich fragte die Neurochirurgin, ob das jetzt immer so weitergeht. Sie kam ganz nah an mich heran, schaute mich intensiv an und sagte: »Merken Sie sich das ganz genau: Es

war nur dieses eine kleine Ding! Vergessen Sie das nie.« Das war wie Hypnose für mich, ein Anker, an dem ich mich festhalte.

Trotzdem hatte ich Angst, dass ich durch die Gehirnbestrahlung meinen Verstand und meine Persönlichkeit verliere. Das fand ich am schlimmsten: Eingepfercht in einer Maske sein und sich nicht rühren können. Ich war wie neben mir, schaute mir selbst dabei zu und versuchte, mich an meinen inneren Ankern festzuhalten, sagte mir die Worte der Neurochirurgin immer wieder vor.

Zum Glück durfte es anders kommen, aber es hat eine ganze Zeit gedauert. Von allen Seiten kamen gute Ratschläge und Ideen, wie ich mit der Krankheit umzugehen hätte. Das hat mich so geärgert, dass ich kategorisch gesagt habe, ich mache jetzt mein eigenes Ding und zwar so, wie es *mir* passt.

In den zwei Jahren meiner Behandlung lag ich oft tagelang in meinem Garten unter dem Nussbaum. Ich war so erschöpft. Das Einzige, was ich lesen konnte, waren die Bücher von Astrid Lindgren. Aus ihren Geschichten habe ich gelernt, dass ich keine Angst vor dem Tod haben muss und mich nicht verbiegen lassen soll, Spaß am Leben haben darf. Bis heute begleitet mich ihr Spruch: »Es ist nicht verboten für alte Weiber auf Bäume zu klettern.« Daran halte ich mich! Es hilft mir, meinen Weg weiterzugehen, nicht zu klagen. Ich muss für mich selbst sorgen.

Überleben ist eine geschenkte Bonusrunde und zugleich schwierig. Durch den Krebs habe ich gezwungenermaßen ein ganz anderes Leben als vorher, man wird ja brutal in eine andere Situation katapultiert. Ich bin auch keine Heilige und bin manchmal genervt. Aber im Wesentlichen bin ich zufrieden. Vor dem Krebs hatte ich jahrelang Depressionen und war zum Teil auch suizidal. Danach nie mehr. Heute empfinde ich mein Leben als kostbar und es ist ein Geschenk, dass ich noch leben darf!

Die meisten Cancer Survivors passen sich im Laufe der Jahre an die neue Situation gut an. Mitunter werfen sie bisherige Ansichten, Pläne und Ziele über Bord. Ihr neuer Lebensentwurf ist jedoch kein starrer, festgezurrter Rahmen. Man könnte ihn mit Leitplanken vergleichen, die Form, Halt und Struktur geben. Es sind eher Leitsätze als Manifeste und sie lauten häufig: Weniger arbeiten. Mir selbst Gutes tun. Besser für mich sorgen. Weniger Stress. Mehr Balance und Entspannung. Mein Leben wirklich leben.

Interview: Jeder hat ein Recht auf seine eigene Krankheit!
Prof. Joachim Weis, Psychoonkologe, Albrecht-Ludwigs-Universität Freiburg, leitet den ersten Lehrstuhl für Selbsthilfeforschung in Deutschland.

Herr Prof. Weis, woran erkennt man, dass jemand seine Krankheit bewältigt hat?
Ich verwende ungern den Begriff der Krankheitsbewältigung, weil darin die normative Aussage steckt: »Du musst es hinter dir lassen.« In der Wissenschaft sprechen wir eher von Krankheitsverarbeitung. Das beschreibt einen Prozess, der mit der Diagnose beginnt und über alle Phasen der Erkrankung andauert, das findet also auch schon während der Akuttherapie statt.

... zum Beispiel?
Frühzeitig beginnt das schon in der Chemotherapie. Die Patienten überlegen: Was kann ich gegen die Nebenwirkungen tun und wie kann ich lernen, mit meiner Angst umzugehen? Sie experimentieren mit Entspannungs- oder Atemtechniken, lenken sich ab, verwenden Kräuter oder Massageöle als Selbsthilfe und vieles mehr.

Situativ sind das hilfreiche Strategien im Umgang mit der Chemo. In späteren Phasen spricht für eine gelungene Verarbeitung, dass jemand die Krankheit in seine Biografie integriert hat, also im positiven Sinne abgehakt hat.

Wer den Krebs »abgehakt« hat, wird keine psychoonkologische Beratung in Anspruch nehmen. Wer kommt also zu Ihnen?
In den Krebsberatungsstellen kommt der Großteil der Leute in den ersten beiden Jahren nach der Diagnose. Der Anteil der Krebspatienten, die in Psychotherapie gehen, ist insgesamt sehr klein. Meist reichen dann maximal 15 Sitzungen, um den Betroffenen zu helfen, wieder ihren eigenen Weg zu finden. Das ist eher intensive Beratung als Therapie. Nur bei schweren Depressionen oder Angststörungen braucht es eine langfristig angelegte Psychotherapie. Viele Krebspatienten sind zwar stark belastet, aber sie haben keine klinische Depression. Die Menschen, die langfristig unter Folgeproblemen leiden, haben gelernt, damit umzugehen, oder sie haben sich damit abgefunden. Und man darf eines nicht vergessen: Etwa 40 bis 50 Prozent der Überlebenden nach Krebs haben langfristig gar keine oder nur geringe Beschwerden. Gerade diese Gruppe will mit der Krankheit nichts mehr zu tun haben und sie möchten auch oft nicht mehr als Patient oder Patientin angesprochen werden. Sie werden also eher nicht in einer Beratungsstelle auftauchen. Der Krebs ist inzwischen Teil ihrer Biografie.

Was machen die anderen Langzeitüberlebenden?
Das Problem ist, dass es in Deutschland keine Versorgungsstruktur gibt, welche die Patienten nach der Akutversorgung auffängt. Sie werden von Haus- oder Fachärzten behandelt und haben ihre Kontrolluntersuchungen. Es gibt aber keine umfassenden Nachsorgeprogramme für sie.

Man muss drei Gruppen von Langzeitüberlebenden unterscheiden:
- Die einen sind geheilt, leben in einem funktional guten Zustand und haben geringe Einschränkungen. Sie sind in ihrem Beruf zurück, genießen das Leben und sind häufig sehr zufrieden damit. Sie brauchen in der Regel außer den Nachkontrollen keine weitere psychosoziale Unterstützung.
- Diejenigen Patienten, die geheilt sind, aber nach der Therapie langfristig erhebliche Folgeprobleme wie Fatigue oder kognitive Beeinträchtigungen haben, sind eine wichtige Zielgruppe für mögliche Unterstützungsangebote. Nahezu alle haben Rezidivangst und eventuell erhöhte Risiken für Zweittumore und weitere Spätfolgen. Die Rezidivwahrscheinlichkeit ist niemals gleich null. Deshalb bleibt Gesundheitsförderung ein großes Thema für sie. Neben seelischer Gesundheit und einer guten Ernährung ist der stärkste Prädiktor für einen langfristig günstigen Verlauf immer noch Bewegung. Menschen, die als geheilt betrachtet werden, brauchen deshalb Beratung dazu, wie sie ein gesundes Leben führen und mit den Folgeproblemen umgehen lernen können.
- Dann gibt es Langzeitüberlebende, die metastasierten Krebs haben. Sie sind immer wieder in Behandlung, um den Krebs und seine Auswirkungen in Schach zu halten. Die Krankheit ist bei ihnen deutlich präsent, das Bedrohungserleben viel stärker. Sie leben wie auf einem Vulkan, in ständiger Habachtstellung; weil die Krankheit nicht abgeschlossen ist, sind sie fortlaufenden Belastungen ausgesetzt.

Es gibt eine Gruppe von Langzeitüberlebenden, die als geheilt bezeichnet wird, aber trotzdem nicht arbeitsfähig ist. Sie leiden unter krebsbezogener Fatigue. Warum ist diese kein Grund, Rente zu bekommen?

Fatigue ist in den letzten Zusammenhängen trotz umfangreicher Forschung noch ungeklärt und schwer abzugrenzen. Häufig zeigt sich ein Mischbild zwischen Folgen der Therapie und depressiver Verstimmung oder Depression. Ich mache immer wieder Gutachten für die Sozialgerichte. Dabei stelle ich fest, dass Beschwerden häufig auf die Krankheit zurückgeführt werden. Fatigue ist aber nicht ausschließlich als Folge der Krebstherapie zu erklären. Manchmal brauchen die Betroffenen eine Erklärung für ihre existenzielle Krise und die Fatigue scheint sie zu liefern.

Was hilft den Betroffenen in dieser Situation?
Der subjektive Leidensdruck ist die Stellschraube, an der man ansetzen kann. Durch Beratung und psychoedukative Maßnahmen – dazu gehört auch körperliche Bewegung – können die Betroffenen lernen, mit diesen Problemen umzugehen. Wichtig ist auch, dass sie ihre Einschränkungen erst einmal akzeptieren und dann stufenweise versuchen, darauf aufzubauen. Viele hadern vor allem deshalb mit sich und ihrem Gesundheitszustand, weil sie sich aktuell immer mit dem früheren Sollwert vergleichen. Das Hadern zeigt ganz deutlich, dass die psychische Anpassung noch nicht gelungen ist. Manchmal hilft es auch zu akzeptieren, dass die geringere Leistungsfähigkeit und Folgeprobleme wie die Fatigue möglicherweise der Preis dafür sind, dass sie noch leben.
Häufig hören Survivors: »Sei doch froh, dass du überhaupt überlebt hast!« Selbst Ärzte sagen manchmal: »Verglichen mit anderen Patienten geht's den Langzeitüberlebenden viel zu gut, die sollen sich mal nicht beschweren.«
Wenn man diese Perspektive einnimmt, kann man den Menschen in seiner speziellen Situation gar nicht wahrnehmen und auch nicht hilfreich sein.

Welche besonderen Fähigkeiten haben Survivors erworben?
Die meisten haben Ziele und verfolgen diese sehr konsequent. Sie sind häufig diszipliniert und in der Lage, Unterstützung für sich zu suchen. Während ihrer Krankheit haben sie Selbstvertrauen gewonnen, sich als sehr selbstwirksam erlebt. Der Kampf gegen die Krankheit hat häufig ihre Persönlichkeit gestärkt.

Wie wirkt sich das aus?
Studien zeigen, dass diejenigen, die sich aktiv mit ihrer Situation auseinandersetzen und bei Bedarf Hilfe suchen, oft bessere Ergebnisse haben im Vergleich zu denjenigen, die sich sozial zurückziehen und mit der Vergangenheit hadern. Das gibt es in vielen kritischen Lebenssituationen. Menschen kommen zu dem Punkt, an dem sie sagen: »Ich schaffe das nicht, ich breche die belastende Therapie ab.« Menschen, die das nicht gemacht haben, sondern drangeblieben sind, können ihre Krankheit erfolgreich überwinden. Selbst wenn sie Spätfolgen haben, sind sie davon überzeugt, dass sie damit irgendwie klarkommen können – das ist wiederum ein Prädiktor für eine erfolgreiche Krankheitsverarbeitung. Sie verfügen oft über eine hohe Selbstwirksamkeit und haben für sich Strategien gefunden, damit umzugehen.

Alle Überlebenden kennen Phasen, in denen unklar ist, wo es hingeht. Wichtig ist, ein stärkendes Bild davon zu schaffen, wie die Zukunft aussehen könnte. Man kann nicht leben, wenn man immer nur in den Abgrund schaut. Im Zug kannst du in Fahrtrichtung sitzen und nach vorne schauen – oder die ganze Zeit auf die zurückgelegte Strecke blicken. Der Standort bestimmt die persönliche Wahrnehmung, und die fördert bestimmtes Handeln und anderes nicht.

11 Mit der eigenen Verletzlichkeit umgehen lernen

Die ersten Jahre verbringen die Cancer Survivors auf der Gefühlsachterbahn. Sie versuchen, sich auszutarieren und in Balance zu halten. Jeder bleibt ein verletzlicher Mensch und hat nicht in Drachenblut gebadet, sondern muss mit der Angst klarkommen und gleichzeitig den gewöhnlichen Alltag stemmen. Sich an das Leben im Zwischenreich zu gewöhnen und mit der Angst zu leben, ist eine hohe Kompetenz von Krebskranken. Viele schaffen es sehr gut, sich an die neue Situation anzupassen. Sie sind psychisch stabil und finden zu ihrer alten Leistungsfähigkeit zurück. Sie schaffen aktiv Gegengewichte gegen die Krankheit, sorgen gut für sich und halten ihr Leben in Balance. Sie verleugnen den Krebs nicht, sondern leben mit ihm auf Distanz zusammen. Sie schließen Frieden mit ihrer Geschichte und entwickeln Nachsicht mit sich selbst.

Manche meiner Interviewpartner haben sich in den ersten Jahren komplett zurückgezogen, um sich zu schützen. Sie waren mutlos oder konnten die vielen Reize der Außenwelt nicht mehr ertragen, brauchten viel Zeit für sich selbst. Aber alle haben es geschafft, ins Leben zurückzukehren. Noch da zu sein, heißt auch, Steuererklärungen zu machen und Strafzettel zu bezahlen, die Küche zu putzen und die Wäsche zu waschen. Das Leben ist nicht gerecht, zu niemandem. Es ist wichtig, eigenes Leid einzuordnen in den Kontext menschlicher Erfahrung. Wenn das nicht gelingt, koppeln sich die Überlebenden zu sehr von der Realität der meisten Leute ab und haben bald keine Freunde mehr. Sobald sie Verletzlichkeit als generell zum Leben zugehörig betrachten und sich etwas zutrauen, fassen sie wieder Fuß. Überlebende brauchen Menschen, die sie ermutigen, alle Hindernisse in der Selbstverwirklichung zu überwinden, damit sie ein gutes Leben haben – und später sterben können, ohne über ungelebtes Leben verbittert zu sein.

Der US-amerikanische Professor Jonathan Kaufman – geboren mit einer zerebralen Lähmung – plädiert für eine neue Kultur der Inklusion im 21. Jahrhundert. Auch wenn Behinderungen und Spätfolgen bestimmende Lebensfaktoren sind, könne man »die eigene Wunde zum Bogen machen«, um seine Ziele zu erreichen. Im digitalen Zeitalter werde es zu einem Paradigmenwechsel kommen, der mehr Inklusion erlaube. Hindernisse könnten künftig sogar vorteilhaft sein. Menschen mit Behinderungen und chronisch Kranke haben sich wertvolle Fähigkeiten angeeignet. Dazu gehören Beharrlichkeit, Kreativität, strategisches Denken, Selbstdisziplin und Lösungsorientierung. »Meine Wunde ist in Wirklichkeit meine größte Gabe, die in unserer komplexen Welt von Vorteil sein kann«, sagte Jonathan Kaufman beim 50-jährigen Jubiläum der Aktion Mensch. Die Aktion Mensch ist die größte soziale Förderorganisation in Deutschland. Sie unterstützt vielfältige soziale Projekte für Menschen mit und ohne Behinderung. Menschen mit Einschränkungen müssten selbst festlegen, wie sie sich definieren und in der Öffentlichkeit zeigen – mit all ihrem Potenzial. Viele Überlebende machen das bereits.

12 Destruktive Kreisläufe unterbrechen

Krankheitsverarbeitung wird maßgeblich beeinflusst von Alter, Geschlecht, Bildung, körperlichen und psychischen Faktoren, Sozialisationsbedingungen und der Art, wie frühere kritische Lebensereignisse verarbeitet wurden. Wer glaubt, alles sei verloren, resigniert oder beschuldigt andere. Wer um seine Probleme kreist, zweifelt, ausweicht oder alles über sich ergehen lässt, wird sich ärgern, schlimmstenfalls in Passivität verharren und verzweifeln. Auch hier greifen die Betroffenen auf alte Muster und Skripte zurück: Sie denken, interpretieren und handeln so, wie sie es gewohnt sind. Es kommt auf den jeweiligen Charakter an und auf bisherige Erfahrungen. Die Lebensorientierung wird von Denkmustern und Glaubenssätzen beeinflusst, die lange vor der Krankheit festgelegt wurden. Wer schon bisher überall Risiken und Gefahren gewittert hat, wird auch jetzt den Fokus darauf richten, was alles schiefgehen kann, und sich selbst schwächen. Wer davon ausgeht, dass sich die Dinge wieder positiv entwickeln können, wird das auch so erleben. Wer auf vertraute Fähigkeiten und Ressourcen zurückgreifen kann, hat Mut, Kraft und Ideen.

Cancer Survivors entscheiden selbst, wie lange sie brauchen, um das Tal der Tränen zu verlassen. Lebensentwürfe brauchen Zeit, Geduld und innere Entwicklung. Sie entstehen in reflektierenden Prozessen und sind kein einmaliger Willensakt, keine Entscheidung für immer. Oft müssen zuerst alte Denkmuster aufgelöst werden, die den Betroffenen schon ein Leben lang begleiten. Rückschläge sind einzukalkulieren, es geht nicht so schnell wie gewünscht. Außerdem stoßen die Überlebenden in ihrer Familie häufig auf Unverständnis oder müssen ihre Grenzen und Bedürfnisse in Konflikten aushandeln. Das neue Verhalten muss geübt und mitunter gegen Widerstände verteidigt werden. Keine Differenzierung ohne Konflikt. Die Überlebenden berichten überdies, dass sie regelmäßig in die Falle der Entmutigung tappen und mit niederschmetternden Ansichten konfrontiert werden. So berichtet eine Überlebende, sie habe sich nach Therapieende eine teure neue Couch gekauft. Eine wenig einfühlsame Nachbarin fragte daraufhin sofort: »Lohnt sich das denn noch?«

Wenn sich Einschränkungen auf alle Beziehungen und Lebensbereiche auswirken, ist es wichtig, destruktive Kreisläufe zu unterbrechen. Jeder von uns kann vorteilhaftere Denk- und Verhaltensweisen entwickeln – ohne Druck und ohne sich die rosarote Brille aufzusetzen. Nicht jeder Krebskranke braucht eine Psychotherapie, um die Krankheit zu verarbeiten, darin sind sich die Forscher einig. Viele Überlebende winken ab und sagen: Ich will nicht auch noch pathologisiert werden, mein Körper reicht mir. Jeder entscheidet das selbst.

Wirksamkeit in der Verarbeitung von Krebs wird vor allem der **Verhaltenstherapie** bescheinigt. Ihre Ziele sind, belastende Symptome zu lindern oder zu beseitigen, die Lebensqualität zu verbessern und dysfunktionale Verhaltensweisen zu vermeiden. Die Therapeuten aktivieren persönliche Ressourcen. Das kann heißen, das Selbstwertgefühl des Betroffenen zu stabilisieren, ihm dabei zu helfen, sich neu zu orientieren oder seine soziale Kompetenz so zu stärken, dass er sich an die Situation nach Krebs anpassen kann. Die **Akzeptanz- und Commitmenttherapie (ACT)** nutzt neben klassischen verhaltenstherapeutischen Interventionen auch Strategien, die Achtsamkeit, Akzeptanz und Werteorientierung stärken. Wer ACT in Anspruch nimmt, wird darin bestärkt, dysfunktionale Kontrollversuche abzubauen und neue Werte und Lebensziele zu entwickeln, aus denen konkrete Handlungen (commitments) abgeleitet werden.

Fast alle Überlebenden kennen Phasen, in denen sie sich selbst entmutigt haben und aus ihrem Umfeld wenig bestärkt wurden. Betroffene werden häufig zu sehr in einer destruktiven Haltung bestätigt und geschont. In vielen Familien gibt es nach dem Krebs zu wenig Mut und Optimismus. Kollektive Klagen über die Ungerechtigkeit des Schicksals und die erfahrenen Härten verstellen den Blick auf das, was jetzt (wieder) möglich ist. Das hält die Familienmitglieder davon ab, nach Lösungen zu suchen und diese umzusetzen. Überdies fehlen oft das Wissen und Bewusstsein dafür, wie hinderlich destruktive Sichtweisen sind, wenn es darum geht, neue Ziele zu erreichen.

Dennoch möchte ich Außenstehende ausdrücklich warnen, das Verhalten der Betroffenen zu beurteilen, zu bewerten oder gar zu moralisieren. Die ehemaligen Patienten können ihre Situation in aller Regel nur selbst verändern. Wenn sie in einer Phase des Selbstmitleids verharren, gibt es gute Gründe für sie, nichts zu verändern. Dann sind Ratschläge auch Schläge.

13 Ambivalenz aushalten und Balance finden

»Nur rumsitzen und sparsam sein mit der Energie kann doch keine Wärme erzeugen.«[8]
Christoph Schlingensief

Nicht alle Lebensbereiche sind von der Krankheit und ihren Folgen beeinträchtigt. Darum ist wichtig zu differenzieren: In welchen Bereichen verändert sich etwas? Wo bleiben die Dinge gleich? Je mehr Bereiche »normal« geblieben sind, desto mehr Stabilität ist zu erwarten. Nicht alles kann zugleich verändert werden. Ungeduld ist der sichere Weg in die Überforderung, in die Frustration und ins Scheitern. Nur Aktivität verändert die Situation: Entscheiden, handeln und vorwärtsgehen, sich für ein Ziel einsetzen, Lösungen finden und umsetzen. Es bleibt ein ungewisser Teil, der auszuhalten ist und nicht kontrolliert werden kann. Oft ist die Lebenssituation ambivalent. Die Überlebenden müssen gegensätzliche Wünsche und Gefühle in Balance bringen. Häufig dauert es eine ganze Zeit, ehe aus verschiedenen Ansichten, Standpunkten und Gefühlen ein neues Lebenskonzept wird. Bis dahin helfen selbst gewählte Strategien am besten. Die meisten Überlebenden pflegen »Inseln der Normalität«. Das sind Bereiche, die von der Krankheit kaum tangiert werden, zum Beispiel Musizieren, Malen, Bewegung in der Natur,

Zusammensein mit anderen, Schreiben oder im Garten arbeiten, soziales Engagement. Inseln der Normalität schützen vor der Intensität und dem Sog des Negativen, den eine Diagnose wie Krebs auch im Nachhinein noch hat.

Die Balance zu finden und zu halten, ist für chronisch Kranke lebenswichtig. Das erfordert, private und berufliche Bedürfnisse zu klären. Abzuklopfen, inwieweit multidimensionale Lebensqualität möglich und machbar ist und wie die eigenen Rollen und Anforderungen gelebt werden können. Innere Antreiber und Glaubenssätze zu identifizieren und gegebenenfalls zu verändern, gehört dazu, um unberechtigte Forderungen abweisen zu können. Die meisten Überlebenden machen nach der Krebstherapie eine Bestandsaufnahme ihres Lebens und ordnen ihre Prioritäten neu. Sie überdenken ihre Aufgaben und geben viele davon ab. Wenn sie sich verpflichten, dann nur noch für Themen, die ihnen wirklich am Herzen liegen. Auffällig an ihren Tagesstrukturen ist, dass sie sich viel mehr Zeit einräumen als Menschen, die immer gesund gewesen sind – Zeit für die Selbstbestärkung und für Beziehungen. Diese haben viel mehr Gewicht als früher.

Die Auswahl macht handlungsfähig: Es folgen viele Versuche, im Leben wieder Tritt zu fassen und das zu finden, was die Überlebenden für sich als passend empfinden. Versuch und Irrtum kennzeichnen diese Entwicklungsphasen, die vor allem zu Beginn radikal sein und etwa den jahrelangen Rückzug aus der Welt oder das Kappen von Kontakten zur Folge haben können. Überlebende geben ihrem Leben mit den Jahren wieder mehrere Dimensionen, finden zu alten Hobbys und Leidenschaften zurück, spüren, was ihnen guttut und verteidigen dies gegen Widerstände aus dem

Umfeld. Das kostet Kraft und ist häufig konflikthaft auszuhandeln.

Familie und Partner erwarten eine lineare Entwicklung nach der »Reparatur«. Stattdessen folgen langwierige Prozesse der Selbstfindung, Scheitern inbegriffen. Die Angehörigen werden ungeduldig und schauen mit ängstlichen Erwartungen auf dieses stockende Vorwärtsgehen. Unausgesprochen lastet die Forderung »finde endlich Tritt und entlaste uns von unserer Sorge um dich« über allem. Ein wichtiger Aspekt ist deshalb, Grenzen zu ziehen und Konflikte auszuhalten, ein Gefühl für die eigenen Bedürfnisse und Kräfte zu entwickeln.

In der Regel sind es aber weniger Konflikte als zuvor. Die meisten Überlebenden berichten, dass die Krankheit alles relativiert und sie sich über viel weniger Dinge ärgern als früher. Da sie ohnehin im Energiesparmodus leben, sehen sie über vieles hinweg oder haben das Gefühl, es lohne sich kaum, sich über Kleinigkeiten aufzuregen oder Unabänderliches aufzubauschen. Wer echte Dramen erlebt hat, sucht sie nicht im Alltag.

> »Es spielt nicht die geringste Rolle, wie gut ihr die Unterseite des Treppengeländers poliert habt.«[9]
> *Randy Pausch*

»Ich bin mutiger geworden, denn ich habe gegen einen Giganten gekämpft und gewonnen«, sagt eine Überlebende. Wenn das Erlebte integriert wird, ist Verwandlung von Leid in Sinn möglich, dann werden neue Ziele formuliert. Sicherheit finden in sich selbst, Erinnern und Trauern, soziale Beziehungen, die unterstützen, Gemeinschaft und Vertrauen in andere begünstigen das Wiederanknüpfen ans normale Leben. Die Patientenzeit ist beendet, wenn neue Aktivitäten wichtig werden, wenn die Zukunft aufgebaut und ein neues Selbst entwickelt ist. Dann sind neue Erfahrungen und Bindungen möglich – manchmal mit drastischen Zielkorrekturen.

Sommer 1997. Mein Studium ist beendet und ich bin mehr als fünf Jahre krankheitsfrei. Natürlich würde es jeder verstehen, wenn ich in der Nähe meiner Familie und meiner Beziehung bleibe, Sicherheit und Schutz suche. Jeder würde es verstehen, wenn ich es mir leicht machen würde. Aber ich will nur eins: Journalistin werden. Ich habe das Gefühl, ich muss mich von Tübingen abnabeln und brauche die Nähe der Uniklinik nicht mehr. Wenn mein Leben durch die Krankheit deutlich begrenzt ist und ich jederzeit mit einem Rezidiv oder einem Zweittumor rechnen muss, dann will ich genau das tun, was mir Freude macht. Ich will mich an einem fremden Ort beweisen, an dem niemand mich und meine Geschichte kennt. Ich will etwas leisten und nicht geschont werden, mit den Gesunden meine Kräfte messen. Ich will keinen Krankenbonus und keine Rücksicht, sondern Erfahrungen machen und Abenteuer erleben. Ich werde alles tun, was ich möchte – und zwar sofort. Mir gefällt, was Alexis Sorbas sagte: »Lass dem Tod nichts als eine ausgebrannte Kerze.«

TEIL IV

»Ich lebe mein Leben in wachsenden Ringen« – Vom reifen Umgang mit Krankheit, Sterben und Tod

»Es geht nicht darum, dem Leben mehr Tage zu geben, sondern den Tagen mehr Leben.«
Cicely Saunders, Begründerin der Hospizbewegung

1 Weckruf durch den Krebs: Endlichkeit als Antrieb

»Ich habe die Wunde der Welt berührt, die Wunde des Leben-Wollens und Sterben-Müssens.«[1]
Christoph Schlingensief

1990 war das Jahr, in dem ich Krebs bekam und der Film »Der Club der toten Dichter« in den deutschen Kinos anlief. Bis heute gehört er zu meinen Lieblingsfilmen. Er hat bestimmt beeinflusst, wie ich mit meiner Krankheit umgegangen bin: »Pflückt Rosenknospen, solange es geht / die Zeit sehr schnell euch enteilt / dieselbe Blume, die heute noch steht / ist morgen dem Tode geweiht.« Das »Carpe diem« hat sich mir eingeprägt. Auch ich wollte »das Mark des Lebens einsaugen« – was Robin Williams in seiner Rolle als Lehrer John Keating sagte, brannte sich in mein Gedächtnis ein: »Thoreau sagte: Die meisten Menschen führen ein Leben in stiller Verzweiflung. Finden Sie sich nicht damit ab.« Ich war jung, ambitioniert und wollte noch nicht sterben. Doch ich hatte das tiefe innere Gefühl, der Tod ist mir sehr nah. Das unterschied mich von den Gleichaltrigen und ersparte mir vieles.

Die Falle der Sterblichkeit ist, dem Banalen und Unbedeutenden zu viel Raum im Leben zu geben, den Ärger darüber für wichtig zu halten. Cancer Survivors haben das

Bedürfnis, in ihrer Arbeit und in sozialen Kontakten tiefer zu gehen. Viele mögen es nicht, sich über Banalitäten zu unterhalten oder Alltägliches zu dramatisieren. Häufig suchen sie sich Freunde, die wesentlich älter sind. Ältere Menschen sind der Sterblichkeit ohnehin näher und denken selbst viel über den Tod nach. Davon fühlen sich Überlebende angezogen. Sie schätzen den Austausch über existenzielle Themen.

Der Tod als Grenze fordert uns auf, zu leben und zu genießen. Ein guter Lebenskompass ist deshalb, vom Ende her zu denken:
- Was will ich erlebt haben, bevor ich sterbe?
- Was will ich unbedingt noch tun?
- Womit kann ich jetzt sofort meine Lebensqualität erhöhen?
- Was gibt mir die Kraft, die nächsten Jahre durchzuhalten?

Meine Strategie war, mir immer neue Ziele zu setzen. In der Uniklinik dachte ich, ich will wenigstens die Geburt meines Patenkinds erleben, bevor ich sterbe. Danach wollte ich mein Studium beenden. Dann war mein Plan, ein Volontariat zu machen und Redakteurin zu sein, dann Führungskraft, ein Arbeitsstipendium bekommen … Keine Zeit zum Sterben haben – das war mein Plan.

Es herrscht oft großes Unverständnis zwischen Überlebenden, die abschiedlich leben, und denjenigen, die den Tod als Begrenzung noch nicht wirklich erfahren haben. Die Gesunden glauben, sie hätten viel mehr Zeit. Auch wenn jeder Überlebende mit dem Erlebten anders umgeht, bleibt das Wissen um die erfahrene existenzielle Verletzlichkeit prägend. Survivors haben den Tod mit einem klar bezeichneten Namen im Körper und müssen damit leben. Sterblich sein heißt, sich mit erneuter Krankheit, Leistungsschwäche, dem möglichen körperlichen Verfall, mit Sterben und Tod weiter auseinanderzusetzen. Krebs ist ein unwiderruflicher Weckruf, das Leben bewusst zu leben. Er lässt sich nicht ungeschehen machen. Der Betroffene gelangt nie wieder zurück in den naiven Zustand des Nichtwissens. Die Illusion grenzenlosen Lebens ist zerstört – auch der Glaube, man selbst würde verschont. Der Tod lässt sich nicht mehr verleugnen und das macht frei – für manchmal dramatische Veränderungen. Das Gefühl, nichts zu verlieren zu haben, lässt einen sagen, was man denkt, und tun, was man will.

Es ist die Furcht vor all den Dingen, die man nicht getan oder nicht erlebt hätte, wenn man jetzt sterben würde, die grundlegend für die Todesangst ist: das Gefühl des ungelebten Lebens. Die meisten Survivors betonen, dass sie diese Angst nicht mehr oder nur selten haben. Den Tod fürchten sie kaum, höchstens ein langsames und qualvolles Sterben. Sie haben einen Vorgeschmack darauf bekommen. Nahezu alle besitzen eine Patientenverfügung und Vorsorgevollmacht, viele haben ihr Testament gemacht und ihre Beerdigung geplant. Sie haben ein genaues Bild davon, wie ihr Ende sein soll. Überleben ja – aber nicht um jeden Preis!

»**Über den Krebs habe ich Folgendes gelernt:** Er zeigt dir die tödliche Krankheit, und dann spuckt er dich wieder aus, zurück in die Welt, in dein Leben, zu all seinen Freuden und seiner Herrlichkeit, die du jetzt so viel mehr spürst als je zuvor. Und du weißt, dass etwas gegeben und etwas genommen wurde.«[2]

Sterblich sein und bewusst damit leben, darum geht es! Die Gegenwart auskosten und nichts auf ein Später verschieben, das vielleicht niemals kommt. Buddhisten raten, mit dem Tod auf der linken Schulter zu leben. Überlebende machen das automatisch. Pflegekräfte und Ärzte aus der Onkologie erzählen, dass sie deshalb gerne mit Krebskranken arbeiten. Zum einen gebe es durch die langwierigen Behandlungen persönlicheren Kontakt zu den Patienten. Zum anderen seien deren existenzielle Themen bewegend. Es sei oft faszinierend, wie sie ihr Schicksal annehmen und wie viel sie aus ihrer verbleibenden Lebenszeit machen.

Interessanterweise haben jedoch nur wenige Überlebende tatsächlich Onkologen erlebt, die sich mit ihnen auf diese Themen einlassen, die Diskussion über die Brüche im Leben oder das sichere Ende aushalten. Nur wenige sind darin geübt. Man darf nicht vergessen, dass weder Ärzte noch Patienten und ihre Angehörigen heute eine »Niederlage« gegen den Tod akzeptieren. Alle wollen das maximal Mögliche erreichen – bis zum Schluss. Die tatsächlichen Konsequenzen dieser Einstellung sorgen dennoch häufig für Erschrecken und Entsetzen. Immer dann, wenn das medizinische System alle Möglichkeiten ausreizt.

Der Gedanke an die begrenzte Zeit verändert den Lebensplan, die Beziehung zu anderen und das Verhältnis zu Geld. Viele sagen sich nach der Therapie »jetzt erst recht« und starten durch, verwirklichen ihre Träume. Der Druck, etwas Bedeutsames mit der begrenzten Zeit anfangen zu müssen, verhindert häufig, was sich andere selbstverständlich erlauben: Sie verdämmern ihre Abende vor der Glotze oder vorm Computerspiel. Cancer Survivors machen das seltener, weil sie finden, sie könnten in dieser Zeit etwas Sinnvolleres tun. Sie sind vielleicht körperlich kraftloser, aber mental fast immer stärker als diejenigen, die stets gesund geblieben sind.

Geld ist für sie in der Regel nur ein Mittel, sich selbst und anderen Gutes zu tun. Die meisten Überlebenden legen Wert auf gutes Essen und Wohlbefinden – auch dann, wenn Geld knapp ist. Lieber sparen sie woanders. Viele Cancer Survivors geben monatlich einen Betrag zwischen 200 und 500 Euro allein für sich aus – für Massagen, Sauna, Kulturveranstaltungen, Sport, Workshops, hochwertiges Essen. Eine Überlebende berichtet, sie habe bei der Diagnose 10 000 Euro auf der hohen Kante gehabt und dieses Geld während der Therapie für sich ausgegeben: für Kurzurlaube, Wochenendausflüge und körperliche Anwendungen, die von der Krankenkasse nicht bezahlt werden. Materielle Wünsche müssen bei den Langzeitüberlebenden oft hinter der Selbstfürsorge zurückstehen.

Bei mir ist das genauso. Manchmal stelle ich mir vor, dass ich mich in den letzten Wochen meines Lebens ganz auf mein inneres Archiv konzentrieren werde. Dort sind alle eindrucksvollen Erfahrungen gespeichert, Sinnes-Imprints, Bilder, Musik, freudvolle Erinnerungen. Ich sammle bewusst schöne Erlebnisse. Schon jetzt hilft mir mein inneres Archiv, schlechte Zeiten besser zu überstehen. Wenn ich sterbe, wird mich dieser Lebensrückblick hinübertragen.

Die Kehrseite von abschiedlichem Leben ist, dass viele Überlebende in Krisenzeiten häufig eine Todessehnsucht entwickeln, die sich bis zur akuten Suizidalität steigern kann, wenn nicht aktiv gegengesteuert wird. Die erlebte Todesnähe führt nicht automatisch zu dauerhafter euphorischer Lebensfreude, sondern schließt Phasen der Lebensmüdigkeit ein –

vor allem, wenn die chronischen Belastungen hoch und Symptome quälend sind. Selbst wenn die Fassade des Machens und Schaffens nach außen intakt ist, bleiben Phasen der Sinnlosigkeit und Einsamkeit. Schlafstörungen oder leichte Irritierbarkeit bei Stress verweisen regelmäßig auf die durchlittene Verzweiflung. Der Kampf gegen den Krebs und seine Folgen hinterlässt Spuren im Kopf, in der Seele und im Stressregulationssystem. Nicht jeder Überlebende ist frei von Todesfurcht. Manche entfalten eine solche hektische Betriebsamkeit, dass sie gar nicht zur Ruhe kommen. Still werden hieße, der eigenen Sterblichkeit ins Gesicht zu schauen und die Angst zu spüren.

Als ich krank wurde, kam mir der Tod grausam vor – eine zerstörerische Macht, die mich mit 21 brutal aus dem Leben reißen will. Später, als Journalistin, habe ich den Tod genau erforscht. Ich wollte wissen, wie das Leben endet und was dann geschieht. In Krankenhäusern ließ ich mir erklären, wie Menschen sterben und wo die Toten aufbewahrt werden. Ich habe Bestatter ausgefragt. Ich war in der Pathologie, habe mir den Sektionssaal und die Kühlfächer angesehen. Eine Zeit lang besuchte ich regelmäßig den Leiter eines Krematoriums und ließ mir alles zeigen und erklären. Ich sah Feuerbestattungen und deren Überreste. Ich saß mit dem Chef auf dem Dach des Krematoriums und philosophierte mit ihm über Leben und Tod. Ich habe Menschen beim Sterben begleitet und habe vor, dies weiterhin zu tun.

Heute habe ich mit dem Tod eine Art friedliche Koexistenz gefunden. Meinen Tod stelle ich mir als etwa 35-jährigen Mann vor, der eine graubraune Mönchskutte trägt und relativ schüchtern und zurückhaltend seinen Job macht. Eine eher blasse Gestalt, nichts Besonderes. Er kommt ohne große Emotionalität, ja, sogar mit einem leichten Bedauern darüber, dass er einen Menschen nun endgültig zu sich nehmen muss. Immer, wenn ein mir nahestehender Mensch stirbt, kann ich seine Nähe spüren. Etwa vier bis fünf Wochen vor dem Tod wird dieses Bild sehr präsent und bleibt bis zum Schluss. Es beunruhigt mich nicht, sondern fühlt sich stimmig und in gewisser Weise sogar tröstlich an. So wird es vielleicht einmal sein.

2 Coping-Strategien

> »Diese Serie von unerfreulichen Entdeckungen entbehrt nicht der Komik: ich komme mir vor wie ein ehrwürdiges altes Gebäude, das in allen Etagen bröckelt, hier einen Balkon und dort eine Säule verliert (und am Ende länger steht als der Betonbau von nebenan).«[3]
> *Brigitte Reimann*

Der Begriff »Coping« hat sich aus dem Englischen etabliert und wird im Deutschen häufig falsch interpretiert. Krebspatienten werden damit zum Glauben verleitet, sie müssten andere kopieren oder deren »Erfolgsmodelle« übernehmen. Doch Coping heißt im Englischen eben nicht kopieren, sondern mit etwas zurechtkommen, etwas verkraften, bewältigen, mit etwas fertigwerden, etwas schaffen, es meistern, an etwas gewachsen sein. Die Persönlichkeitsstruktur des Betroffenen und die aktuelle Situation bestimmen, wie gut dies gelingt. Je nach Belastung greifen unterschiedliche

Strategien, deswegen treten Coping-Strategien auch selten einzeln, sondern meist gebündelt auf.

Aktive Coping-Strategien wie das Lösen von Problemen oder die Suche nach Hilfe dienen der Anpassung, indem man Kontrolle gewinnt über Schmerz, Angst und Stress, die mit den Widrigkeiten einhergehen. Aktives Coping reduziert Angst und Depression und verbessert die Lebensqualität. Passives Coping geschieht eher durch Vermeidung oder Distanzierung – beides ist bei chronischen Krankheiten weniger effektiv.

Entscheidend ist, dass nicht das belastende Ereignis oder ein Verlust relevant dafür ist, wie man etwas bewältigt, sondern wie eine Person damit umgeht und wie sie es letztlich verarbeitet. Das ist für die Survivors wichtig zu wissen: Es ist eine weitere Stellschraube, an der sie selbst drehen können.

Übersicht Coping-Strategien

Bewertungsorientiertes Coping
Logische Analyse: »Vernünftig sein«, Intellektualisieren und Rationalisieren.
Kognitive Umdeutung: Das Beste daraus machen. Aus der Not eine Tugend machen. Dem Ganzen einen Sinn geben.
Kognitives Vermeiden: Übelkeits-Trigger oder die Erinnerungen an Schmerzen unterdrücken, Rezidivangst verleugnen, Gefahr von Zweittumoren verdrängen.

Handlungsorientiertes Coping
Informationssuche und Suche nach Hilfe: Selbsthilfe, Suche nach

alternativen und ergänzenden Hilfsmöglichkeiten über die medizinische Therapie hinaus.
Notwendigkeiten realistisch akzeptieren: Akzeptanz der Gegebenheiten und aktive Gestaltung dessen, was in der eigenen Hand liegt.
Aktivismus und Flucht: Als Reaktion auf die als bedrohlich erlebten Ohnmachtsgefühle, zum Beispiel »Ärzte-Hopping«, immer neue Spezialisten werden aufgesucht und weitere Therapien ausprobiert.
Suche nach neuen Aufgaben: Neue Möglichkeiten als Ersatz für Verluste durch die Krankheit, Selbstwertstabilisierung.

Emotionsorientiertes Coping
Affektive Steuerung: Die Angst aushalten, hoffen, gelassen bleiben.
Affektabspaltung und affektive Starre: Gefühle werden abgespalten, Gleichgültigkeit, starre und unflexible Reaktionen.
Emotionale Entlastung: Klagen, Weinen, Regression.
Akzeptanz: Trauer, sich mit dem eigenen Schicksal versöhnen.[4]

Jeder Mensch hat andere Muster im Umgang mit Stress und Belastung. In der Regel kennen wir höchstens die Bewältigungsmechanismen unserer Angehörigen und diejenigen unserer Freunde, Arbeitskollegen und Nachbarn eben nicht.

In der Forschung gelten Coping-Strategien als Lern- oder Entwicklungsprozesse, die neue Kompetenzen aufbauen. Es heißt nichts anderes, als dass es letztlich Sache der Patienten ist, mit ihrer Krankheit fertigzuwerden. Krebsüberlebende würden das so nicht benennen, die Erfahrungen haben sie aber alle gemacht. Ihre Strategien sind meist individuell, oft sehr pragmatisch und vor allem alltagstauglich. Sie haben sich auf den Horizont ausgerichtet und Ziele gefunden, die sie motivieren, vorwärtszugehen und weiterzuleben. Es müssen anspruchsvolle und herausfordernde Ziele sein, die einen Survivor an die Grenzen bringen – und es muss Spaß machen, sich mit diesen Zielen zu beschäftigen. Damit sind aber keine Höchstleistungen gemeint. Ein solches Ziel kann sein, wieder ins Arbeitsleben zurückzukehren.

Die Forschung unterscheidet zwischen problem- und emotionszentrierter Bewältigung: Zum einen kann man die Situation durch Handlungen verändern, zum anderen durch kognitive Strategien, die negative Emotionen in Schach halten und anderes Verhalten ermöglichen. Die Kontrolle der Situation erreichen Überlebende dadurch, dass sie sich an die veränderten Gegebenheiten anpassen und diese akzeptieren oder Strategien für den Umgang mit den Krankheitsfolgen entwickeln. Krankheitsverarbeitung findet im Kopf statt und hängt davon ab, welchen Themen die meiste Aufmerksamkeit geschenkt wird – dem Gesunden oder dem Kranken.

Verhaltensweisen mit ungünstigen und günstigen Effekten auf das psychische Befinden:

Eine grundsätzlich negative Einstellung dem Leben gegenüber	Dem Leben positiv gegenüberstehen
Vermeiden, sich krankheitsbedingten Veränderungen zu stellen	Akzeptanz unveränderlicher Gegebenheiten

Abkapseln, alles mit sich selbst ausmachen wollen	Psychosoziale Unterstützung durch Angehörige, Freunde oder Selbsthilfegruppe und Therapie
Schicksalergebenes Resignieren (»Ich kann sowieso nichts tun.«)	Aktives Verhalten (Was kann ich tun? Wo kann ich mich informieren?)
Die Krankheit verdrängen, nicht über die eigenen Belastungen sprechen	Problemanalyse (»Was ist eigentlich genau los? Was steht als Nächstes an?«)
Passiv alles über sich ergehen lassen (»Ich bin ausgeliefert.«)	Aktive Mitarbeit an medizinischer Behandlung oder Nachsorge
Harsch urteilen, alles an anderen auslassen oder beleidigter Rückzug	Geduldig sein, mit sich selbst und dem sozialen Umfeld
Vermeiden sozialer Kontakte und Unterstützung	Partnerschaftliche, familiäre und soziale Unterstützung (Wer kann mir helfen?)
Gefühle verdrängen, nicht zulassen (dürfen)	Emotionale Entlastung (Weinen, Humor, wütend sein ...)
Resignieren	Mut, sich Veränderungen zu stellen
Damit hadern, dass und was jetzt alles nicht mehr geht/verloren ist	(Neuen) Lebenssinn finden

Das Geschehene durch Grübeln zu verarbeiten, kann demnach auf zwei Wegen geschehen: entweder zentriert um die eigene Niedergeschlagenheit und schlechte Stimmung – oder zentriert um die positiven Erfahrungen und Zukunftswünsche. Survivors entscheiden selbst, worauf sie sich fokussieren. Ebenso hilft komparatives Denken, der Vergleich mit anderen Menschen in ähnlicher Situation: Es fördert das Wohlbefinden und verbessert die Stimmung – oft jedoch um den Preis der Abwertung anderer: »Wenigstens habe ich keinen Lungenkrebs.« Aufwärtsvergleiche bestehen darin, an ehemalige »goldene Zeiten« zu denken oder an Menschen, die in einer scheinbar besseren Lage sind. Abwärtsvergleiche lauten oft: »Es hätte schlimmer kommen können.« Oder: »Anderen geht es ja noch schlechter.«

Häufig wird das frühere Selbst oder das frühere Leben abgewertet, weil es ohnehin unerreichbar ist: »Damals war ich total oberflächlich.« Am belastendsten ist möglicherweise das kontrafaktische Denken in Form von »hätte ich doch bloß nicht geraucht«, »hätte ich doch bloß mehr Sport gemacht« et cetera. Es suggeriert eine Vermeidbarkeit der Krebsdiagnose, hilft aber nicht weiter: Der Glaube, das negative Ereignis wäre nicht eingetreten, wenn man sich anders verhalten hätte, belastet noch mehr und geht oft mit schweren Selbstvorwürfen einher. Fest steht: Der Prozess der Krankheitsverarbeitung ist äußerst fragil und findet in Phasen statt, Rückschläge inbegriffen.

Fallbeispiel: Klara Barth*, 56 Jahre, Karlsruhe/Deutschland
Diagnosen: 1977 Morbus Hodgkin II A, 2010 Brustkrebs
Behandlung: 1977 Chemo- und Strahlentherapie, 2010 Mastektomie

Beruf: Psychotherapeutin für Kinder und Jugendliche
Als ich 1977 erkrankte, konnte ich als 14-Jährige mit Krebs noch nicht viel anfangen. Es war ein riesiger Schock, in die onkologische Abteilung in der Uni-Kinderklinik eingeliefert zu werden und über Wochen und Monate dort bleiben zu müssen. Zunächst fühlte ich mich wie eine »Aussätzige« – ausgestoßen, sehr einsam, nicht mehr zu den Lebenden zugehörig. Mit der Zeit arrangierte ich mich mit der Situation und empfand, dass es mir rein subjektiv besser ging als anderen Kindern, die zum Beispiel ein Bein abgenommen oder nie Besuch bekamen. Meine Mutter fuhr täglich zwei Stunden, um mich zu besuchen, sie war eine wichtige Ressource. Mich mit anderen zu vergleichen, zeigte mir, anderen geht es noch schlechter. Ich erinnere mich gut daran, mich mit den anderen Kindern auf der Station sehr solidarisch und verbunden gefühlt zu haben: Wir hatten alle keine Haare, aufgedunsene Gesichter und das gleiche Schicksal.

In der Klinik haben sie mir schon früh gesagt, dass ich keine Kinder haben kann. Die Therapie hat also sehr vieles in meinem Leben beeinflusst. Ich habe einen Mann geheiratet, der deutlich älter als ich war und dessen Tochter an Krebs gestorben war. Ich dachte, nur er kann verstehen, was ich hinter mir habe und vielleicht ist er ganz froh, wenn ich keine Kinder bekommen kann. Ein Leben lang hat es eine Leerstelle in meinem Leben hinterlassen, dass ich keine Kinder habe. Das ist etwas, das ich sehr bedaure. Viele von meinen Freunden bekommen ihre ersten Enkel. Aber der Krebs gehört nun einfach zu meiner Biografie. Keine Kinder zu haben, ist der Preis fürs Überleben.

2010 kam dann der herbe Schlag: Brustkrebs! Oh nein, dachte ich – warum noch einmal ich? Ich war wirklich am Boden zerstört und habe zwei Jahre und eine Psychotherapie gebraucht, bis ich mich wieder berappelt hatte. Mir konnte niemand eindeutig sagen, ob das nun ein Zweittumor nach Hodgkin-Lymphom war oder eine Neuerkrankung. Dagegen war klar, dass ich keinesfalls bestrahlt werden kann, weil ich schon 1977 eine sehr hohe Strahlendosis bekommen hatte. Also mussten beide Brüste abgenommen werden. Das habe ich als extrem hart empfunden. Ich meine, es gibt wirklich viele Leute, deren Biografien erstaunlich undramatisch und ohne Probleme ablaufen. Die sind zum Teil 60 Jahre alt, bevor sie zum ersten Mal überhaupt ins Krankenhaus kommen. Menschen auszuhalten, die immer von Leid und Krankheit verschont geblieben sind und trotzdem ihre Wehwehchen in den Mittelpunkt stellen, finde ich oft schwierig. Menschen mit Schicksalsschlägen fühle ich mich dagegen meist schnell und gut verbunden.

Meine Angst vor dem Sterben ist immer noch wahnsinnig groß, damit komme ich bis heute nicht gut zurecht. Seit 1977 standen regelmäßige jährliche Routineuntersuchungen an, die immer mit vielen Ängsten verbunden sind. Durch den Brustkrebs 2010 habe ich nun dreimal jährlich Kontrolluntersuchungen und da schwebt oft das Damoklesschwert über mir. Eine Folge ist, dass ich sehr bewusst lebe und mich oft frage, was ich ändern würde, wenn ich nur noch ein Jahr zu leben hätte. Manchmal ist es nicht einfach, diesen Anspruch an mich zu erfüllen. Die Krankheit ist für mich ein Leben lang ein großes Korrektiv. Ich trenne mich sicher schneller von Freunden oder Situationen, wenn ich das Gefühl habe, sie tun mir nicht gut. Das ist für mein Umfeld nicht immer verständlich. Mir ist wichtig zu sagen, dass man mit den wenigen Freunden achtsam umgehen sollte und sie nicht überfordern darf. Nur die Kranken oder Behinderten selbst können signalisieren, was sie wollen und gerade brauchen. Jeder muss lernen, das ganz klar zu sagen. Wenn ich selber klar bin, überfordere ich die anderen nicht. Außerdem kann man fragen: Haltet Ihr das aus, wenn ich jetzt über den Tod reden will?

Mindestens einmal im Monat habe ich eine richtige Glückswelle. Die Welle kommt und entgleitet dann auch schon wieder. Aber dann fühle ich mich unheimlich wohl – oft in der Natur oder mit einer Handvoll bester Freunde in vertrauter Runde. So viel tiefes Glück wie ich können viele, die keinen Krebs hatten, gar nicht empfinden – Glück, aber auch Dankbarkeit. Es bringt nichts, mit dem Schicksal zu hadern, sondern es geht immer darum, das Beste daraus zu machen und den Gestaltungsspielraum, der uns bleibt, optimal zu nutzen.

3 Der Sinn und das Warum

»Es handelt sich darum, alles zu leben.
Wenn man die Fragen lebt, lebt man vielleicht allmählich,
ohne es zu merken,
eines fremden Tages
in die Antworten hinein.«[5]
Rainer Maria Rilke

Häufig bewältigen Überlebende ihren Krebs, indem sie Antworten auf die Fragen »Warum?« und »Wozu?« finden. Sobald sie sich die Krankheit erklären können, wird ihre Situation scheinbar kontrollierbarer und sie können sich besser anpassen. Unter Fachleuten gilt der Grundsatz: »Erklärung beschleunigt Erholung.« Gravierende negative Lebensereignisse können nicht einfach im Raum stehen bleiben, sondern müssen gedanklich verarbeitet und ins eigene Leben integriert werden. Dann ist Selbstverantwortung möglich und damit Kontrolle über das Geschehen.

Die außerordentliche Willkür einer Krebsdiagnose bringt Chaos, Orientierungslosigkeit und Sinnverlust. Solche Sinnkrisen sind äußerst schmerzhaft. Ihre Folgen sind Depressivität, Ängstlichkeit, Pessimismus und negative Stimmungen. Lebensfreude, Hoffnung, Resilienz und Selbstwirksamkeit sind meist stark verringert. In dem Maße, wie sich das äußere Leben nach der Therapie reorganisiert, muss das auch im Inneren geschehen, damit die Krankheit verarbeitet und Sinn im Überleben gefunden werden kann. Dies geschieht, wenn die Survivors ihrem Leben neue Bedeutung geben – denn »wer ein Warum zum Leben hat, erträgt fast jedes Wie«.[6]

Viele Überlebende, die ich gesprochen habe, tun sich mit dem Thema Sinn immer noch schwer. Sie haben schon viele Stunden damit zugebracht, darüber nachzugrübeln, welchen Sinn die Krankheit und ihr Überleben haben. Fast immer führt das zu einer ausgeprägten Blockade und dem Verlust an Lebensfreude und Motivation. Manche warten auf eine irgendwie geartete »Berufung« oder »eine besondere Aufgabe«, während die Jahre an ihnen vorbeiziehen.

Das ist eine große Falle, denn wie der KZ-Überlebende und Begründer der Logotherapie Viktor Frankl sagte: Sinn wird gefunden und kann nicht durch bloßes Nachdenken entstehen. Nichts befähige einen Menschen so sehr, äußere oder innere Schwierigkeiten zu überwinden, wie das Bewusstsein, eine Aufgabe oder einen Sinn im Leben zu haben. Es geht also auch hier darum, ins Handeln zu kommen, aktiv zu sein, anstatt zu grübeln und zu warten. Wie dieser Sinn genau aussieht, ist höchst individuell und hängt von der Lebensgeschichte des Einzelnen und von seinen Ressourcen ab. Alter, Geschlecht, Familienstand und Ausbildung beeinflussen, ob jemand sein Leben als sinnerfüllt empfindet oder nicht. Auch hier entscheidet die Persönlichkeit: Menschen, die offen sind für Erfahrungen, finden Sinn eher in der Selbstverwirklichung als in Moral, Vernunft oder Tradition.

Nicht jeder Cancer Survivor muss ein Projekt in Afrika unterstützen, eine Stiftung für Krebskranke gründen oder ins Kloster gehen, um Sinn zu finden. Man muss sein Leben auch nicht komplett verändern. Solche hohen Ansprüche bremsen die Betroffenen häufig nur aus. Erschwerend kommt hinzu, dass uns häufig gar nicht bewusst ist, was unserem Leben Sinn verleiht. Vielleicht macht es die Formel »Wohlbefinden plus Lebensbedeutung« leichter, das klingt weniger streng und anspruchsvoll. Ziel von Sinnkonstruktionen ist immer Kohärenz: Stimmigkeit, Schlüssigkeit und Passung. Cancer Survivors dürfen sich auch hier nicht selbst überfordern und damit hadern, wenn ihnen der ganz große Wurf nicht gelingt. Das klappt bei den meisten anderen Menschen auch nicht. Viel wichtiger ist Zugehörigkeit: Im Zusammenleben und in der Auseinandersetzung mit anderen findet man auch Sinn. Dazu braucht es aktiven Weltbezug statt Isolation. Niemand ist eine Insel – das gilt erst recht für Überlebende. Die stärksten Sinnstifter sind laut der Persönlichkeitspsychologin Tatjana Schnell von der Universität Innsbruck: Generativität, Fürsorge, Religiosität, Harmonie, Entwicklung, soziales Engagement, bewusstes Erleben, Naturverbundenheit, Kreativität, Gemeinschaft.[7] Betroffene müssen sich immer wieder reflexiv bewusst damit befassen, dass die Krebsdiagnose ihr Positives hatte. Das Gute im Schlechten also, die Tatsache, dass die Krankheit auch Gewinne bringt.

Der Sinn und das Warum

Wenn ich als Kind im Winter krank war, habe ich mir einen Apfelstrudel gewünscht und meine Mutter hat einen gebacken. Ich konnte im Bett bleiben, lesen und Kuchen essen. Das ist der Krankheitsgewinn, subjektive oder objektive Vorteile, die jemand daraus ziehen kann, dass er krank ist. Während der Akuterkrankung werden Menschen, die in einem festen Familienverbund leben, meist von ihren Alltagspflichten entbunden und geschont. In aller Regel erfahren sie Mitgefühl und Anteilnahme, Menschen wenden sich ihnen zu und muntern sie auf. Alltagsprobleme und Konflikte werden von dem Kranken ferngehalten. Eine Woche lang ist das prima, aber Krebstherapien dauern Monate, und wenn die Krankheit chronisch wird, sind es Jahre. Die Langeweile wird dann viel größer als jeder Krankheitsgewinn.

Krankheitsgewinn bezieht sich übrigens auch auf die Umgebung des Kranken: Angehörige, Pflegepersonen, Ärzte und Therapeuten werden gebraucht und können sich als kompetent erleben. Nicht zuletzt kennzeichnet der Krankheitsgewinn die Um- oder Aufwertung der Krankheit. Wenn man sich die Überlebenden und ihre Familien anschaut, tut man gut daran, den Krankheitsgewinn im Hinterkopf zu behalten. Über die Jahre etabliert sich ein System von Denkmustern und Verhaltensweisen. Es braucht viel Selbstkritik und Reflexion seitens der Betroffenen, hier langfristig nicht in die Falle zu tappen. Denkbar ist, bestimmte Rituale zu nutzen, um den Krankheitsgewinn direkt zu verabschieden und den Überlebenden wieder als vollwertiges Mitglied in die Gemeinschaft zu integrieren. Wenn das unterbleibt, existiert weiterhin ein diffuses Feld, auf das sich die Betroffenen immer wieder zurückziehen können. Alleinerziehende und Singles können von diesen Annehmlichkeiten übrigens nicht profitieren.

Echten Krankheitsgewinn formulieren überlebende Männer: Da sie häufig weniger arbeiten, in Teilzeit angestellt oder verrentet sind, verbringen sie viel mehr Zeit mit ihren Kindern als gesunde Väter. »Materiell kann ich ihnen nicht so viel bieten. Dafür bin ich zu Hause, wenn sie von der Schule kommen, und wir können zusammen essen«, erzählt ein Überlebender. »Die Krankheit hat uns zusammengeschweißt. Für uns sind ganz andere Dinge wichtig. Ich verstehe das oft nicht, wenn mir Leute erzählen, wie unzufrieden sie mit ihren Kindern sind, weil sie in der Schule nicht gut mitkommen. Ich denk mir dann: Hey, es gibt Wichtigeres. Eure Kinder sind gesund – das ist doch die Hauptsache«, sagt ein anderer.

Das Gute im Schlechten zu sehen, hat eine wichtige Funktion für Überlebende: Zum einen dient es dazu, aus der Defizitorientierung herauszukommen, sich auf eigene Stärken zu besinnen und neue Möglichkeiten zu sehen. Zum anderen ist es ebenso wichtig, im scheinbar Idealen das Schlechte zu finden – das schützt vor Idealisierungen. Den Alltag zu normalisieren, ist wichtig. Die Konstruktion positiver Folgen der Krankheit muss nicht dauerhaft sein, mal gelingt dies besser, mal schlechter. Sinn ist dynamisch und verändert sich je nach Aktivität, Tagesform oder auch über die Lebensspanne. Am ehesten gemeinsam ist den Überlebenden, dass sie sich von der Selbstzentrierung abwenden.

Noch einmal Viktor Frankl: Menschsein muss immer über sich selbst hinaus verweisen, auf etwas oder auf jemanden, nur dann kann man von einem sinnerfüllten Leben sprechen. Frankl ging davon aus, dass der Mensch erst dann ganz Mensch wird, wo er sich selbst übersieht und vergisst. Das ist ein extremer Widerspruch zu unserer hochindividualisierten

Gesellschaft, in der nahezu alles an die eigene Person angepasst wird, an die eigenen Bedürfnisse, Interessen, Vorlieben und Wünsche – das Wie scheint immer klar zu sein, nur das Warum eben nicht.

Sobald die Überlebenden einen Sinn zu leben (wieder)gefunden haben, können sie sich selbst beruhigen, motivieren und aktivieren, auch steigt ihre Resilienz und damit ihr Wohlbefinden. »Der Sinn wirkt wie ein umfassendes mentales Immunsystem, das einem Menschen erlaubt, Herausforderungen und Bedrohungen aller Art zu parieren.«[8] Es hilft, sich direkt selbst für einen Sinn zu entscheiden und ihn zu benennen: Generatives Handeln wie etwa ehrenamtliches Engagement ist bei fast allen Survivors zu finden. Sie wollen unbedingt etwas zurückgeben. Etliche Überlebende pflegen kranke Angehörige, begleiten Sterbende oder engagieren sich politisch und in sozialen Projekten. Sie betonen, dass gerade diese schwierigen Aufgaben ihrem Leben einen Sinn geben. Die Akzeptanz aller Zumutungen gestattet den Überlebenden häufig neue Erkenntnisse und größere innere Freiheit. Die wenigsten pflegen Glücksmythen wie »wenn … dann …«, sondern sie suchen Sinn und Erfüllung im Gegebenen: »Das muss alles hier direkt vor Ort möglich sein. Ich kann nicht auf einen Karibikurlaub warten, um glücklich zu sein, mich wohlzufühlen oder Sinn in meiner Existenz zu finden. Das brauche ich genau vor meiner Haustür«, sagt eine Überlebende.

Aktuelle Studien zeigen, dass Menschen gesünder sind, je mehr Sinnerfüllung sie erfahren – sowohl in seelischer als auch in körperlicher Hinsicht. Sinnerfüllte Menschen sind hoffnungsvoller und optimistischer als andere. Sie sind selbstbestimmter, sozial besser eingebunden, aktiver und motivierter. Es gelingt ihnen besser, sich zu beruhigen. Studien haben außerdem belegt, dass das Sterblichkeitsrisiko für Menschen mit hoher Sinnerfüllung deutlich geringer ist.[9]

Nach Antonovsky entspricht der Kohärenzsinn der Sinnhaftigkeit oder Bedeutsamkeit. Dann ist es eben nicht egal, was ich tue, weil sich mein Handeln lohnt, meine Ziele alle Anstrengungen wert sind und sie mir sinnvoll erscheinen. Genau das wirkt positiv auf den Körper zurück und motiviert, sich mit Stressoren produktiv auseinanderzusetzen, die eigene Gesundheit zu pflegen. Nur wenn wir unser Leben als sinnvoll empfinden, sind wir bereit, sorgsam damit umzugehen. Das Leben erscheint wertvoll genug, um dafür Einschränkungen hinzunehmen. Eine Vielzahl von Studien beschäftigt sich mit der Frage, ob es einen Zusammenhang zwischen seelischem Leid und Sinnerfüllung bei Krebspatienten gibt. Übereinstimmend kommen die Forscher zum Ergebnis: Wenn Krebspatienten ihr Leben als sinnvoll bezeichnen, erleben sie weniger seelisches Leid. Umgekehrt vergrößert ein zerrütteter Lebenssinn das Leid der Menschen drastisch.[10] Pflegekräfte und Ärzte könnten die Patienten besser auffangen, wenn sie mehr Sensibilität für diese wichtige Dimension hätten. Wenn die Verzweiflung zu groß wird, wollen die Patienten sterben. Ein totaler Sinnverlust kann Heilung sogar verhindern – trotz Chemo- und Strahlentherapie.

4 Es gibt mich noch! Ich bin noch da! – Das alte Ich verteidigen

Menschen, die ein Trauma überlebt haben, werden oft als »Suchende« beschrieben. Das trifft auch auf Cancer Survivors zu: Sie müssen bislang verborgene positive Seiten ihres Lebens entdecken, ihre erschütterten Glaubenssätze und Grundannahmen (»ich bin sicher«) überwinden und neue Bilder von sich selbst und von der Welt entwerfen. Zumindest in den Anfangsjahren reagieren sie mit erhöhter Vigilanz. Sie empfinden ihren Selbstwert schnell als bedroht und versuchen, sich zu schützen und Bestätigung zu finden, um sich selbst zu vergewissern: »Es gibt mich noch. Ich bin noch da. Ich bin nicht allzu beschädigt. Vieles von meinem früheren Ich ist noch vorhanden.«

Die Überlebenden fokussieren sich dann auf das, was sie sich wünschen. Sie haben verstanden, dass sie es nicht sofort auf dem Silbertablett serviert bekommen, sondern selbst erarbeiten müssen. Natürlich unterstützt durch andere Menschen und in Beziehung mit ihnen, aber sie denken in Prozessen und haben (inzwischen) oft Geduld mit sich. Sie schauen auf das, was sie unterstützt.

Die meisten Überlebenden, die ich getroffen habe, leisten einen hohen persönlichen und finanziellen Einsatz, um so zu leben, wie sie es für erstrebenswert halten. Sie haben sich nicht einschüchtern lassen, auch wenn ihnen andere versucht haben einzureden, dass ihre Träume viel zu unrealistisch und ihre Schwierigkeiten nicht zu bewältigen sind. Vielen Krebsüberlebenden werden Mut, Risikofreude und Selbstvertrauen sogar systematisch abtrainiert. Ihr Umfeld drängt sie dazu, sich mit dem Spatz in der Hand zufriedenzugeben und an die Taube auf dem Dach nicht einmal zu denken. Eigene Furcht und Sicherheitsdenken werden hier auf den Survivor projiziert. »Ich hätte gerne etwas anderes gemacht als die Arbeit, die ich jetzt habe. Aber alle in meiner Familie sagten: Sei froh, wenn die dir so eine Stelle anbieten. Wer weiß, ob du überhaupt noch ein anderes Angebot bekommst«, erzählt eine Überlebende. Ein bisschen Trotz und Auflehnung können nicht schaden, wenn es darum geht, die eigenen Interessen zu verteidigen und sich seinen Raum zurückzuerobern!

5 Humor und Optimismus

»Sterben müssen wir alle. Was wir lernen müssen, ist, die Reise zu genießen.«[11]
Tiziano Terzani

»Ohne Lachen kommt man nicht durchs Leben«, sagte der Schauspieler Rolf Hoppe einmal – und schon gar nicht durch das Überleben. Patienten tun gut daran, möglichst früh Raum für Leichtigkeit und Heiterkeit zu schaffen. Krebs hat eine Schwere, die alles überlagert und manchmal sogar erdrückt. Viele Überlebende sind wahnsinnig ernst und immer noch erstarrt. Dabei gehört Humor oft zu unserem

Charakter und ist eine Einstellung, die wir dem Leben und uns selbst gegenüber einnehmen. Humor bestimmt darüber, wie wir den Ereignissen und anderen Menschen begegnen, wie wir uns und andere in positive Stimmung versetzen. Selbststärkender und verbindender Humor funktioniert dabei am besten: Wer Situationen humorvoll begegnet, behält in stressigen Momenten die Nerven. Wer sich mit anderen Menschen über den Humor verbindet, gestaltet die Umstände angenehm und entspannt. Natürlich ist es vermessen, von einem akut Kranken zu erwarten, seiner Situation humorvoll zu begegnen. Aber wer es schafft, sich schon in der Akutphase emotional etwas von der Schwere zu distanzieren, die Gegebenheiten lachend zu bewältigen und sogar kreativ zu verarbeiten, bleibt handlungsfähig.

Die Hamburger Autorin Sabine Dinkel kann das: Sie nennt ihren 2016 diagnostizierten Eierstockkrebs despektierlich »Schnieptröte« und nimmt ihm damit viel von seinem Schrecken. Die Chemotherapie heißt bei ihr »Schorle« und ihre Angst nennt sie beinahe liebevoll »Hildegard«. Diese Umdeutung ist ein kluger Griff, vielfach belastete Wörter wie Krebs und Chemotherapie für sich selbst neu zu benennen. Manche finden das bagatellisierend, doch ich halte das für eine kreative Bewältigungsstrategie. Umdeutung nimmt Ereignissen ihre Bedrohlichkeit und senkt das akute Belastungsniveau. Humor erlaubt einen Perspektivenwechsel.

Über die Jahre scheint sich bei vielen Überlebenden neben einer scheinbar grundlosen Fröhlichkeit ein etwas skurriler, zum Teil schwarzer Humor herauszubilden. Oft ist es ein sehr feiner, verschmitzter Humor, der andere nicht herabsetzt und selten zynisch oder sarkastisch ist. Manche Survivors pflegen auch einen etwas deftigeren Humor. Dass man mit Lachen besser durchs Leben kommt, zeigt das folgende Beispiel:

Fallbeispiel: Kay Bohlen, 50 Jahre, Dortmund/Deutschland
Diagnosen: 1999 HIV-Infektion, 2003 hochmalignes Non-Hodgkin-Lymphom III A
Behandlung: Antiretrovirale Therapie für HIV, Chemotherapie und Radiotherapie gegen Krebs
Beruf: Dipl. Bühnendarsteller Gesang und Schauspiel, heute Rentner mit 100 Prozent Erwerbsminderung
Ehrlich gesagt lebe ich mit den Spätfolgen sehr, sehr gut. Ich komme gut im Alltag zurecht und kann immer noch körperlich und geistig genug leisten. Ich sehe meine Einschränkungen als Herausforderung und nicht als Überbleibsel der Therapien gegen HIV oder Krebs. Meine Beschwerden nehme ich nicht als solche wahr, sondern integriere sie in den Prozess des Älterwerdens, der unabwendbar ist. Das geht anderen ja ganz genauso.
Meine Krebsdiagnose fand ich viel bedrohlicher als die HIV-Diagnose. Der Unterschied war, dass es beim Krebs akuten Handlungsbedarf gab – sonst wäre ich ziemlich schnell gestorben. Ich lebe ja quasi zwischen altem und neuem Aids. Ich kenne zwar noch die schlimmen Bilder aus den achtziger Jahren. Aber das neue Aids bricht dank der antiretroviralen Therapie nicht mehr aus, dem fühle ich mich nicht ausgeliefert. Trotzdem hat es lange gedauert, dieses Stigma »Tod auf Raten« anzunehmen. Ich habe mich lange dagegen gesträubt, die Tabletten zu schlucken. Irgendwann ging es aber nicht mehr anders, weil meine Virenlast so hoch war.
Die Krebsdiagnose zu akzeptieren, war trotz dieser Erfahrung ein langer Prozess. Meine Hauptangst war, dass mein Immunsystem

jetzt komplett zusammenbricht. Ich dachte: Alles, was jetzt noch funktioniert, wird zerschlagen. Aber so einen richtigen Absturz hatte ich eigentlich nur die ersten zwei Tage nach der Diagnose. Danach habe ich das angepackt. Noch in der Woche vor dem Start der Chemotherapie habe ich meinen Mann geheiratet, das war mir sehr wichtig. Wir ticken beide ganz ähnlich und gehen Krisen ohne Panik an. Uns war es ein Anliegen, das Ganze so schnell wie möglich zu entdramatisieren. Man muss die Fakten sammeln: Was ist? Was passiert als Nächstes? Dann muss man entscheiden und Vertrauen haben. Außerdem braucht es eine Portion Glück und die hatte ich: Meine Chemotherapie hatte ich im Sommer und da sind viel weniger Viren unterwegs – also hatte ich keine Infektionen.
Ich habe sofort jemanden gesucht, der auch HIV und Krebs hatte. Er hatte beides in den frühen Neunzigern überlebt, den habe ich ausgefragt. Mich hat sehr beeindruckt, dass er seine Krankheiten in Gemälden künstlerisch verarbeiten konnte. Zudem habe ich gerne »Siegesgeschichten« gelesen – also Erzählungen von Leuten, die es geschafft haben. Statistiken sind total demoralisierend, davon habe ich mich extrem distanziert. Das wollte ich nicht wissen.
Humor ist wahrscheinlich meine beste Bewältigungsstrategie. Ich bin mit viel Lachen groß geworden und bin meistens gut gelaunt. Lachen kann auch manchmal eine Stressreaktion sein. Wenn eine Situation aber so richtig mies ist, ist Humor eine sehr gute Strategie. In der Reha habe ich mit ein paar Leuten immer »Stadt, Land, Fluss« gespielt und eine Spalte haben wir für Krebsarten reserviert. Darüber können wahrscheinlich nur Krebskranke lachen – aber wir fanden es saukomisch. Ich bin sehr dankbar dafür, dass ich einen Mann habe, der ähnlich ist wie ich. Wenn ich von der Chemo nach Hause kam, hat er mich scherzhaft gefragt: »Na, wie war dein Einlauf heute?«

Ich würde es nicht aushalten, mit jemandem zu leben, der dauernd weint und klagt, dass er mich nicht verlieren will. Mein Mann sieht sich als weisen, weißhaarigen Opa im Lehnstuhl sitzen und Bonbons verteilen. Ich nicht. Ich lebe für den heutigen Tag. Wir versuchen, humorvoll zu bleiben und unsere Belastungen so weit es geht zu relativieren. Man findet immer jemanden, dem es bedeutend schlechter geht als einem selbst. Dafür braucht man nur auf den Friedhof zu gehen: Allen dort geht es schlechter als uns.

Ähnlich wie Humor ist Optimismus eine grundsätzlich lebensbejahende und zuversichtliche Haltung. Der amerikanische Psychologe Martin Seligman fand heraus, dass Optimisten die Ursache für Erfolge, angenehme Erlebnisse oder überwundene Schwierigkeiten in sich selbst sehen und Probleme als vorübergehendes Ereignis betrachten. Sie bleiben in sich stabil, weil sie Rückschläge nicht auf ihr ganzes Leben und ihre Persönlichkeit beziehen, sondern unterscheiden. Optimisten haben ein starkes Selbstwertgefühl und trauen sich zu, kritische Lebensereignisse zu überwinden. Laut Seligman ist eine optimistische Haltung erlernbar.

Fallbeispiel: Felix Neufeld*, 26 Jahre, Marburg/Deutschland
Diagnose: Osteosarkom 2008, Stadium IV (lokalisiert im rechten Knie, metastasierend in Ober- und Unterschenkel)
Behandlung: Adjuvante Chemotherapie, dann Operation mit Tumorentfernung und Einsetzen der Endoprothese. Im Anschluss weitere Chemotherapien, keine Radiotherapie
Beruf: Student der Psychologie
Ich war vor zehn Jahren ein total muffeliger Teenager und hatte oft

keinen Bock auf Therapie. Ich hatte auch keine Vorstellung davon, was später sein würde. Die Krankheit war so präsent, dass ich für Hoffnungen, Erwartungen oder Wünsche gar keine Zeit hatte. Das kam erst später. Aber eins war sicher: Ich wollte gesund werden und leben, dafür habe ich die Therapie gemacht. Heute kann ich mich immer noch wahnsinnig darüber freuen, dass es geklappt hat.

Für mich ist es sehr schwierig nachzuvollziehen, wenn jemand diese zweite Chance, die er bekommen hat, nicht bis zum Optimum nutzt oder nur passiv herumhängt und darauf wartet, dass ihm jemand die Chancen auf dem Silbertablett präsentiert. So geht das nicht. Leute, die alles, was schiefgeht, auf den Krebs schieben, verlieren total den Bezug zur Realität. Die bemitleiden sich so gern selbst, dass sie sich nur noch dahinter verstecken. Klar, jeder hat mal keinen Bock zu arbeiten – aber man will doch als normaler Mensch leben, dann kann man das auch nicht machen. Das Leben gibt es halt nur als ganzes Paket, nicht nur mit den schönen, angenehmen Seiten.

Für mich hat sich durch den Krebs fast alles geändert. Vor der Diagnose wollte ich Soldat werden, heute studiere ich Psychologie. Ich lebe viel bewusster und habe herausgefunden, dass ich anderen helfen will. Ich will Gutes tun und denke, dass ich mehr Empathie habe als früher. Ich rege mich nicht über Kleinigkeiten oder Scheinprobleme auf. Klar – es kommt auch auf die Einschränkungen an, die jemand erlebt. Ich habe eine Endoprothese im Bein, die kaum jemandem auffällt. Man muss da schon sehr genau hinschauen, um etwas zu merken. Ich erzähle auch nicht jedem davon – je nachdem, ob jemand echtes Interesse hat oder aus reiner Sensationslust fragt, lasse ich mich darauf ein oder nicht. Mitleid brauche ich jedenfalls keines, dafür gibt's gar keinen Grund.

Du kannst so viel Geld haben, wie du willst – es wird dir nichts

bringen, wenn du schwer krank bist. Das ist meine Erfahrung. Der Krebs bringt einen auf einen ganz anderen als den üblichen Weg. Er zwingt die Menschen auf ihre Urinstinkte zurück und führt dazu, dass man nur Sachen macht, die man auch wirklich machen will. Deshalb lege ich Wert auf andere Dinge, auf ein gutes Leben, darauf, wie ich glücklich sein kann und wie ich gut für mich selbst sorge. Ich brauche keine Millionen. Wenn ich 80 bin, bin ich hoffentlich gesund und habe eine Frau, Kinder und Enkelkinder.
Heute ist mein Krebs kein Thema mehr für mich. Dabei haben mir vor allem meine Familie und meine Freunde geholfen. Beziehungen zu anderen Menschen sind viel hilfreicher gewesen als alles Theoretische. Meine Mutter würde wahrscheinlich immer noch sagen, das war das Katastrophalste, was unserer Familie jemals passiert ist. Aber ich bin glücklich und zufrieden mit meinem Leben, so wie es ist. Warum sollte ich an die Krankenzeit denken und in der Vergangenheit leben? Gefühlt bin ich jetzt vom Glück verfolgt. Der Kampf gegen den Krebs hat mich unbesiegbar gemacht. Deshalb habe ich mir hier auf den Arm auch »Unbesiegbar« tätowieren lassen – in thailändischer Schrift. Natürlich kann mir jemand meine Stelle kündigen, aber niemand kann mir meine Erfahrungen nehmen. Ich fühle mich mental so gut wie gegen alles gewappnet.

Optimismus geht mit günstigem Bewältigungsverhalten und konstruktivem Denken einher. »Falsches« Verhalten wird von Optimisten schneller korrigiert. Sie versuchen, krankheitsbezogene Belastungen schneller zu eliminieren und überwachen sich aufmerksam – sie können also bei Symptomen früher eingreifen. Optimisten sind meist kognitiv flexibler und verarbeiten situative Anforderungen besser; das heißt, sie lösen sich schneller von Zielen, die unerreichbar scheinen.

Krebs überlebt zu haben, ist kein individuelles Schicksal mehr, sondern ein Massenphänomen. Es gibt kein Leben ohne Krankheit, ohne Störung, ohne Irritation. Bestenfalls haben die Überlebenden neue personale Ressourcen erworben: Sie haben gelernt, diffuse Angst auszuhalten und innere Kräfte zu mobilisieren. Sie wissen, dass Leben prinzipiell offen und ungewiss ist. Krankheit und Gesundheit sind für sie keine Gegensätze mehr, sondern sich überlappende Zustände. Im besten Sinne haben sie ihre eigene Überlebenskunst entwickelt und das Gegebene akzeptiert. Zu Krankheit gehört auch ein Können: Man muss sich zu Krankheit in irgendeiner Weise verhalten – und das haben die wenigsten Menschen gelernt.

6 Und manchmal hilft gar nichts

»Alles war so dramatisch. Und jetzt? Bin ich nicht mehr interessant?« – Es gibt Überlebende, die durch die Krankheit einen hohen Gewinn an Aufmerksamkeit erzielen. Es hat Zuhörer gegeben, die wissen wollten, was sie erlebt haben und wie sie damit fertig werden. Manche Menschen sind daran wirklich interessiert. Andere wollen nur ihre Neugier oder voyeuristische Sensationslust befriedigen. Das Gefühl, plötzlich wichtig zu sein, verführt manche Überlebenden dazu, ihre Identität aus der Krankheit zu beziehen. Hobbys, Freundschaften und Aktivitäten drehen sich nur noch darum. Zu Menschen außerhalb der Krebswelt haben sie nur begrenzt Kontakt. So enden die Betroffenen in einer Sackgasse. Noch Jahrzehnte später reden sie über ihre Krankheit, als sei sie erst gestern geschehen. Sie können ihren Krebs nicht loslassen.

Andere Krebspatienten sind so verzweifelt und die Resignation gehört so sehr zu ihrem Leben, dass selbst der Krebs daran nichts ändert. Die Dunkelziffer der einsamen, verarmten und depressiven Überlebenden ist hoch. Ihre Denkmuster und Glaubenssätze sind oft so verhärtet, dass nicht einmal der Krebs sie aufbrechen kann. Sie haben nach überstandener Krankheit kein Bedürfnis, sich oder ihr Leben zu verändern und neue Erfahrungen zu machen. »Sie betrachten den Krebs nicht als etwas *Neues* in ihrem Leben, sondern nur als den endgültigen Beweis für die absolute Hoffnungslosigkeit, die schon so lange ihre Existenz bestimmte.«[12]

Diese Menschen sind (noch) nicht erreichbar für psychoonkologische Interventionen. Hilfsangebote können sie (noch) nicht annehmen. Heutzutage sind viele versucht, diese Verzweifelten als »untherapierbar« oder »hoffnungslose Fälle« abzustempeln – als könne man jeden Menschen reparieren und wieder auf Vordermann bringen. Dem ist nicht so. Die Schweizer Familientherapeutin Rosmarie Welter-Enderlin hat auf die »gnadenlose Ressourcenorientierung« hingewiesen und dafür plädiert, auch die Abgründe im Leben wahrzunehmen und das Scheitern zuzulassen. Resilienz ist kein »Supertool«, das Menschen in jeder Lebenslage unverwundbar macht. In einer chronischen Belastungssituation kann sie zu einer weiteren enormen Anstrengung werden, an der die Betroffenen letztlich scheitern. Die Kranken dann noch als defizitär zu betrachten, ist nichts anderes als

»blaming the victim« (»dem Opfer die Schuld geben«). Vielmehr geht es darum, die Betroffenen und ihre sozioökonomische Lage erst einmal so weit zu stabilisieren, dass sie ein Grundgefühl von Schutz und Sicherheit (wieder)bekommen. Ohne diesen Rahmen können sie ihre Situation überhaupt nicht verbessern.

Handlungsfähigkeit und Selbstwirksamkeit helfen den Betroffenen, aus der Opferrolle herauszukommen. Keine Gefühle zu zeigen und sich selbst den Zwang aufzuerlegen, stark sein zu müssen, hindert die Menschen daran, ein zufriedenes, selbstbestimmtes und versöhntes Leben zu führen. Es hilft auch nicht, gehemmt und unterwürfig zu sein. Nur wer für sich selbst und die eigenen Bedürfnisse eintritt, kann ein gutes Leben führen und findet den Weg aus erlernter Hilflosigkeit.

Irgendwann kommt fast jeder Cancer Survivor an den Punkt, an dem er sich mit dem Erlebten versöhnen muss. Sonst gibt es keinen inneren Frieden und die Gefahr ist groß, dass jemand für immer ein Opfer bleibt. Ein Krebsopfer. Versöhnung ebnet den Weg zur Dankbarkeit: Dankbar dafür sein, überlebt und das Schlimmste hinter sich zu haben. Dankbar dafür sein, trotz der Leukämiebehandlung im frühen Kindesalter zwei gesunde Kinder geboren zu haben, wieder laufen zu können, essen zu können, kein Beatmungsgerät zu brauchen und vieles mehr. Versöhnung kann viele Jahre dauern. Aber dann ist klar: Jedes noch so schmerzliche Leiden kann für großes persönliches Wachstum sorgen. Es ist vorbei!

Wer sich durch überängstliche und entwertende Eltern in seiner Kindheit vorwiegend hilflos erlebt hat, neigt dazu, dies im späteren Leben zu wiederholen. Versagen und Handlungsunfähigkeit passen dann einfach zum Selbstbild und scheinen für alle Zeiten festgeschrieben. Erlernte Hilflosigkeit ist ein Prädiktor für tiefe Resignation und Depression. Wenn unverschuldet eine schwere Krankheit oder andere negative Erfahrungen hinzukommen, wird das Gefühl der Hilflosigkeit verstärkt. Das Leben scheint unkontrollierbar. Doch gerade erlernte Hilflosigkeit kann den Weg in eine Entwicklung weisen, die niemand für möglich gehalten hätte. Es beginnt damit, dass die eigene Geschichte anerkannt wird: »Ja, ich hatte es schwer damals und es hat mich fast zerbrochen. Es beeinträchtigt heute noch mein Leben, wenn ich nicht gut auf mich aufpasse und für mich sorge. Aber heute bin ich gesund und kann anders handeln.«

Aus der Psychoneurobiologie weiß man, dass ein häufiges, affektgeladenes Erinnern alter Verletzungen zu erneuten Stressreaktionen führt. Das Gehirn reagiert, als geschähe das Erinnerte in genau diesem Augenblick wieder – eine Retraumatisierung, die sich Betroffene selbst zufügen. Hilfreicher ist, sich auf die Perspektiven zu besinnen, die sich durch die Krankheit ergeben haben:

- Wie wäre es, wenn es nicht geschehen wäre?
- Wie bin ich da herausgekommen?
- Wer hat mir dabei geholfen?
- Was habe ich dabei gelernt?
- Was davon kann ich heute gut gebrauchen?

Die Erkrankung innerlich abzuschließen und das Geschehen in die Hand zu nehmen, lohnt sich. Alle Anstrengungen, das gewünschte Leben zu führen, sind es wert. Denn wer sich Jahre nach der Krebsbehandlung immer noch als Opfer der Krankheit inszeniert, erntet weder Mitgefühl noch Hilfsbereitschaft, sondern Ungeduld und Genervtheit – schlimmstenfalls Kontaktabbruch und Isolation.

Alle Überlebenden balancieren ohnehin auf einem schmalen Grat, denn alle Bewältigungsmechanismen haben ein doppeltes Gesicht. Zum Beispiel Ablenkung: Sie kann helfen, momentane Schwierigkeiten zu überwinden. Wenn sie dysfunktional und dauerhaft wird, verführt sie dazu ...
- die Schuld bei anderen zu suchen,
- andere zu verurteilen,
- grübelnd um das Unerwünschte zu kreisen,
- aus dem Mangel heraus zu denken,
- in einer Opferhaltung und Schicksalsgläubigkeit zu verharren,
- sich ohnmächtig und hilflos zu fühlen.

Ganz ähnlich ist es mit dem Ausweichen:
- Ich habe kein Geld.
- Ich bin zu jung/zu alt.
- Ich hatte es schon immer schwer.

Überlebende müssen das immer wieder ausbalancieren. Um auf der konstruktiven Seite zu bleiben, müssen sie sich wiederholt mit sich selbst beschäftigen und überlegen, wie sie ihre Situation konkret verändern können. Überleben ist nicht oder nicht hauptsächlich abhängig von der Herkunft, der sozialen Schicht, von Glück, Bildung, Geld oder Beziehungen. Vielmehr hängt es von der eigenen Wahrnehmung und Motivation ab, was aus dem Leben nach der Krebstherapie wird. Worauf sich die Überlebenden fokussieren und wie sie entscheiden, haben sie selbst in der Hand.

Einige junge Erwachsene, die als Kind oder Jugendlicher an Krebs erkrankten, fristen ihr Leben von Hartz IV. Manchen fehlt sogar die Energie dazu, diese Unterstützung überhaupt zu beantragen. Sie leben bei und von ihren Eltern und haben oft mehrere Rehas hinter sich. Dennoch schaffen sie es (noch) nicht, einen normalen Alltag zu bewältigen und im Leben Fuß zu fassen. Oder sie schaffen es gerade noch so, eine Teilzeitstelle zu besetzen. Für Freunde oder Hobbys fehlt ihnen die Kraft. Persönliches Unglücksempfinden und Überforderung bilden eine unheilige Allianz. Lebensangst gepaart mit gesundheitlichen Einschränkungen führt zu Mutlosigkeit, Versagensängsten und Hoffnungslosigkeit – ein Teufelskreis. Dennoch darf man diese Menschen niemals aufgeben und auch nicht weiter entmutigen: Vielleicht haben sie einfach noch nicht den richtigen Menschen getroffen, der ihnen hilft, für sich einzustehen. Dass es sich immer lohnt, auf Entwicklung zu hoffen, zeigt folgendes Beispiel:

Fallbeispiel: Peter Forberg*, 36 Jahre, Wien/Österreich
Ursprungsdiagnose: Medulloblastom 1998 im Alter von 15 Jahren
Behandlung: Operationen, Chemotherapie, Radiotherapie
Beruf: Lehrer
Manche schaffen es, trotz der Krankheit glücklich zu sein. Die haben es akzeptiert und richten den Blick auf das, was sie noch können. Ich richte den Blick auf das, was ich alles nicht kann und was ich verloren habe. Ich warte auf den Tag der Erkenntnis und bin böse auf mich selber, weil ich alles über die Jahre hab schleifen lassen. Ich habe meine Krankheit genutzt, um mich zu schonen und nichts zu machen. Es wird einem viel zu leicht gemacht. Mit dieser Krankheit schreibt einen jeder Arzt sofort krank. Das Ausnutzen ist hin und wieder vielleicht okay. Aber ich würde jedem raten, nicht auf diesem Ticket zu fahren, sondern alles zu machen,

Manchmal hilft gar nichts

was man machen kann. Dazu gehört halt auch das Unangenehme. Sonst geht's einem so wie mir: Ich habe im Krankenstand viel zu viel gegrübelt und bin im Selbstmitleid zerflossen. Manchmal bin ich den ganzen Tag nur im Bett gelegen, hab mir zwischendurch ne Pizza geholt und mich dann gleich wieder hingelegt. Man kann das mal eine Woche machen, aber eben nicht auf Dauer. Je größer die Lücken im Lebenslauf sind, desto schwieriger wird es. Arbeit braucht man aber nicht nur fürs Selbstbild, die strukturiert den Tag.

Manchmal denke ich an den Tod und sage mir, dass ich mein Leben mit Grübeln vergeude, anstatt etwas zu tun. Für mich war es immer schwierig, mich zu motivieren. In der Krankheit war klar, was ich zu machen hatte. Ich musste nichts entscheiden und hab die Verantwortung für mein Leben komplett abgegeben. Danach wusste ich gar nicht, wie ich mit meiner Zeit umgehen soll. Ich habe immer Angst, vor allem. Selbst wenn ich weiß, die Angst ist nicht notwendig, ist sie trotzdem da. Ich grüble immer noch dauernd darüber nach, warum ich diesen Krebs überhaupt bekommen habe. Meine Freunde sagen dann, das ist doch schon 20 Jahre her, das kann dir doch wurscht sein. Ist es aber nicht. Da gab es diese Bombe in der Pubertät, die mein ganzes Leben zerschossen hat. Bis heute beeinflusst sie mich. Und dann gibt's ja auch noch die Zukunft – wie sieht die wohl aus? Ich habe Kavernome in meinem Kopf, die jederzeit zu bluten anfangen können. Sie sind inoperabel. Fest steht, dass ich einen Schlaganfall bekomme, wenn die bluten – und was wird dann wohl sein?

Es entmutigt mich, wenn mir die Ärzte sagen: »Ich kann mir nicht vorstellen, dass jemand, der so viel mitgemacht hat wie Sie 70 oder 80 Jahre alt wird.« Bei den Holocaust-Opfern hat das ja auch keiner geglaubt. Ich setze daher auf Wahrscheinlichkeiten. Auf den Einzelnen gibt es immer noch eine sehr hohe Varianz. Wenn ich mal 60 oder 70 bin, wird alles anders sein. Aus der Generation meiner Eltern gibt's ja kaum Langzeitüberlebende, heute werden es aber immer mehr. Die Forschung wird sich irgendwas einfallen lassen. Wenn ich eines weiß: Es ist nie aus. Hoffnung gibt es immer.

Ich will mir nicht am Ende sagen müssen, ich habe mein Leben nicht gelebt, sondern mich ständig selbst bemitleidet. Deshalb gehe ich mein Leben jetzt an. Ich habe wieder Ziele und die will ich anpacken, Schritt für Schritt. Es geht nur darum, den heutigen Tag zu überstehen und morgen gibt's vielleicht irgendetwas, das mir helfen kann. Vielleicht habe ich in zehn Jahren sogar eigene Kinder, weil es der Medizin gelungen ist, meine Unfruchtbarkeit rückgängig zu machen. Wer weiß?

Wenn Krankheitsverarbeitung nicht gelingt, sind Resignation und Depression die Folge, schlimmstenfalls der Suizid aus Verzweiflung oder Trotz. Wer dranbleibt, Möglichkeiten erkundet und Entscheidungen trifft, wird früher oder später losziehen wie die Helden in den Märchen: auf unsicherem Pfad hin zu einer ungewissen Zukunft – aber mit Zuversicht. Oder wie es die Bremer Stadtmusikanten sagten: »Etwas Besseres als den Tod findest du überall.«

7 Widerstandsfähig dank Krebs? Posttraumatisches Wachstum

»Nie wird es geschehen, dass ein Sterbender schon vor seinem Ableben erfährt, wie sich der Tod anfühlt. Aber auch nie in seinem weiteren Leben wird er dieses Gefühl vergessen können, sollte er dem Tod zwar begegnet, ihm aber noch einmal entkommen sein.«[13]
Guido Westerwelle

Menschen können aus einem Trauma oder einer schweren Lebenskrise gestärkt hervorgehen und daran erstaunlich wachsen. Diese Erkenntnis setzt sich im deutschsprachigen Raum nur schwer durch. Sei es, dass wir in defizitorientierten Kulturen leben. Sei es, dass wir verlernt haben, auf die Selbstheilungskräfte von Menschen zu vertrauen, und glauben, eine »Reparatur« müsse stets durch Fachleute erfolgen.

Seit den siebziger Jahren erforschen Richard Tedeschi und Lawrence Calhoun, wie posttraumatisches Wachstum entsteht. Ursprünglich wollten sie ergründen, was Weisheit ist. Sie befragten Personen, die Schicksalsschläge erfahren hatten – Kriegsverletzungen, den Tod nahestehender Menschen, Unfälle oder schwere Krankheiten –, und stellten fest: Viele Traumaüberlebende behaupten sich gut im Alltag. Einige sagen sogar, erst das schwere Ereignis habe ihr Leben zum Guten gewendet. Diese tief greifende Wandlung nannten Tedeschi und Calhoun posttraumatisches Wachstum. Der deutsche Psychologe Andreas Maercker nennt es posttraumatische Reifung. Er stellte fest: Mit zunehmender Reife nimmt auch die Angst vor dem Tod ab.

Der Forscher George Bonanno ist davon überzeugt, dass posttraumatisches Wachstum bei Menschen nicht die Ausnahme, sondern sogar die Regel ist. In seinen Studien sagen 60 bis 80 Prozent aller Teilnehmer, sie seien zufriedener und stärker geworden seit dem kritischen Lebensereignis. Das macht Hoffnung.

Kernmerkmale des posttraumatischen Wachstums:
- Die hohe Wertschätzung des eigenen Lebens
- Intensivere persönliche Beziehungen
- Das Bewusstsein eigener Stärken
- Das Entdecken neuer Möglichkeiten im eigenen Leben
- Ein intensiveres spirituelles Bewusstsein

Tedeschi und Calhoun gehen davon aus, dass 90 Prozent aller Traumaüberlebenden mindestens einen Aspekt posttraumatischen Wachstums erfahren. Ausschlaggebend dafür, dass sich erfahrenes Leid in Stärke verwandeln kann, ist die Akzeptanz der eigenen Verletzlichkeit sowie der Endlichkeit des Lebens. Ein bewusster Umgang mit Emotionen und Reflexion ist für das Wachstum ebenso zentral wie die Eigenverantwortung. Autonomie statt Opferrolle befähigt Überlebende, Verantwortung für sich zu übernehmen. Nicht zuletzt brauchen Überlebende einen wachen Blick und Offenheit für neue Optionen, um zu reifen. Das heißt übrigens nicht:

»Alles, was uns nicht umbringt, macht uns härter.« Die meisten Überlebenden sind verletzlicher, mitfühlender und sensibler als je zuvor. Manche Forscher gehen davon aus, dass gerade diejenigen, die am stärksten erschüttert wurden und sogar eine posttraumatische Belastungsstörung erlitten haben, am stärksten wachsen können. Sie müssen sich besonders intensiv mit ihren Erfahrungen auseinandersetzen, um Trauer und Leid hinter sich zu lassen.

Erzwingen lässt sich posttraumatische Reifung allerdings nicht, und es wäre vermessen, sie von jedem Betroffenen zu erwarten. Die Dosis bestimmt darüber, ob das erlebte Leid bewältigt werden kann. Wenn es zu groß und das Rettende zu gering ist, kann kein inneres Wachstum erfolgen. Dann werden die Betroffenen von den Geschehnissen so überflutet, dass sie daran nicht reifen *können*. Ebenso wäre es anmaßend, von jedem Survivor zu fordern, er müsse nun dauerhaft besonders reif, weise und stabil sein.

Andere Forscher halten posttraumatisches Wachstum für eine Illusion, messbar sei es ohnehin nicht. Fraglich sei, ob jemand tatsächlich gereift sei oder sich dies nur einbilde. Fragt man die Überlebenden, schildern sie fast immer eine ganze Reihe von positiven Folgen. Allerdings werden diese erst Jahre später sichtbar, wenn Trauer, Wut und Unverständnis abgebaut sind. Dem Positiven Raum zu geben, schadet aber nicht. Ob eingebildet oder nicht – wichtig ist, dass die Überlebenden ihren Erfahrungen einen Sinn geben können, dann ist posttraumatische Reifung ein hilfreiches Konzept.

Posttraumatisches Wachstum ist übrigens kulturabhängig und kommt vor allem in den westlichen postmodernen Gesellschaften vor. Im Vergleich dazu haben die Überlebenden in arabischen Ländern noch einen weiten Weg vor sich. Erst im August 2018 brach die libanesische Pop-Sängerin Elissa ein starkes Tabu, indem sie ein freimütiges Lied über ihre Brustkrebserkrankung veröffentlichte. In der arabischen Welt kommt das Wort Krebs noch kaum jemandem über die Lippen. Die Krankheit wird als »haga uechscha« – das Hässliche – umschrieben. Prominente Frauen wie Elissa haben deshalb wichtige Vorbildfunktion. In Ländern mit traditionellen Werten werden bislang (noch) kaum Belege für posttraumatisches Wachstum gefunden. Ob Migranten in der westlichen Welt davon profitieren, scheint bislang unerforscht.

Erste kleine Schritte genügen am Anfang völlig. Kleine Erfolge in der Regulierung von Emotionen und dem Umgang mit Angst sind wichtiger als Selbstüberforderung. Zunächst geht es darum, sich zu häuten und die Patientenrolle abzustreifen. Je länger man überlebt, desto leichter wird das. Denn je erregter und emotionaler Menschen auf Widrigkeiten reagieren, desto mehr innere und äußere Ressourcen verbrauchen sie, um sich zu regulieren. Wichtig ist deshalb zu wissen, wie man sich selbst beruhigen kann. Reflexion, Selbsteinschätzung und Zukunftsplanung unterstützen diesen Prozess. Es ist wichtig, Übergang und Dauerwandel als Grundbedingung des eigenen Lebens aushalten zu lernen. Zweifel, Angst und Trauer werden immer wiederkommen – das sind aber »nur« Gefühle und sie gehen auch wieder vorüber. Eine gelassene Haltung macht der Freude, der Neugier und persönlichem Wachstum Platz.

Spirituelles Wachstum
Krebsüberlebende sind in einer Extremsituation in einen Bewusstseinsraum jenseits des Alltagsbewusstseins eingebrochen und können diesen mit den »normalen« Menschen meist nicht teilen. Das löst tiefe Verunsicherung und Angst aus. Viele Survivors haben Mühe, diese Erfahrungen einzuordnen. Sie sprechen von einer starken Kraft, die ihnen begegnet ist, und nennen diese manchmal »Gott«. Spirituelle Wege verändern den Persönlichkeitskern, indem bestimmte Lebensgewohnheiten und Bindungen aufgelöst werden. Wenn Menschen sich von der Identifizierung mit ihrem Ego befreien, machen sie sich auch frei von Konditionierungen. Sie ordnen das Erlebte in die eigene Lebensgeschichte ein, verbinden es mit ihrem Glauben oder ihrer Spiritualität und versehen es mit Bedeutung. Religiosität und Spiritualität bieten Sinnkonstruktionen, Rituale, Mythen, Glaubenssätze und Lebenspraktiken.

Ein wesentlicher Aspekt posttraumatischen Wachstums ist die Widerstandsfähigkeit Überlebender. Menschliche Resilienz – das Gedeihen trotz widriger Umstände – entsteht nicht in seltenen, außergewöhnlichen Prozessen oder Handlungen, durch besonders exklusive Ressourcen oder Zaubertränke. Menschliche Resilienz entsteht im Alltag – dadurch, dass Menschen gewöhnliche adaptive Systeme nutzen, die allen zur Verfügung stehen. Sie ist kein Sonderfall, sondern weitverbreitet. Die Psychologin Ann S. Masten nennt Resilienz die »gewöhnliche Magie«: Menschen seien in einem Maße »reprogrammierbar« und veränderbar, wie man es sich in früheren Jahrzehnten nicht habe vorstellen können.

Die drei Resilienzsysteme

Psychosozial: Bindung und Familie
Bindung hat zeitlebens großen Einfluss darauf, wie wir uns an Belastungen anpassen können. Sie ist mit starker Motivation und heftigen Emotionen verbunden und bringt verwundbare Menschen und ihre Beschützer wieder näher zueinander im Falle einer Gefahr. Sensible Fürsorge bedeutet hochwertige Bindung. Angehörige oder enge Freunde sorgen für Koregulation, damit sich der Erkrankte wieder selbst regulieren kann – diese Resonanz macht es für die Angehörigen auch so anstrengend. In lebensbedrohlichen Situationen herrscht ein starkes Verlangen nach Bindungspersonen.

Neurobiologisch: Lernen, Problemlösung, Selbstregulation, Bewältigung und Sinn
Mentale Aktivitäten und Prozesse lassen Anpassung gelingen und handlungsfähig bleiben: vernünftig denken und sich mit der Situation wirkungsvoll auseinandersetzen. Resilienz braucht keine außergewöhnlich hohe Intelligenz, sondern das Denkvermögen, wie Probleme gelöst werden können, damit verständlich wird: Was geschieht gerade? Was ist jetzt zu tun? Wo bekomme ich Hilfe? Zu viel Intelligenz kann sogar dazu führen, dass die Betroffenen zu sehr überflutet werden: Zu viel Wissen erhöht die Belastungsdosis und beeinflusst die Einstellungen. Manchmal schützt es, weniger oder nichts zu verstehen.

Kulturell: Tradition, Religion, Werte
Eine Anpassung an kritische Lebensereignisse wird von Traditionen, Werten, Ritualen, Glauben mit beeinflusst. Religiöse und kul-

turelle Praktiken geben vielen Menschen Halt. Gemeinschaften gewähren Schutz und oft auch pragmatische Hilfe. Bedürfnisse nach Zugehörigkeit, Bindung, Struktur und Sinn können hier ausgelebt werden. Nicht zuletzt gehört zur Kultur auch die Beschäftigung mit Kunst, Literatur und Musik, die vielen Betroffenen hilft.

Diese drei Systeme stehen Menschen seit Jahrtausenden zur Verfügung. Sie werden von Generation zu Generation weitergegeben und verfeinert. Beeinflusst werden sie über soziale Interaktionen und Sprache. Anders hätte die Menschheit vielleicht gar nicht überlebt. Überleben ist Teil unseres genetischen Codes. Manchmal sind nahestehende Menschen mit chronischer Krankheit Vorbilder und zeigen: »Wo aber Gefahr ist, wächst das Rettende auch.«[14] Sie geben effektive schützende Faktoren weiter – etwa durch Erzählungen aus der Familiengeschichte, beim gemeinsamen Musizieren oder einfach als lebende Vorbilder im Umgang mit chronischer Belastung.

Resilienz besteht aus einer Vielzahl von Eigenschaften, die Anpassung an Widrigkeiten begünstigen. Sie ist *kein* Persönlichkeitsmerkmal und auch nicht für alle Zeiten festgeschrieben! Ganz egal, wie viel Widerstandskraft jemand mitbringt: Eine Entwicklung ist fast immer möglich.

Chronische Krankheit ist geprägt von Übergangsphasen und Widrigkeiten. Gerade instabile Systeme und Personen sind empfänglich für Veränderungen. Widrigkeiten bedeuten nicht nur erhöhte Verletzlichkeit, sondern zugleich die Chance, Neues zu wagen. Es sind Phasen hoher Neuroplastizität, da ist unser Gehirn offen dafür, neues Verhalten zu erlernen.

»Resilient sein heißt, mit unbeantworteten Fragen zu leben.«[15] Resilient ist, wer Perspektiven wahrnehmen kann und es schafft, die nächsten Schritte zu identifizieren, die jetzt zu bewältigen sind, und wirksame Strategien dafür findet. Manchmal fehlt es nicht an Ressourcen, sondern am Zugang dazu. Hier können Psychoonkologen helfen, Beratungsstellen oder der soziale Dienst im Krankenhaus.

Je höher das Selbstwertgefühl, desto geringer das Leid und das Belastungsniveau. Wer über hohen Selbstwert verfügt, wird seine soziale Umwelt entsprechend gestalten und genau auswählen, mit wem er für welche Aktivitäten zusammenkommt. Der Psychologe Albert Bandura definiert Selbstwirksamkeit als den Glauben an eigene Fähigkeiten, das Tun so zu organisieren und auszuführen, dass die erwünschten Ziele erreicht werden. Überlebende, die selbstwirksam sind, verfügen also über die Kompetenzen, ihre gewünschten Ziele zu erreichen. Sie können viele Ressourcen mobilisieren und nutzen. Im Umgang mit außergewöhnlichen Lebensereignissen spielt Selbstwirksamkeit eine Schlüsselrolle: Sie ist das Bindeglied zwischen Selbstwertgefühl und Adaptation an Belastung.

Widerstandsfähige Survivors haben das Gefühl, ihre Situation selbst kontrollieren und verbessern zu können. Sie haben erlebt, dass sie durch eigenes Handeln einen wichtigen Beitrag zur Genesung leisten. Sie nehmen weitere Veränderungen an und sind sogar an einem gewissen Maß von Stress interessiert, weil sie sich als wirksam erleben. Sie sehen sich als aktive und bestimmende Person, verfügen über positive Affektivität. Das heißt, sie sind aufmerksam und offen für neue Informationen, halten sich für »glücksfähig«. Gerade weil sie glücklicher sind, erleben sie häufiger Positives und erholen sich rascher. Ihre emotionale Offenheit aktiviert weitere Ressourcen. Sie erfahren, dass sich ihnen andere Menschen zuwenden und sie unterstützen. Dies wiederum motiviert ihre Selbstfürsorge und gesundheitsförderliches Verhalten.

Übrigens: Studien sehen keinen Einfluss einer kämpferischen Einstellung auf die Überlebenszeit und das bestätigt meine persönlichen Erfahrungen. Kämpfen ist kein Allheilmittel. Viel stärker wirkt aktive Anpassung: Je mehr sich jemand eigenverantwortlich für seine Entwicklung einsetzt, umso besser geht es ihm oder ihr. Wichtig ist, Kurs aufzunehmen, auch wenn es erst einmal alles andere als perfekt ist, das angestrebte Leben einfach auszuprobieren. Man muss das Befinden von den Befunden abkoppeln. Außerdem ist es möglich, sich vorzubereiten und für chronische Widrigkeiten zu stärken.

Fallbeispiel: Elke Krokowski, 58 Jahre, Berlin/Deutschland
Diagnose: Brustkrebs 2002
Behandlung: Chemo- und Strahlentherapie, Hormonbehandlung
Beruf: Journalistin
Immer, wenn ich irgendwo im Wartezimmer sitze, führe ich ein Tagebuch: Welche Untersuchung mache ich heute und wie geht's mir gerade? Die Seiten, die sonst immer voll waren, sind viel weniger und kürzer geworden. 2017 habe ich gar nichts geschrieben und 2016 nur ein bisschen – das heißt, die Arztbesuche nehmen ab. Einerseits bin ich froh darum, andererseits habe ich ein schlechtes Gewissen: Ist das wirklich okay so? In die Erleichterung und Freude darüber, dass ich mich traue, weniger engmaschige Kontrollen zu machen, mischt sich ein ungutes Gefühl. Physisch habe

ich längst nichts mehr zu meckern, aber psychisch fühle ich mich bedrückt und oft sehr erschöpft.

Am meisten stört mich meine Erschöpfung, dabei kann ich gar nicht sagen, ob die nicht ganz normal ist – die nehme ich bei anderen ja auch wahr. Wir leben in einer erschöpften Gesellschaft und ich glaube, das kann man gar nicht medizinisch behandeln. Den Arbeitsalltag schaffe ich nur mit viel Kraft, aber das geht vielen anderen ohne Krebsvorgeschichte ähnlich. Ich denke, ich muss die Verantwortung für mich und mein Wohlbefinden selbst übernehmen und schauen, was kann ich selber tun? Wo sonst kriege ich denn Hilfe, wenn nicht bei mir selbst? Ich versuche, vieles über das Bewusstsein zu erfassen: Was ist los? Wie geht's mir? Was brauche ich jetzt? Und dann versuche ich, mich damit zu versorgen – meist geht es hauptsächlich um Akzeptanz und Mitgefühl mit mir, so wie ich bin und dass ich nicht anders sein muss. Für mich ist ein spirituelles Bewusstsein wichtig, das mir hilft, meinen wahrhaftigen inneren Weg zu beschreiten. Ich versuche, meine Emotionen, Empfindungen und Gedanken wahrzunehmen und damit einen heilsamen Umgang zu finden – mich zum Beispiel nicht mehr von Sorgen und Ängsten wegspülen zu lassen, sondern sie als das zu erkennen, was sie sind: substanzlose Gebilde, die kommen und gehen und auf die ich nicht reagieren muss.

Sich mit der Narbe zu zeigen, ist auch nach Jahren immer noch enormer Stress. Meine Beziehung zu meinem Körper hat durch die Brustamputation schwer gelitten. Obwohl ich immer noch viel Sport treibe, bin ich sehr ängstlich, wenn's in die öffentliche Dusche geht. Ich drehe mich um und verstecke meine Wunde, ich spüre Scham – dabei habe ich einen ganz anderen Anspruch an mich. Ich möchte eine stolze, selbstbewusste Überlebende sein, aber dann kriege ich es nicht hin. Ich brauche Schutz und vor allem Nachsicht mit mir. Früher hatte ich mit Nacktheit kein Problem, aber meine Wunde ist sichtbar und fühlbar. Das sind extreme Unterschiede: Wenn ich mich jetzt mit der Verletzung zeigen muss, ich nicht mehr der Norm entspreche, bin ich zutiefst verunsichert. Reflexion hat mir sehr geholfen, darüber nachdenken und in mich hineinzuspüren: Was passiert da mit mir? Will ich mich durch Scham oder Ängste einschränken lassen? Und wenn ja, wie sehr? Diese Entscheidung trifft man ja selbst, die hat gar nichts mit der Außenwelt zu tun. Und was mir sehr wichtig ist: Ich will mit meinem Verhalten nicht bewertet werden – ob etwas ängstlich oder mutig, normal oder unnormal ist, will ich von anderen gar nicht hören. Das will ich mit mir selbst ausmachen.

Ich habe eine andere Haltung zum Tod, die ist weniger angstbesetzt als früher. Ich hatte vor der Krankheit das Gefühl, wenn ich mich meiner Angst nicht stelle, werde ich sterben. Ein halbes Jahr später kam die Diagnose. Es war und ist ein schmerzhafter und langwieriger Prozess. Aber an einen Punkt der Akzeptanz zu kommen und die Situation, die gerade da ist, nicht mehr verändern zu wollen, hilft. Das bedeutet, immer wieder Ja zu sagen zu dem, was ist, und den Widerstand dagegen fallen zu lassen. Ich sehe das als einen lebenslangen Übungs- und Heilungsweg.

Der Anspruch an die Patienten, glücklich und dankbar sein zu müssen, hat mich oft geärgert. Manchmal war ich total verbockt und fühlte mich unter Druck. Ich finde, man muss gar nichts – weder eine bestimmte schulmedizinische oder alternative Richtung einschlagen noch bestimmte positive Gefühle und Gedanken haben, um gesund zu werden. Es gibt nicht den einzig richtigen Weg. Es ist wichtig, in sich hineinzuspüren und zu versuchen, den eigenen Weg zu finden. Man sollte versuchen, wegzukommen von der Schuld, krank geworden zu sein, und der Angst, wenn ich nicht aufpasse, passiert gleich wieder etwas. Und ich erwarte dabei auch, dass die Menschen, die einen begleiten, diesen Weg akzeptieren, auch wenn sie vielleicht anderer Meinung sind oder mit ihren eigenen Ängsten kämpfen. Dabei ist es natürlich äußerst unterstützend, wenn man der eigenen Ärztin oder dem Arzt Vertrauen schenken kann und sich gut aufgehoben fühlt.

Was mich manchmal stresst und auch ärgert, sind die Berichte von den Leuten, die ihr Leben nach dem Krebs angeblich total geändert haben, so nach dem Motto: Ich war ein gestresster, gut bezahlter Manager und bin jetzt ein einfacher, glücklicher Taucher auf Hawaii. Die Botschaft heißt doch, wenn ich mein Leben nicht komplett ändere, dann bekomme ich wieder Krebs. Ich denke, man kann das Leben durchaus so weiterleben wie davor. Für mich sind es nicht die großen Veränderungen im Außen, sondern die Veränderungen und Prozesse im Inneren, die den Unterschied machen. Diesen »Glückszwang« für die Überlebenden lehne ich ab. Wir dürfen traurig über das Leid sein, das mit der Krankheit einhergeht. Manchmal denke ich, Trauer und Schmerz müssen erst ausreichend durchlebt und von mir anerkannt werden, um sie letztlich überwinden zu können. Aber vielleicht bleibt immer etwas zurück – selbst nach so langer Zeit. Ich will ein friedliches, mitfühlendes Leben mit mir und der Welt führen und gehe dafür einen spirituellen Weg, der mich dabei unterstützt. Für mich geht es um Selbsterkenntnis und darum, Verantwortung für mein Leben und mein Glück zu übernehmen, letztlich um innere Freiheit – unabhängig von äußeren Bedingungen. Einfach ist das nicht und Scheitern leider immer vorprogrammiert. Aber da helfen mir zum Glück mein Humor, meine Lebensfreude und der Austausch mit anderen Leiderfahrenen. Sie sind wissend, teilen Erfahrungen von großem Leid und machen dadurch für mich Begegnungen auf tiefen Ebenen erfahrbar. Das sind Momente der Verbundenheit, in denen Heilung möglich ist.

8 Eine Zukunft planen, die es vielleicht nicht gibt

Cancer Survivors haben ihre Diagnose nicht als absolutes Ende erlebt, sondern als Übergang zu etwas Neuem, nicht Planbarem. Ihre Selbstentwicklung hat zahllose Möglichkeiten freigesetzt. Sie waren neugierig auf sich selbst und sind schon jetzt ein Beispiel für künftige Biografien: Sie leben Multigrafien, weil sie Brüche, Umwege, Zyklen, Kreisläufe und unterschiedlichste Schattierungen erfahren haben. Sie haben fraktale Lebensentwürfe mit Zeiten des Ausprobierens, der Selbstfindung und der Ausprägung neuer individueller Vorlieben. Sie wechseln nicht einfach von der Kindheit ins Erwachsenen- und Erwerbsleben und von dort in den Ruhestand. Sie justieren mehrfach ihr Leben. Altersbedingt wechseln Inhalte und Ausprägungen ihres Lebens. Nicht alle haben tatsächlich »eine zweite Chance«: In der Realität kann fast niemand »ganz von vorne beginnen«, weil es bestimmte Rahmenbedingungen gibt wie zum Beispiel Kinder, Häuser, Partner. Aber selbst im Gegebenen sind veränderte Lebensentwürfe und Selbstverwirklichung möglich.

Im Unterschied zu früheren Jahrhunderten sind Menschen bei der Lebens- und Krankheitsbewältigung heute auf sich selbst angewiesen. Religion, Tradition und Konvention haben an Bedeutung verloren. Lebens- oder Überlebenskunst werden an keiner Schule gelehrt. Jeder Mensch reflektiert seine Lebenskunst selbst und rahmt sie angesichts der Grenze seines Lebens. Deshalb gibt es einen großen Reichtum, eine breite Vielfalt an Möglichkeiten für die Cancer Survivors, ihr Leben zu gestalten – gerade angesichts ihrer ständig wechselnden Herausforderungen. Krebsüberlebende haben eine hohe Ambiguitätstoleranz, das heißt, sie haben gelernt, mit Ungewissheit und Unsicherheit zu leben, mehrdeutige Situationen und scheinbare Widersprüche zwischen Gesundheit und Krankheit auszuhalten. Sie reagieren darauf weder mit Stress noch mit Aggression, sondern schaffen es, Widrigkeiten gelassen auszuhalten.

Es ist sehr tröstlich zu wissen, dass wir Menschen verschiedenste Fähigkeiten freilegen können, die uns helfen, zu überleben und mit erstaunlichem Pragmatismus sogar große Katastrophen zu meistern. Heilung entsteht nicht aus der Konzentration auf das Leiden, sondern aus der Konzentration auf »die Ausnahmen vom Problem«, wie es der amerikanische Schöpfer der Lösungsorientierung Steve de Shazer nannte. Es ist mir deshalb unerklärlich, warum die Krebsüberlebenden bislang so wenig erforscht sind. Sie sind für alle nachfolgenden Krebskranken die größte denkbare Hoffnung und Inspiration. Über Jahre und Jahrzehnte entwickeln sie sich weiter und wachsen über ihren Status hinaus. Sie sind viel mehr als Überlebende. Sie sind Gedeihende, denn:

»Der Ausdruck *Opfer* signalisiert Passivität, Niederlage und Hilflosigkeit, während der Ausdruck *Überlebender* andeutet, dass die Person einen Schicksalsschlag überstanden und ihr Leben wieder in die Hand genommen hat.

Der Ausdruck *Gedeihender* geht sogar noch weiter. Er impliziert Aktivität, Kompetenz und Hoffnung. Gedeihende haben nicht nur ein Trauma durchgemacht, sondern sind darüber hinausgewachsen und haben einen Sinn darin gefunden.«[16]

Der amerikanische Psychologe Martin Seligman nennt diese erstaunliche Entwicklung vom Opfer zum Überlebenden und von dort zum Gedeihenden auch das »Aufblühen«. Viele Cancer Survivors blühen auf. Sie wachsen über sich selbst hinaus und trauen sich Dinge, die ihnen davor verschlossen schienen. Sie haben berechtigte Hoffnung auf eine Zukunft – egal, wie viele Jahre sie bringen wird. »Ich fühle mich wie ein Konzentrat meines früheren Selbst«, sagt eine Überlebende. »Ich habe viele Ängste abgelegt und bin fokussierter, ich bin näher an meinen Emotionen, an Trauer und Glück. Da ist etwas freigelegt worden, das vielleicht auch Einfluss auf meine künstlerische Arbeit hat.«[17] Sobald die Krankheit integriert ist und ihren Platz im Leben gefunden hat, finden die schöpferischen Sprünge statt. Manche nennen ihr Überleben »Gottes Spielzeitverlängerung« oder »die Bonusrunde«, andere sehen darin ein »Leben mit Besuchervisum«. Die Begriffe deuten es an: Es ist befristete Zeit und es ist unbestimmt, wann sie zu ihrem Ende kommt.

9 Das Sterben gehört zum Leben dazu

»Du zeigst ihnen, dass der Tod mitten unter uns ist, und stellst das lebendig dar, sie müssen plötzlich an etwas denken, was sie immer verdrängt haben. Und sie

denken natürlich nur an sich selbst. Umso schlimmer. Sie müssen daran denken, wie es ihnen ›dermaleinst‹ ergeht; sie sind mit etwas Lebendigem konfrontiert, das eigentlich schon tot sein müsste oder wenigstens im Spital.«[18]
Peter Noll

Der Krebs und der Tod – beide brauchen ein starkes Gegenüber. Es ist gar nicht so einfach, jemanden zu finden, der die beiden Themen aushält und aufmerksam zuhört. Um die Betroffenen hier gut beraten zu können, muss sich jemand schon sehr mit den eigenen Todesängsten auseinandergesetzt und seine Emotionen im Griff haben. Selbst die Überlebenden können das nicht automatisch.

Sicher ist jedoch, dass sie sich lebenslang mit dem Sterben befassen und meist gut darüber informiert sind, was sich in der Onkologie und in der Palliativmedizin tut und welche medizinischen Optionen es für sie gibt. Zum einen müssen sich die Überlebenden darauf einstellen, dass sie trotz aller Fortschritte oft reduzierte Therapieoptionen haben. Viele können beispielsweise aufgrund der hohen Strahlendosen ihrer Primärtherapie im Falle eines Zweittumors nicht mehr bestrahlt werden. Zum anderen haben sie häufig so gravierende Organschäden, dass sie eine erneute Chemotherapie nicht mehr verkraften. Bis die neuen Krebstherapien wirken und außerdem bezahlbar sind, ist es für die Langzeitüberlebenden von heute vielleicht zu spät. Fest steht: Durch Intensivmedizin und moderne Medizintechnologie wird das Leben drastisch verlängert. Klar ist aber auch: Der Preis dafür ist ein höheres psychisches und physisches Leid beim Sterben im Vergleich zu unseren Vorfahren.

Diese Wahrheit zu ertragen, ist schon schwer genug. Dies zu wissen und sich danach zu entscheiden, ist noch viel schwieriger. Man sollte gut bedenken, was genau man am Lebensende ertragen will – es könnte wahr werden. Jeder muss wissen, welches Ende er sich wünscht und welche konkreten Konsequenzen diese Vorstellungen haben. Das geht uns alle an. Die nackten Informationen der Ärzte sind dabei in aller Regel nicht ausreichend, um die Situation einschätzen zu können. Viele Menschen verfassen schwammige und blauäugige Patientenverfügungen, weil sie die Risiken am Lebensende gar nicht einordnen können. Wenn es um ein würdevolles Sterben geht, können Mediziner mit den ihnen zur Verfügung stehenden Mitteln großen Schaden anrichten. Wichtig ist deshalb, sich frühzeitig mit diesen Fragen zu beschäftigen:

- Welche Interventionen wünsche ich mir?
- Mit welchem Ziel?
- Wie lange?
- Worauf liegt mein Fokus: auf Lebensverlängerung oder Leidensverkürzung?
- Was sind meine größten Ängste und Befürchtungen?
- Wo ziehe ich meine Grenzen?
- Wie gehe ich mit der Dynamik medizinischer Behandlung um?

Nicht für jeden Patienten ist beispielsweise eine palliative Chemotherapie geeignet. Eine Studie belegt, dass Schwerkranke mit palliativer Chemo häufiger unter mechanischer Beatmung auf der Intensivstation sterben und entweder zu spät oder gar nicht mehr ins Hospiz eingeliefert werden – selbst wenn sie das ursprünglich wollten.[19]

In der großen amerikanischen Studie »Coping with Cancer« gaben zwei Drittel der unheilbar Kranken an, sie führten mit ihren Ärzten kein Gespräch über ihre Wünsche hinsichtlich der Behandlung und Pflege am Lebensende. Diejenigen Patienten, die es taten, wurden seltener wiederbelebt und an Beatmungsgeräte angeschlossen. Patienten, die mit Palliativpflegerinnen gesprochen hatten, hörten schneller mit der Chemotherapie auf, gingen wesentlich früher in ein Hospiz oder erhielten häusliche Palliativpflege. Sie lebten um 25 Prozent länger und besser als Patienten in der Intensivmedizin! Sie kontrollierten die Rahmenbedingungen, unter denen sie starben, und ersparten ihren Angehörigen viel Leid und Kummer. Insofern haben sie im besten Sinne erlebt, was die Weltgesundheitsorganisation (WHO) als Ziel der Palliativmedizin erklärt hat: Qualitative Lebensverbesserung – nicht Lebens*verlängerung*!

Menschen müssen sich auf ihr Ende vorbereiten können, ihre Erinnerungen teilen und ihr Leben abschließen dürfen, ihren Frieden mit sich und anderen finden, um gut zu sterben. Die Frage der Lebensdauer und der Lebensqualität ist dabei zentral. Für Krebsüberlebende gilt als gesichert, dass sie eine kürzere Lebenszeit haben werden. Die meisten von ihnen wissen, dass ihr Sterben nur aufgeschoben ist. Fast allen ist klar, dass sie früher oder später nach weiteren Behandlungen als »austherapiert« gelten und ihren letzten Weg antreten. Nur *wann* das sein wird, ist völlig unklar. Die Langzeitüberlebenden haben oft jede Statistik widerlegt – man konnte einfach nicht wissen, wie lange sie überleben. Und auch heute kann man nicht mit Sicherheit sagen, wie alt Menschen werden können, die Chemo- und Strahlentherapie überlebt haben.

Ärzte sollten sich zurückhalten mit Prognosen zur Überlebenszeit. Alle Krebsüberlebenden haben Hoffnung. Ihr Glaube daran, die Ausnahme von der Regel in oft entmutigenden Statistiken zu sein, hat für lange Zeit alle ihre psychischen und physischen Kräfte mobilisiert. »The Median isn't the Message«, schrieb der amerikanische Paläontologe und Evolutionsbiologe Stephen Jay Gould. 1982 erkrankte er an einem bösartigen Mesotheliom. Die Ärzte gingen davon aus, dass er nicht mehr länger als acht Monate leben werde. Gould strafte sie Lügen: Medianmortalität bedeute nicht, dass der Tod tatsächlich nach acht Monaten eintrete. Die Durchschnittskurven der Mortalität hätten immer lange flache Kurven mit Patienten, die viel länger lebten. Er werde zu denjenigen gehören, die am hinteren Ende der Glockenkurve stehen. Tatsächlich starb Stephen Jay Gould erst 2002 an Lungenkrebs.

Während der Primärtherapie ist die Aufmerksamkeit für die Betroffenen meistens enorm. Doch je näher sie ihrem Tod kommen, desto größer wird das Schweigen um sie herum. Unsere Gesellschaft bejubelt den Kampf. Anerkennung gibt es für zähes Durchhalten, für Tapferkeit und trotziges Sich-Aufbäumen – nicht für stille Akzeptanz und Ertragen von Leid. Den Tod zu akzeptieren, beunruhigt und ängstigt viele im Umfeld. In einer Kultur des Machens können es nur wenige ertragen, wenn es nichts mehr zu tun gibt, sondern das Sterben einfach auszuhalten ist.

Jeder, der Menschen in den Tod begleitet hat, weiß: Es gibt beim Sterben nichts zu beschönigen. Den Zeitpunkt zu finden, an dem es sinnvoll ist, aus der Behandlungsmaschinerie auszusteigen, ist nicht leicht. Wann endet der Kampf um Zeit? Es gibt nur sehr wenige Menschen, die sich damit auskennen, wann genau es genug ist. Medizinische Profis befassen sich mit dem Körper und nicht mit der Seele. Sie sollten also auch nicht über das Ende entscheiden. Das kann nur jeder Sterbende selbst.

Umso wichtiger, dass Krebsüberlebende frühzeitig ihre Wünsche bezüglich medizinischer Behandlungen kundtun, denn die Grenzen des Erträglichen sind für jeden anders. Angehörige und Betroffene haben unterschiedliche Vorstellungen von dem, was aushaltbar ist. In Paarbeziehungen und Familien gibt es zu einem würdevollen Tod völlig konträre Meinungen. Viele Angehörige wollen den Kranken nicht gehen lassen oder können es nicht. Studien haben gezeigt: Sterbende Krebspatienten lassen sich häufig bis ganz zum Schluss massiv therapieren – obwohl sie selbst es nicht mehr wollen. Befragt nach den Gründen, sagten sie, sie täten dies ihren Angehörigen zuliebe.

Oftmals legen Menschen frühzeitig in ihren Patientenverfügungen fest, was sie alles nicht mehr wollen. Und dann ändern sie quasi in letzter Minute ihre Meinung und verlangen, das maximal Mögliche müsse noch getan werden – sie sterben dann auf der Intensivstation. Doch wer in der letzten Lebenswoche noch beatmet, intensivmedizinisch behandelt oder sogar wiederbelebt wird, hat eine massiv schlechtere Lebensqualität als Patienten, bei denen keine Intervention mehr stattfindet. Der natürliche Sterbeprozess wird dabei immer wieder abgebrochen.

Für die Angehörigen wiederum ist es sehr schwer auszuhalten, wenn jemand definitiv nicht mehr leben will und darum bettelt, man möge ihm endlich helfen zu sterben – und man tut es nicht. Die wenigsten Ärzte, Pflegekräfte und Angehörigen sind in der Lage, diese schwierigen Gespräche zu führen und dem Betroffenen zu helfen, sich auf das Unausweichliche vorzubereiten. Wann genau geht jemand mit Krebs im Endstadium eigentlich in den Tod ein? Die Technik kann unsere Organe noch am Leben erhalten, wenn wir längst nicht mehr bei Bewusstsein sind. Ist das erstrebenswert? Vielmehr geht es doch um die Auseinandersetzung mit dem gelebten Leben, um das absehbare Ende akzeptieren zu können. Dies sind für alle Beteiligten Momente größter Intensität. Niemand hat so viel Zeit, sich auf seinen Tod vorzubereiten, wie ein Krebskranker. Insofern stellt sich hier ganz besonders die Frage, was ein guter Tod ist angesichts der oft als quälend empfundenen langen Krankheitsverläufe.

10 Das Vorbereiten auf den Tod

Das Ende hat niemand in der Hand und keiner unter Kontrolle. Cancer Survivors nähern sich dem Tod über Jahrzehnte in wechselnden Abständen und Reflexionen immer wieder neu. In aller Regel finden sie ihren Frieden damit. Wichtiger als multiple Therapieoptionen am Ende des Lebens sind für sie Sicherheit und Schmerzfreiheit. Das Sterbeszenario, die Symptombehandlung und emotionales Wohlbefinden sowie Sicherheit sind ihre Hauptthemen. Das haben Forscher der University of California herausgefunden, die 36 Studien dazu aus den Jahren 1999 bis 2015 ausgewertet haben. Die Sterbenden legten mehr Wert auf Religiosität und Spiritualität als ihre Angehörigen, die sich vor allem ein Sterben in Würde wünschten. Der ideale Tod ist dieser Studie zufolge der Tod zu Hause im engsten Kreis und bei vollem Bewusstsein. Das ideale Sterbeszenario umfasste eine komplette Vorbereitung inklusive Testament und geplanter Beerdigung.

Die Ergebnisse der Studie zeigen, dass es eminent wichtig ist, Gespräche über die letzten Wünsche zu führen und alles zu regeln. Schließlich braucht es oft einen langen organisatorischen Vorlauf. SAPV-Teams (Spezialisierte Ambulante Palliativversorgung) brauchen eine Vorbereitung, um aktiv werden zu können. Sie garantieren, dass die Sterbenden zu Hause betreut werden können und nicht doch noch in letzter Minute ins Krankenhaus eingeliefert werden, um komplexe Symptome zu kontrollieren. Häufig unterstützen sie die Sterbenden auch dabei, finanzielle und organisatorische Dinge zu regeln. Damit entlasten sie die Sterbenden von drückenden Sorgen, die sich wiederum auf deren Schmerzempfinden negativ auswirken.

Auch für Hospizplätze gibt es in der Regel eine Warteliste, die mehrere Wochen umfasst, in ländlichen Gebieten sind es sogar oft Monate. Viele Menschen entscheiden sich zu spät für ein Hospiz, weil sie immer noch den irrigen Glauben haben, man würde dort schnell »zu Tode gepflegt«. Palliativmedizin ist nicht nur in den letzten Lebenswochen, sondern vor allem bei metastasiertem Krebs schon viel früher erforderlich. Bereits bis zu zwei Jahre vor dem Tod kann die Palliativmedizin die Symptome unheilbarer Krankheit lindern. Eine gute Betreuung kann zu einem Sterben ohne qualvolle Beschwerden beitragen.

Das Gefühl des Umsorgtwerdens, das SAPV-Teams und Hospize ermöglichen, können Pflegekräfte in Krankenhäusern und Pflegeheimen hingegen längst nicht mehr bieten. Man könnte SAPV-Teams und Hospize mit rettenden Inseln vergleichen, während das Gros der Sterbenden im Ozean ertrinkt. Nur rund 30 Prozent der Deutschen sterben zu Hause, ein bis zwei Prozent in Hospizen. Alle Übrigen erleben ihren Tod in Kliniken, Alten- oder Pflegeheimen. Gestorben wird vor allem auf der Intensivstation, umgeben von Hochleistungsmedizin.

Die Angst, einem Leben an Schläuchen ausgeliefert zu sein, die das Sterben nur hinauszögern, veranlasst immer mehr Menschen, Patientenverfügungen zu unterschreiben. Nach allem, was Mitarbeiter aus Heimen schildern, ist die Betreuung am Lebensende dort in aller Regel mindestens fragwürdig. Ein Drittel der Pflegekräfte klagt darüber, dass ihre Patienten nicht ausreichend gegen Schmerzen versorgt seien. Ein Drittel gibt an, die Heimbewohner würden in ihren letzten Stunden ganz allein gelassen. Selbst wenn die Pflegekräfte guten Willens sind, macht ihnen der Personalnotstand oft einen Strich durch die Rechnung: Sterbebegleitung findet dann nicht statt. 2017 bekannten unter dem Twitter-Hashtag #twitternwierueddel Dutzende von Pflegekräften, dass sie Sterbende gegen ihren Willen alleine lassen mussten. Viele Überlebende blicken deshalb angstvoll auf das derzeitige Gesundheitssystem und die Pflegesituation. Sie wollen nicht unter diesen Umständen sterben. »Das wichtigste Palliativmittel ist die Ummantelung durch vertraute Menschen.« [20]

Ich traf Doro bei einem Sommeressen auf Schloss Reichenow und staunte über diese zierliche Dame ganz in Weiß. Sie saß gekrümmt am Tisch und stützte sich mit beiden Händen auf einen schwarzen Gehstock mit einem silbernen Entenkopf. Mit ihrer gebrochenen Stimme sagte sie mir noch in der ersten Stunde ziemlich schnoddrig, sie habe

Brustkrebs und Metastasen und werde ohnehin nicht mehr lange leben. Als wollte sie mich warnen, mich gar nicht erst auf sie einzulassen. Als wäre sie schon nicht mehr hier.

Im ersten Jahr unserer Freundschaft ging es ihr noch oft gut. Wir machten fröhliche Ausflüge und debattierten heftig in ihrer Wohnung im Prenzlauer Berg. Bis in den frühen Morgen diskutierten wir über Deutschland Ost und West, über den mühsamen Transformationsprozess in den östlichen Bundesländern, über das Leben mit Krebs, über Politik, Literatur und Kunst, schlemmten und hörten Musik.

Auf einer Autofahrt durch die Lausitz sagte sie eines Tages beiläufig: »Ich habe mein Grab gekauft und mit der Pastorin gesprochen.« Ihre letzte Reise machte sie im August zu mir nach Dresden. Ihr Bauch schwoll in wenigen Tagen an und war voller Tumorwasser. Wir wussten beide, was das heißt. Ihren letzten Geburtstag am 20. Oktober wollte sie mit genau 20 Menschen feiern, 20 Menschen, die ihr viel bedeuteten. Es war ein wunderbares stilles Fest. Abends sagte sie: »Ich habe mein ganzes Leben gebraucht, um diese Runde zu erschaffen.« Sie war erschöpft und zufrieden.

Wenig später kam sie ins Krankenhaus Berlin-Moabit und reservierte eine Stunde für jeden, der sie noch einmal sehen wollte. Ich durfte so oft kommen, wie ich wollte. Aber jeder Abschied konnte der letzte sein. Stets drehte ich mich an der Tür um und schaute zurück, um mir ihr Gesicht genau einzuprägen. Jedes Mal sagte sie: »Geh jetzt, Gnädigste. Nimm es doch nicht so schwer.«

Wenige Stunden vor ihrem Tod sagte sie: »Ich muss heute immer an den Hirsch denken, den wir gesehen haben. Erinnerst du dich?« Aber ja. Nach einem Abendessen hatten wir in der Dämmerung die Fahrt ins Hotel angetreten. Plötzlich tauchte am Straßenrand ein riesiger Hirsch auf. Doro stoppte das Auto. Der Hirsch starrte uns an, und wir starrten schweigend minutenlang zurück. Dann drehte er sich langsam um und verschwand wieder im Wald. »Was für ein schönes Tier das war – so majestätisch und so frei. So frei wäre ich auch gerne«, sagte sie. Gegen vier Uhr morgens starb sie.

Von Doro habe ich gelernt, in Selbstbestimmung und Würde zu sterben. Bei allem, was sie tat, um sich auf ihren Tod vorzubereiten, habe ich sie genau beobachtet und für ihre Klarheit bewundert. Ja, dachte ich, so kann man das machen, so ist es gut. Alle Dinge regeln, die wichtig und zu bedenken sind. Verschenken, was in bestimmte Hände kommen soll. Sich bewusst von allen verabschieden. Als Person, die man immer gewesen ist, erkenntlich bleiben. Für jeden hatte sie einen Auftrag. Meiner war, den herzförmigen Findling, den sie vor Jahren irgendwo mitgenommen hatte, in einen Grabstein einarbeiten zu lassen. Das tat ich.

*

Ich selbst habe vorgesorgt. Unter den derzeitigen Bedingungen im deutschen Gesundheitssystem habe ich kein Vertrauen in die Medizin und in die Pflegekräfte. Am Ende meines Lebens will ich nicht hilflos ausgeliefert sein. Weder möchte ich eine wochenlange Sterbephase erleben, in der ich nicht ausreichend mit Schmerzmitteln versorgt, schlecht oder gar nicht gepflegt werde. Noch will ich in die Schweiz reisen müssen und meinem Leben in einem unpersönlichen Zimmer in irgendeinem Gewerbegebiet ein Ende setzen. Der Gedanke, Art und Zeitpunkt meines Todes selbst bestimmen zu können, erleichtert mich.

11 Trotzdem: Ansprüche ans Leben haben!

»Wir müssen uns das Außerordentliche selber machen, sonst tritt es nicht in die Welt.«[21] Mit außerordentlich meine ich gerade nicht, nach dem Krebs Höchstleistungen zu erbringen, um beachtet und anerkannt zu werden, oder im Rampenlicht zu stehen. Das Außerordentliche ist, sich trotz des Gefühls, krank, belastet und eingeschränkt zu sein, ein gutes Leben aufzubauen: ein Leben, das passend und stimmig ist, ein Gefühl von Sinn und Würde gibt, Qualität hat. Das Außerordentliche ist, Glück in glücksfernen Zeiten zu finden. Die meisten Menschen denken über Glück erst dann nach, wenn sie es verloren haben. Insofern heißt Krankheitsbewältigung auch, die Ansprüche an Glück und ein gutes Leben zu modifizieren.

Fallbeispiel: Ursula Blau*, Stans/Schweiz
Diagnose: Brustkrebs
Behandlung: Beidseitige Mastektomie, Entfernung der Eierstöcke nach BRCA-1-Befund, Chemotherapie
Beruf: Dr. phil. Dozentin Kultur- und Medienwissenschaft
Gesundwerden ist mir so schwer gefallen wie sonst nichts im Leben. Ich habe das als wahnsinnigen Aufwand empfunden. Nach der Therapie habe ich den Krebs für mich abgehakt. Ich wollte

noch einmal voll durchstarten und meine wissenschaftliche Karriere vorantreiben. Die Schweiz war mir zu klein geworden und ich bin als Uni-Dozentin nach Deutschland gegangen. Dort war ich sehr erfolgreich und habe aufgeatmet. Es hat mir gutgetan, neu anzufangen und die Isolation meiner Krankenzeit zurückzulassen. Die Fatigue zeigt mir Mechanismen, wie man sich selbst erfolgreich überfordert, und ich werde den Rest meines Lebens damit zu tun haben, mich in Balance zu bringen. Erst das Eingeständnis, dass ich Fatigue habe, erlaubte mir, über gesellschaftliche Veränderungen nachzudenken und über Entschleunigung. Wahrscheinlich musste ich mein Leben lang so viel kämpfen, dass ich eine klassische »Overachieverin« geworden bin. Jetzt bin ich aus der Leistungsgesellschaft raus und sehe andere Modelle, wie man leben kann. Mitunter macht mir das auch riesige Angst: Was ist, wenn ich nicht mehr in meinem Beruf arbeiten kann? Manchmal stelle ich mir dann vor, wie ich in der Zürcher Langstraße (Rotlichtviertel und Partymeile, Anm. d. Autorin) Nachtdienst in einem Kiosk habe. An schlimmen Tagen fürchte ich, dass mich jemand zwingen kann, irgendeinen Scheißjob zu machen – bloß weil er mehr Geld einbringen würde als meine aktuelle Lehrtätigkeit.

Gesundheit ist für mich inzwischen ein selbst definierter Zustand, all das, was geht. Es ist immer wieder ein Lernprozess, das neu zu kalibrieren. Die große Verletzung bleibt unbehandelt, die seelische Wunde, die so ein Ereignis schlägt. Es geht ja erst einmal darum, den Körper zu retten. Ich bin ein klassisches Beispiel für jemanden, der es zulässt, nachher allein gelassen zu werden – und damit nicht klarkommt.

Ich frag mich immer, ob man Krebs bewältigen kann und ob man das wirklich muss. Der Betroffene entscheidet selber, wann seine Krankheit beendet ist. Krebsbewältigung kann eigentlich nur heißen, wieder ins Leben der nicht an Krebs Erkrankten zurückzukeh-

ren, und das ist sehr schwer. Du bist ja im kompletten Outsiderstatus. Wie findet man da den Weg zu denen, die diese Erfahrung nicht gemacht haben? Als Krebsüberlebende habe ich meine Rolle immer noch nicht gefunden. Ich weiß auch nicht, worin der Sinn meines Überlebens liegt. Wofür soll ich überlebt haben? Ein Teil von mir wollte schon immer gehen, wenn es ganz schwer war.
Ich bin nicht einfach froh, überlebt zu haben, und bin auch nicht bereit, meine Ansprüche ans Leben runterzuschrauben. Meine Ansprüche ans Leben sind vielmehr gestiegen. Für mich geht es nicht ums Überleben um jeden Preis. Das muss immer wieder genau angeschaut werden und hat mit den medizinischen Optionen zu tun. Es geht nicht darum, ob man die Wahl hat, *mit* Therapien zu überleben oder *ohne* Therapien zu sterben. Es geht um die Nebenwirkungen, die auszuhalten sind. Ich habe die Chemotherapie als so schlimm empfunden, dass ich eine Wiederholung für die nächsten Jahre rundherum ausschloss. Inzwischen sehe ich die Sache schon wieder anders, weil ich halt das Leben an sich liebe und eine vorübergehende erneute Verminderung meiner intellektuellen Fähigkeiten immerhin in Erwägung ziehen könnte – aber eben keine dauerhafte.

Fast alle Survivors, die ich interviewt habe, entwickelten bereits in ihrer Krankenzeit innere Bilder von einem positiven neuen Leben. Das gab ihnen Kraft und Orientierung. Sie übernahmen viel Eigenverantwortung für sich während der Therapie und für die eigene Entwicklung danach. Entscheidungen selbst zu treffen, gab ihnen ein gutes Lebensgefühl und die Sicherheit, immer noch kompetent und selbstbestimmt zu sein. Ohne innere Bilder fehlen Mut, Kraft und Motivation, um vorwärtszukommen. Der Blick weg von den aktuellen Schwierigkeiten hin zu dem, wofür es sich zu leben lohnt und Einschränkungen auszuhalten, gibt Perspektive. So gewinnen die Betroffenen die Stärke durchzuhalten. Dabei helfen eigene Talente, Ideen, Interessen und Ressourcen – die sind durch die Krankheit ja nicht einfach weg.

Um auf Kurs zu bleiben, empfehlen sich regelmäßige Lebensbilanzen, die die Lebensfragen wieder aufwerfen, weil man die eigene Sterblichkeit immer vor Augen hat. Sehnsüchte als Wunschträume ernst zu nehmen und zu verfolgen, hilft, die Begrenztheit des Lebens auszuhalten. Angelehnt an den deutschen Psychologen Wolfgang Hantel-Quitmann dürfen sich Cancer Survivors noch mehr als andere jederzeit fragen:

- Welche Chancen des Lebens verpasse ich?
- Wo begnüge ich mich gerade mit magerer Kost?
- Welche Liebe lebe ich nicht?
- Welche Leidenschaft lebe ich nicht aus?
- Welchen Teil der Welt habe ich nie gesehen?
- Wo halte ich mich ängstlich zurück, anstatt die Gunst der Stunde zu nutzen? [22]

Das gleiche lebensverändernde Ereignis ist zwar von Person zu Person und von Situation zu Situation unterschiedlich und hat jeweils eine andere Bedeutung. Selbstverwirklichung nach dem Lebensumbruch geschieht jedoch in aller Regel durch Selbsterkenntnis, Begegnung mit anderen Menschen und im Handeln. Die meisten Cancer Survivors haben lange Phasen des Nachdenkens hinter sich. Selbstkritisch haben sie reflektiert, was in ihrem Leben vor der Krankheit schiefgelaufen ist und geändert werden soll. Dabei waren der Austausch und die Auseinandersetzung mit anderen für viele ausschlaggebend. Manche Menschen dienen als Vorbild, wenn es darum geht, sich lebensfördernde Muster anzueignen. Andere Menschen beschleunigen die Abgrenzung – vor allem dann, wenn sie den Überlebenden ausreden wollen, ihre Träume und Wünsche könnten niemals verwirklicht werden. Hier wird eigene Mutlosigkeit auf den Survivor projiziert, aber das Leben setzt sich durch.

Immer, wenn Menschen die Zerbrechlichkeit ihres Lebens drastisch vorgeführt wird, ändern sich Ziele und Motivation. Nach der seelischen Erschütterung durch den Krebs ändern sich bei vielen Überlebenden die Perspektiven, ihre Einstellung zum Leben und ihr Blick auf das, was wirklich wichtig ist.

Mein Leben wäre ohne den Krebs anders verlaufen. Aber bestimmt nicht besser. Das stärkste Instrument, das mir die Krankheit geschenkt hat, ist der Survivor-Modus. Entscheidungen, die ich im Survivor-Modus treffe, sind nicht verhandelbar, sondern werden in großer innerer Klarheit getroffen. Für andere ist das oft unverständlich, zum Teil sogar erschreckend. Der Survivor-Modus beeinflusst alle wichtigen Entscheidungen, bestimmt sämtliche existenziellen Fragen und bedeutet Eigenverantwortung für ein gutes Leben – das heißt, das für mich gerade passende Leben. Wahrscheinlich beruht der Survivor-Modus auf einer einzigen Frage: Würde ich das tun/weitermachen, wenn ich morgen sterben müsste?

TEIL V

Hoffnung trotz allem – Gedanken zum Schluss

*»Hoffnung ist nicht die Überzeugung,
dass etwas gut ausgeht, sondern die Gewissheit,
dass etwas Sinn hat, egal wie es ausgeht.«
Václav Havel*

1 Jeder wird krank – Das Stigma muss aufhören!

Krebs ist keine Ausnahmediagnose, er ist ein Massenphänomen – und nur eine von vielen Krankheiten, die jeden von uns betrifft. Die Angst, stigmatisiert zu werden, weicht langsam. Doch es ist noch viel zu tun!

Schauen wir uns an, wie Politiker mit ihrem Krebs leben. Von Golda Meir (1898–1978), der ehemaligen Ministerpräsidentin Israels, ist bekannt, dass sie ihre Krankheit zehn Jahre lang geheim halten konnte. Sie ließ sich von ihrem Fahrer im Dunkel der Nacht zur Strahlentherapie bringen, damit sie niemand sieht. Sie begründete dies damit, sie wolle ihr politisches Schicksal und ihre Regierung nicht gefährden. Sie starb erst nach ihrer Amtszeit (1969–1974) mit 80 Jahren an Lymphdrüsenkrebs.

Wahrscheinlich würden wir alle staunen, wenn wir wüssten, wer heute seine Krebstherapie genau wie Golda Meir im Verborgenen absolviert. Image ist in der Politik alles. So schrieb das Nachrichtenmagazin *Der Spiegel* 2009 »Alphatiere zeigen keine Schwäche«. Anlass war der plötzlich bekannt gewordene Prostatakrebs von Oskar Lafontaine (Jahrgang 1943), damals Vorsitzender der Linkspartei. Härte gegen sich selbst und gnadenloses Sich-Antreiben hat in der Politik System. Der Journalist Kurt Kister hat in der *Süddeutschen Zeitung* einmal geschrieben: »Krankheit gilt in der

Gemeinschaft der Haie als Schwäche – wer blutet, der wird gefressen.« Noch mehr als andere Krebspatienten müssen Politiker stark sein und die Krankheit mit sich selbst ausmachen.

Die CSU-Politikerin Barbara Stamm (Jahrgang 1944) wollte ihren Krebs unbedingt geheim halten. Mitten im bayerischen Landtagswahlkampf 2008 ertastete sie in ihrer linken Brust einen Knoten. »Ich wollte niemanden in Angst und Schrecken versetzen. Ich selbst hatte schon Angst genug. Die wollte ich alleine mit mir ausmachen«, sagte sie später. Morgens um 7 Uhr fuhr sie in die Klinik zur Chemotherapie, mittags saß sie mit Perücke im bayerischen Landtag oder hetzte im Wahlkampf von Termin zu Termin. Ihre Diagnose wurde in genau dem Moment publik, als sie sich um die Nachfolge des Landtagspräsidenten Alois Glück bewarb. Zufall? Selbst in der CSU hieß es damals, man wolle Barbara Stamm damit gezielt schaden und ihre Eignung für das Amt in Zweifel ziehen.[1]

Je höher das Amt, desto größer die Verschwiegenheit: Der SPD-Politiker Manfred Stolpe (Jahrgang 1936) erkrankte während seiner Amtszeit als Bundesminister für Verkehr 2004 an Darmkrebs. Nach der Bundestagswahl 2005 schied er aus dem Amt. Drei Jahre später wurde er an Metastasen an der Leber operiert. Doch erst 2009 wurde seine Krankheit öffentlich. Inzwischen war seine Frau Ingrid an Brustkrebs erkrankt und beide sprachen in einer TV-Talkshow über ihre Leiden. Stolpe und seine Frau Ingrid (Jahrgang 1938) erscheinen mir als typische Vertreter ihrer Generation. In ihren Erinnerungen stellen sie sich als tapfer, gelassen und hart im Nehmen dar. Alles Schwere und Ernste wird munter plaudernd klein- und weggeredet. Keine Spur von Mitgefühl für sich selbst, keine echte Tiefe, aber viel Selbstlob von Manfred Stolpe für seine ›Leistung‹: »Mit geradezu preußischer Haltung« habe er die Tumortherapie hinter sich gebracht. [2]

Auch seine Parteikollegin Heide Simonis (Jahrgang 1943) hat ihre Brustkrebserkrankung 2002 zunächst verheimlicht. Sie war von 1993 bis 2005 Ministerpräsidentin in Schleswig-Holstein und begründet ihr Schweigen so:

»Ich wollte nicht einen Tag im Amt fehlen. (…) In meinem Elternhaus hieß es immer: »über Krankheiten spricht man nicht«, und ich hatte auch nie das Bedürfnis, mit Krankengeschichten an die Öffentlichkeit zu gehen. Krebs ist in der Politik eine Waffe, damit kann man jemanden politisch töten. Aus diesem Grund habe ich damals nichts sagen können und wollen. Ich wollte kein Mitleid und politisch voll handlungsfähig bleiben. (…) Sie werden kaum einen Wirtschaftsführer finden, der offen über eine mögliche Krebserkrankung spricht, es ist noch immer ein Tabu, macht angreifbar, was für Führungskräfte und Politiker sehr schädlich ist.«[3]

Heide Simonis nahm weder an einer Kampagne gegen Brustkrebs teil noch wollte sie sich öffentlich für Vorsorge einsetzen. Heute sieht sie das anders – weil Krankengeschichten, die gut verlaufen sind, so wichtig für akut Erkrankte seien. 2014 gab Simonis bekannt, sie leide an Parkinson.

Es ist kein Zufall, dass öffentliche Personen aus dieser Generation ihr Leid verschweigen und ihre Krankheiten mit preußischen Tugenden abarbeiten – wie alles andere auch. Sie sind Kriegskinder und in Elternhäusern aufgewachsen, in denen Emotionalität eher verpönt war. Die furchtbaren Erlebnisse in Krieg und Nachkriegszeit wurden bagatellisiert und zur Normalität erklärt. Die mit Leid hoch belasteten Mütter erzogen die Kriegskinder mit Kälte, Härte und Indifferenz. »Stell dich nicht so an« heißt der geradezu typische Satz, wie man mit dem Schmerz der Kinder umging. Im späteren Leben wiederholen sie als Erwachsene genau dieses Muster.

Der deutsche Psychiater Hartmut Radebold attestiert den Kriegskindern Fremdheitsgefühle und Beziehungsstörungen. Zu früh hätten sie Verantwortung übernehmen und ihr Leid mit sich selbst abmachen müssen. Schon in ihrer Kindheit haben Kriegskinder gelernt, unauffällig zu funktionieren und sich um andere zu kümmern. Niemand hat ihnen beigebracht, auf ihren Körper Rücksicht zu nehmen, für sich selbst zu sorgen und empathisch zu reagieren. Nach außen wirken sie deshalb unverwüstlich und so stellen sie sich auch dar. Alles-Schönreden und Sich-selbst-Heroisieren ist ihr Programm, dessen sie sich gar nicht bewusst zu sein scheinen. In den Erinnerungen von Manfred und Ingrid Stolpe wird das überdeutlich.

Die Generation der Kriegskinder zeigt genau das, was ihre Eltern im Umgang mit Belastung vorgelebt haben. Härte gegenüber sich selbst (und anderen) ist das, was sie kennen. Ihre Antwort auf Krankheit ist unermüdliches Arbeiten, die Flucht in die Leistung – dort werden sie anerkannt und erfahren sich in ihrem Selbstwert. Es gilt, die Zähne zusammenzubeißen und durchzuhalten. In diesen Lebensgeschichten gibt es »kein Recht zu klagen«. Vertreter dieser Generation rationalisieren anstatt zu trauern. Sie reden ihre Bedürfnisse klein und decken sie mit moralischen Appellen zu.

Ärzte und Pflegekräfte wissen das schon lange: Diese Generation der »Dulder« stirbt jetzt aus. Menschen, die beinahe alles mit sich machen lassen und jeden Schmerz, jede

Überforderung fast ausnahmslos wegstecken. Wer die eigenen Verletzungen nicht wahrnimmt, entwickelt auch keine Empathie für andere. Den Satz »stell dich nicht so an« geben sie zwar an ihre Kinder und Enkel weiter. Doch diese Patientengeneration ist viel fordernder und erwartet mehr als nacktes Überleben, ein Dach über dem Kopf und ausreichend Nahrung – das unterscheidet sie deutlich von den Kriegskindern. Wer schweigt, will auch andere schweigen sehen. Es ist eine Frucht des Neoliberalismus: Jeder soll sein Schicksal selbstverantwortlich tragen und keinen anderen damit belasten. Das Schweigen bekundet, wie weit die gesellschaftliche Entsolidarisierung in den letzten Jahrzehnten fortgeschritten ist.

Schon wenige Jahre Unterschied zeigen einen anderen Umgang mit der Krankheit, auch wenn erst das Ausscheiden aus dem Amt offene Worte über eigene Schwächen erlaubt. Ein Beispiel dafür ist der 1952 geborene Politiker Wolfgang Bosbach (CDU). 2010 erkrankte er an Prostatakrebs. Zwei Jahre später gab er bekannt, sein Krebs habe metastasiert und sei unheilbar. 2016 nannte Bosbach einen Tumor in der Lunge als Grund für seinen Rückzug aus der Politik. Er sagte im Februar 2018 in einem Interview, dass er unter chronischer Müdigkeit leide, die ihm am meisten zu schaffen mache, wenn er Ruhe habe. Betriebsamkeit und viele Termine seien seine Bewältigungsstrategie, um mit dem unheilbaren Krebs klarzukommen.

Kommunalpolitiker, Landespolitiker, Bundespolitiker – um es mit dem früheren Außenminister Guido Westerwelle (Jahrgang 1961) zu sagen: »Der Krebs macht alle gleich.« Dabei zeigt gerade sein Beispiel, dass es genau so nicht ist. Westerwelle (FDP) starb im März 2016 an den Folgen seiner Leukämiebehandlung. In seinem Buch »Zwischen zwei Leben« beschreibt er eine First-Class-Behandlung in der Kölner Uniklinik, wie sie nur wenigen Patienten zuteilwird.[4]

Es ist bestimmt kein Zufall, dass die jüngeren Cancer Survivors nicht mehr so viel leiden wollen. Sie hinterfragen die Mühen der Krebstherapie stärker und reden über ihre Schwierigkeiten. Sie brechen mit der »traumatisierten Kultur« ihrer Eltern und Großeltern und verlangen eine bessere Therapie und mehr Kommunikation.[5] Die Jüngeren gehen offensiver mit ihrem Leid um und erlauben sich, ihre Gefühle unverstellt zu zeigen. Sie überwinden ihre Scham und verschweigen ihre Situation nicht mehr, wie das folgende Beispiel zeigt:

2015 verkündete die 1963 geborene österreichische Gesundheitsministerin Sabine Oberhauser (SPÖ), sie leide an Unterleibskrebs und müsse sich einer Chemotherapie unterziehen. Sie werde jedoch im Amt bleiben. Oberhauser war Ärztin, engagierte Gewerkschafterin und Krankenhausmanagerin. Wenige Tage vor ihrem Tod am 23. Februar 2017 übergab sie ihre Amtsgeschäfte vorübergehend, da sie wegen einer Bauchfellentzündung ins Krankenhaus müsse. Dort starb sie an den Folgen ihrer Krankheit.

Sabine Oberhauser war vermutlich die erste prominente Politikerin im deutschsprachigen Raum, die via Facebook 12 000 Abonnenten ausführlich über ihren Therapie-, Lebens- und Leidensweg unterrichtete. Täglich berichtete sie von Rückschlägen und Fortschritten. »Ich war vorher schon sehr aktiv auf Facebook. Ich wollte zeigen, dass Politiker Menschen sind, wie alle anderen auch. (…) Das ist auch ein Grund, warum ich meine Krankheit öffentlich gemacht habe: Politiker sind normale Menschen, sie sind krank und manchmal schwach«, sagte Oberhauser drei Monate vor ihrem Tod.[6]

Wiederholt wurde Sabine Oberhauser für ihre Offenheit, aber auch für ihr »Festhalten am Amt« kritisiert. Die Gesundheitsministerin belaste sich über Gebühr und solle sich doch bitte auf ihre Genesung konzentrieren, hieß es. Dem setzte Sabine Oberhauser starke Signale entgegen: Wer Krebs hat, kann und soll weiterarbeiten – wann immer es geht. Sie ließ sich mit Glatze interviewen und versteckte ihr nachwachsendes schütteres Haar nicht unter einer Perücke. Sie setzte sich unermüdlich für das österreichische Gesundheitssystem und eine bessere Patientenversorgung ein. Nach ihrem Tod zollten ihr Abgeordnete und Lobbyisten quer durch alle politischen Lager Respekt.

Es tut sich was in der Politik: Erwin Sellering (Jahrgang 1949, SPD), Ministerpräsident von Mecklenburg-Vorpommern, kündigte am 30. Mai 2017 an, er werde sein Amt aus gesundheitlichen Gründen aufgeben. Er sei an Lymphdrüsenkrebs erkrankt. Ein halbes Jahr später nahm er seine Arbeit als einfacher Landtagsabgeordneter wieder auf und sagte, er fühle sich »fit, gesund und arbeitsfähig«. Die Zeit der Therapie sei nicht einfach gewesen. Er habe aber viel Ermunterung und Anteilnahme erfahren.[7] Im März 2018 gab er bekannt, er strebe keine politischen Ämter mehr an. Er habe nach seiner Genesung etliche Anfragen von Boulevardmedien erhalten, die mit ihm über den Kampf gegen die Krankheit sprechen wollten – »aber das will ich auf gar keinen Fall.«[8]

Im Frühjahr 2019 diskutieren die politischen Eliten in Deutschland darüber, ob man nach Krebs Ministerpräsident werden kann. Der Thüringer CDU-Chef Mike Mohring hält zwar seine genaue Krebsdiagnose aus dem Oktober 2018 geheim. Sein Leiden hat er aber öffentlich gemacht und sich trotz Chemotherapie seiner politischen Arbeit gewidmet. Trotz seines hohen Engagements wird seine Leistung angezweifelt: »Ein Kranker ist kein guter Spitzenkandidat«, heißt es aus der CDU. Seine Parteifreunde erwarten zwei mögliche Effekte im Wahlkampf ab Mai 2019: Entweder werde Mohring anhaltend für seinen Umgang mit der Krankheit bewundert und gewinne die Wahl. Oder er gelte trotz der überstandenen Krankheit als schwach und angeschlagen. Mohring selbst zeigt sich selbstbewusst: »Ich glaube nicht, dass die Menschen von einer Maschine regiert werden wollen.«⁹

Die scheinbar Unentbehrlichen in der Politik sind das eine, das andere sind die Wirtschaftseliten: Hier wartet die Konkurrenz nur darauf, bis der Platz frei wird. Kolumnenüberschriften wie »Krebs! Wenn Manager zu Memmen werden« sind überspitzt, erregen aber Aufmerksamkeit.¹⁰ Diese Kolumnen enthalten viel Wahres: Börsennotierte Konzerne werden von kraftvollen, quasi unverwundbaren, unbesiegbaren Machern angeführt – so will es das Gesetz der Aufmerksamkeitsökonomie. Wer ein beliebiges Wirtschaftsmagazin durchblättert, sieht, wie die Selbstinszenierung stattfindet. Wie soll so eine Person – in der Regel ist es ein weißer Mann mittleren Alters aus mindestens der gehobenen Mittelschicht – offen zu ihrem Krebs stehen? Dabei ist es eine rein statistische Tatsache: Etliche der heute tätigen einflussreichen Wirtschaftslenker und Politiker in Deutschland, Österreich und der Schweiz haben oder hatten Krebs – und verschweigen ihn aus Angst vor dem Karriereknick und aus Imagegründen.

Vermutlich auch deshalb, weil sich die Medien stets mit drastischen Worten und Bildern auf neue Krebsfälle stürzen. Während die Boulevardmedien mit besonders alarmistischen Schlagzeilen wie »Die Krebs-Tragödie«, »Krebs-Schock!!!«, oder »Die Horror-Diagnose« operieren, kommen die sogenannten Qualitätsmedien auch über Floskeln nicht hinaus: »Sie erliegt ihrem tapfer ertragenen Leiden« oder »Er hat den harten Kampf gegen den Krebs verloren« sind inzwischen abgegriffen. Auch »tragische Nachricht« und »vom Krebs gezeichnet« sind abgelutschte Stereotypen. Niemand will ein solches Etikett tragen – schon gar nicht die erfolgsverwöhnten Babyboomer. Sie haben hart gearbeitet, Karriere gemacht und sind jetzt alt genug für eine Krebsdiagnose. Die Babyboomer werden das Gesundheits- und Pflegesystem in den nächsten Jahren aufmischen – allein durch ihre hohe Zahl. Bevor sie in Rente gehen, hat ihre eigentlich private Krankheit noch immensen Einfluss auf die Wirtschaft.

Das prominenteste Beispiel dafür ist der 1955 geborene Apple-Gründer Steve Jobs. Er starb 2011 an den Folgen seines Bauchspeicheldrüsenkrebses. Jobs war einer der ersten 20 Patienten weltweit, bei denen sämtliche Gene des Krebstumors sowie die normale DNA sequenziert wurden. Dieses Verfahren kostete damals über 100 000 Dollar und es gelang seinen Ärzten, dem Krebs immer einen Schritt voraus zu sein. Sie wählten die Arzneimittel für Jobs basierend auf seinen genetischen und molekularen Tumoreigenschaften aus. Dieses Verfahren war weit effizienter als eine herkömmliche Chemotherapie. »Ich werde entweder einer der Ersten sein, die einen Krebs wie diesen überleben, oder einer der Letzten, die daran sterben«, sagte Jobs damals zu seinem Biografen Walter Isaacson.[II]

Über Jahre gelang es Steve Jobs und Apple, die Krankheit des CEOs geheim zu halten, ihre Folgen zu beschönigen, die Öffentlichkeit zu beschwichtigen und zum Teil sogar wissentlich zu belügen. Jobs hatte nach der Diagnose im Oktober 2003 seine Operation monatelang hinausgezögert. Apple ließ auch kein Wort davon verlauten, als der Krebs gestreut hatte. Selbst als Jobs bis auf die Knochen abgemagert war, ließ er noch verkünden, er leide an einer »Hormonstörung«. Dabei sind Firmen gesetzlich verpflichtet, den Investoren Informationen offenzulegen, die das Ergebnis der Firma künftig beeinflussen. Anleger treffen finanzielle Entscheidungen unter anderem aufgrund der Informationen zum Produkt und zur Führung. Steve Jobs *war* Apple. Als 2011 bekannt wurde, er werde sich krankheitsbedingt zurückziehen, brachen die Apple-Börsenkurse massiv ein.[12]

Steve Jobs hat Vorbildwirkung – auch in dieser Hinsicht: Noch heute lesen sich Pressemitteilungen der Konzerne identisch mit den Apple-Bulletins, wenn ein Manager an Krebs erkrankt. 2016 gab zum Beispiel der börsennotierte Medizintechnikkonzern Smith & Nephew bekannt, CEO Olivier Bohuon (Jahrgang 1959) müsse sich einer Krebstherapie unterziehen. Im gleichen Wortlaut wie bei Steve Jobs wurde seine Krankheit als »a highly treatable form of cancer« klassifiziert, aber nicht näher bezeichnet.[13] Bohuon werde während der Therapie weiter arbeiten wie viele andere Manager auch. Seit August 2018 ist Bohuon Vizepräsident bei LEO Pharma.

> »Seit ich geheilt zurückgekehrt bin, denke ich, dass ich dem Leben gegenüber eine Schuld abzutragen habe.«[14]
> *José Carreras (*1946)*

Ich bin mir sicher: Zunehmend mehr betroffene Politiker und Wirtschaftslenker werden ihre persönlichen Ansichten und ihr Verhalten ändern. Vielleicht geschieht das nicht sofort, Entwicklung braucht Zeit. Es kann Jahrzehnte dauern, bis aus wachsender Selbsterkenntnis größere innere Unabhängigkeit wird, die schließlich äußeren Wandel ermöglicht. Es ist eine Utopie, aber sie macht Hoffnung: Jeder gesellschaftliche Fortschritt beginnt damit, dass sich einzelne Menschen verändern. Wenn Manager, die an Krebs erkrankt sind, ihre Produkte und Dienstleistungen überdenken, die Art ihres Wirtschaftens und wie sie mit anderen zusammenarbeiten, dann wird es eine andere Krebstherapie und ein besseres Gesundheitssystem geben. Hoffentlich ein humaneres, das den Primat der Wirtschaft herunterschraubt und den Menschen als Ziel der Wirtschaft wieder in den Vordergrund stellt. Wer die eigene Fragilität erfahren hat, begreift womöglich besser, wie fragil Menschen sind – und wie fragil der Planet ist, auf dem wir leben. Doch es sind nicht nur die Politiker, die Führungskräfte oder Journalisten, die etwas ändern müssen.

2 Berührungsängste abbauen – Verbundenheit schaffen

Viele Langzeitüberlebende neigen dazu, sich abzuschotten und Kontakte außerhalb der Krebswelt zu vermeiden. Sie glauben, niemand könne sie und ihre Geschichte verstehen. Es ist nicht so, dass Leid abnimmt, nur weil es sich wiederholt. Es gibt keine Halbwertszeit für Schmerz und Menschen leiden nicht weniger, wenn sie länger leiden. Vielmehr werden sie über die Jahre mürbe und haben es satt, sich immer wieder erklären zu müssen.

Langzeitüberlebende haben oft tief sitzende innere Glaubenssätze, mit denen sie sich selbst beschädigen und ihre Lebensqualität beschneiden. Es hilft hier, die eigene Familien- und Lebensgeschichte zu reflektieren. Klarheit ermöglicht zu erkennen, welche Auswirkungen diese Skriptmuster im Leben nach der Krankheit haben. Das befördert eine selbstbewusste Hinwendung nach außen.

Liste selbstschädigender Glaubenssätze von Überlebenden
- Ich muss bescheiden sein und darf nicht zu viel verlangen.
- Ich darf nicht glücklich sein.
- Freude, Glück und Erfolg gibt es für mich nicht.
- Das dicke Ende kommt erst noch, deshalb freue ich mich lieber gar nicht.

- Ich darf nicht wütend/traurig sein.
- Ich gehöre nicht dazu.
- Eigentlich dürfte ich gar nicht mehr hier sein.
- Besser wär's, es würde mich gar nicht mehr geben.
- Ich muss besonders brav sein, damit ich da sein/dazugehören darf.
- Ich bin schuld daran, dass es den anderen schlecht geht.
- Ich bin allein, keiner versteht mich.
- Ich muss mit allem alleine zurechtkommen.
- Ich muss tun, was die anderen von mir erwarten.
- Ich darf nicht auffallen.
- Ich bin nicht gesund.
- Mit meinem Körper stimmt etwas nicht.[15]

Wer sich dauerhaft auf solche innere Erzählungen stützt, befördert seinen Selbstausschluss aus der Welt. Cancer Survivors müssen sich selbst ermächtigen, um dazuzugehören. Das Gefühl, sich ohnehin nur auf sich verlassen zu können – weil es im Krankenhaus oft so war –, muss durch Verbundenheit mit anderen ersetzt werden. Zu lernen, anderen wieder zu vertrauen, ist überlebensnotwendig.

Das ist nicht einfach in einer Welt, die Menschen schon jetzt kategorisiert. Soziale Chancen machen sich an diesen Kategorien fest und das wird sich künftig noch verschärfen. Einen Ausblick darauf gibt der satirische Roman »QualityLand«. Marc-Uwe Kling schildert darin einen dystopischen Überwachungsstaat, eine durchökonomisierte und durchdigitalisierte Welt, in der es keinen Zufall mehr gibt, weil die Algorithmen den Menschen besser kennen als er sich selbst. Algorithmen bieten reichlich Möglichkeiten, das eigene Leben vor unerwünschten Zufällen zu schützen. Im Roman werden via »RateMe« alle Menschen in 42 Unterbereichen eingestuft. Natürlich werden dabei auch Gesundheit, Gene, familiäre Krankheitsgeschichte bewertet, um sich gegen unangenehme Erfahrungen abzusichern. Das gipfelt in der Frage: »Wer möchte schon mit jemandem zusammen sein, der wahrscheinlich Krebs bekommt?«[16]

»VOR DEM SPIEGEL

Auch ich war einst ganz makellos –
woher rührt all mein Makel bloß?

Ich frag mich, was mein Makel soll –
warum bin ich so makelvoll?

Fragt ihr nicht, was mein Makel sei –
fragt: Wird der
jemals
wieder
makel-
frei?«[17]
Robert Gernhardt

Schon heute organisieren sich Krebsüberlebende, um ihrem sozialen Ausschluss zuvorzukommen. Ein Beispiel dafür ist die amerikanische Dating-Website Cancer Match mit ihrem Slogan »Dating people who understand«. Ich habe Zweifel, ob das sinnvoll ist. Vermutlich werden sich die Überlebenden dadurch weiter von den Gesunden abkoppeln und nur noch in der Krebswelt leben, um den Kontakt mit anderen Menschen ganz zu vermeiden. Die Polarisierung zwischen gesund und krank könnte damit noch größer werden. Vielleicht ist Cancer Match aber auch ein in die Zukunft weisender Selbsthilfevorstoß und es entsteht daraus eine selbstbewusste Bewegung?

Berührungsängste gibt es ebenso aufseiten der Gesunden. Anstatt offen nachzufragen, werden häufig dramatisierende Geschichten erzählt und Gerüchte gestreut. Da wird gerätselt, ob eine Frau noch ihre Brüste hat, wie eine Ehe funktioniert, wenn der Mann impotent ist, oder wie es sich mit einem künstlichen Darmausgang lebt – und ob man mit alledem überhaupt noch einen Partner abbekommt.

Das NetzwerkStattKrebs hat in einem »Bullshit-Bingo Krebs« die häufigsten Floskeln zusammengetragen, die Patienten nerven. Das reicht von »Lance Armstrong hat nach Krebs sieben Mal die Tour de France gewonnen« über »Ach, Krebs, das haben ja heutzutage so viele« bis hin zu »Behandlung abgeschlossen?! Na, dann bist du ja jetzt gesund«. Wer diverse Fettnäpfchen in der Kommunikation mit Krebskranken auslassen möchte, dem sei das »Bullshit-Bingo Krebs« empfohlen.[18] Im Übrigen sind die »drei Siebe« von Sokrates hilfreich:

- Ist es wahr, was ich über diesen Menschen erzähle?
- Ist es etwas Gutes?
- Ist es notwendig?

Wenn also eine Geschichte weder wahr noch gut und nicht einmal notwendig zu erzählen sei, möge man lieber schweigen, empfahl Sokrates. Ansonsten gilt: Fragen! Oder die eigene Unsicherheit zugeben: Es ist völlig okay, nicht immer zu wissen, was man sagen »soll« oder was im betreffenden

Moment »richtig« wäre. Die Konfrontation mit Krebs, Krankheitsfolgen und Tod ist nicht leicht, das wissen alle Überlebenden. Sie erwarten in der Regel nicht allzu viel von ihrem Gegenüber. Besser als die immer gleichen Durchhalteparolen und abgegriffenen Floskeln zu wiederholen, ist es allemal, Berührungsängste direkt anzusprechen. Die meisten Überlebenden geben gerne Auskunft, wenn sie spüren, dass jemand aus ehrlichem, empathischem Interesse nachfragt. Umgekehrt gilt das auch für Survivors, die glauben, mit anderen nicht offen reden zu können, oder die sich nicht trauen, etwas anzusprechen.

3 Was sich jetzt in der Nachsorge schnell verbessern muss

Als Erstes braucht es klare Regeln dafür, wer für die Gesundheit der Überlebenden zuständig ist. Survivors in Deutschland, Österreich und der Schweiz haben in aller Regel keinen festen Ansprechpartner. Die Nachsorge ist deshalb meist ein subjektives Puzzle von Untersuchungen. Solange es keine Diagnose gibt, können die Survivors keinem speziellen Fachbereich zugeordnet werden. Sie sind auf eine funktionierende interdisziplinäre Zusammenarbeit und darauf angewiesen, dass ihre Ärzte sich zum Thema Survivorship nach Krebs fortgebildet haben. Fast immer sind sie in der Obhut ihres Hausarztes, der sich mit ihren komplexen Gesundheitsthemen auskennen und die passenden Empfehlungen geben soll. Wie aber kann ein einzelner Hausarzt die Komplexität von weit über 100 Krebsarten und deren spezielle Nachsorge im Blick behalten?

Sobald es Befunde gibt, tauchen neue Schwierigkeiten auf: Fast immer fehlen wichtige Dokumente und Informationen, die eine medizinisch sinnvolle Weiterbehandlung unterstützen. Je länger die Krebstherapie her ist, desto schwerer ist es, vollständige Patientenakten zu bekommen. Vor allem die Ergebnisse bildgebender Verfahren vor der Digitalisierung sind längst vernichtet. Dabei wären gerade diese wichtig, um Spätfolgen exakt beurteilen und therapieren zu können.

Medizinische Dokumentation
Generell endet die Aufbewahrungspflicht für ärztliche Befunde, Röntgenbilder, zytologische Befunde und Präparate, EKG et cetera in Deutschland, Österreich und der Schweiz nach zehn Jahren. Einzig Unterlagen über Strahlentherapie müssen 30 Jahre aufbewahrt werden.
Warum gelten diese Vorschriften nicht genauso für die Chemotherapie? Seit Inkrafttreten der EU-Datenschutz-Grundverordnung (EU-DSGVO) am 25. Mai 2018 müssen all diese Daten erst recht vernichtet werden. Patienten kann man deshalb nur raten, alles, was an Daten über sie zusammengetragen wird, zu kopieren und zu dokumentieren – und zwar so, dass die Daten auch noch in Jahrzehnten wiederhergestellt werden können.

Das Heft in der Hand zu behalten, ist geboten! In den deutschsprachigen Ländern arbeiten die Mediziner symptomorientiert. Behandelt wird, wer über Schmerzen und Beschwerden klagt. Anders in den USA: Dort arbeiten die Ärzte risikoorientiert. Bis sich die Mediziner auch im deutschsprachigen Raum flächendeckend daran orientieren, welche Risiken die Survivors haben, müssen die Überlebenden ihre Gesundheit selbst in die Hand nehmen. Doch das ist leichter gesagt als getan: Welche Untersuchungen brauche ich wirklich und wie oft? Was ist sinnvoll, was unnötig?

Für jedes Karzinom gibt es eine extra S3-Leitlinie rund um die relevanten klinischen Fragen zu Diagnostik, Therapie und Nachsorge. Für die häufig vorkommenden Karzinome der Brust ist die Leitlinie 448 Seiten lang, für den weitverbreiteten Prostatakrebs umfasst sie 394 Seiten. Für das seltene Hodgkin-Lymphom, das ich hatte, bietet die Leitlinie nur 158 Seiten. Die allgemeine Leitlinie zur Psychoonkologie für alle Tumorkranken kommt sogar mit bescheidenen 129 Seiten aus.

Mal abgesehen davon, dass ein Patient ohne medizinische und biologische Grundbildung plus Abitur fast gar nichts von dem begreift, was in den S3-Leitlinien steht, sind die Papiere zwar interessant – aber sind sie für die Ärzte in der praktischen Nachsorge relevant? Fast nichts von dem, was in der S3-Leitlinie vorgeschrieben ist, wurde bei mir je gemacht. Über Blutkontrollen, Abtasten, Ultraschall und Röntgenbilder hinaus wussten die Internisten in den ersten fünf Jahren nach der Therapie gar nichts mit mir anzufangen. Danach habe ich sie nur noch gelegentlich aufgesucht. Keine Symptome = kein Arztbesuch. Empfehlungen für mich über den Fünf-Jahres-Überlebenszeitraum hinaus sind in der S3-Leitlinie äußerst schwammig formuliert: Mammografien sollen gemacht werden, Abstand unklar. Herzuntersuchungen sollen erfolgen, wie oft, nicht eindeutig. Lungenfunktionstest – bei mir nie gemacht. Nichtwissen schützt zwar vor Ängsten, aber nicht vor Befunden.

Es braucht, ebenso wie Brust- oder Darmkrebszentren, auch spezialisierte onkologische Praxen, in denen Ärzte mit umfangreichen Survivorship-Kenntnissen tätig sind – also Survivor-Zentren. Nur so können die Risiken ehemaliger Krebspatienten genau eingeschätzt und angemessen behandelt werden.

4 Suizidprävention muss ein Schwerpunkt der Nachsorge werden

»Asyl im Paradies

Meine Uhr ist eingeschlafen
Ich hänge lose in der Zeit
Ein Sturm hat mich hinausgetrieben
Auf das Meer der Ewigkeit

Gib mir Asyl hier im Paradies
Hier kann mir keiner was tun
Gib mir Asyl hier im Paradies
Nur den Moment um mich auszuruhn«[19]
Tamara Danz

Die erste Krebsüberlebende, die ich für dieses Buch interviewen wollte, hat eine Woche vor unserem vereinbarten Treffen in der Psychiatrie Suizid begangen. Sie hatte sich selbst einweisen lassen, weil sie genau wusste, in welcher Gefahr sie ist. Das berührt mich bis heute tief.

Für mich ist ein angekündigter und vorab erklärter Bilanzsuizid nach schwerer Krankheit oder zunehmendem Leidensdruck durch quälende Schmerzen und Symptome völlig legitim. Ich verstehe, dass Menschen autonom bleiben und ihr Leben selbstbestimmt beenden wollen. Wenn sie den geplanten Suizid mit ihren Angehörigen besprechen, um diese von Schuld und Verantwortung freizusprechen, finde ich das akzeptabel. Wenn alle ihren Frieden damit schließen oder die Entscheidung zumindest akzeptieren können, kann das ein gutes Ende für den Betroffenen und sein Umfeld sein.

Ein Suizid aus Verzweiflung, Trotz im Kurzschluss oder als »Bestrafung« für die anderen wirkt aber verheerend auf Angehörige, Freunde und Kollegen – gerade nach überstandenem Krebs! Die wenigsten Menschen, die sich suizidieren, wollen wirklich sterben. Sie möchten einfach ihr Leid beenden und sehen keinen anderen Ausweg. Die Frage nach dem »Warum«, das Trauma des Verlassenseins sowie Schuldgefühle dominieren später häufig die Erinnerung an den Verstorbenen. Die Angehörigen haben Versagensgefühle, verlieren ihr Selbstwertgefühl und ihre Perspektive für das Weiterleben. Die Scham darüber, dass sich ein enger Angehöriger das Leben genommen hat, führt oft zur Verleugnung (»Niemand darf es erfahren«). Die Wut und der Ärger auf den Verstorbenen, der auf diese Weise aus dem Leben schied, ist stark tabuisiert – vor allem, wenn es sich um einen Survivor handelt. Hinterbliebene Kinder und Jugendliche brauchen den vollen Rückhalt der übrigen Familie und bürgerschaftliches Engagement in Kindergärten, Schulen und Nachbarschaften. Trauerprozesse nach unangekündigtem

Suizid sind extrem erschwert und können Jahre dauern. Viele Angehörige leiden darunter lebenslang. Das haben insbesondere die Familien von Krebsüberlebenden nicht verdient. Sie haben schon sehr viel Leid erlebt und außergewöhnliche Lasten mitgetragen.

Laut der Deutschen Gesellschaft für Suizidprävention müssen im Schnitt sechs Menschen pro Suizidanten später therapeutisch unterstützt werden. Das sind die Kinder, Partner, Geschwister oder Freunde der Person, die sich suizidiert hat. Sie werden mit ihrem fassungslosen Schmerz und der Verzweiflung nicht alleine fertig. Deshalb ist Suizidalität ein gravierendes gesellschaftliches und gesundheitspolitisches Thema. Pro Jahr nehmen sich allein in Deutschland rund 10 000 Personen das Leben. Das sind mehr Menschen, als durch Verkehrsunfälle, illegale Drogen, Aids und Gewalttaten zusammen sterben. In der Schweiz und in Österreich sind es jährlich rund 1000 Personen. Hinzu kommen jedes Jahr etwa 600 Personen, die in der Schweiz assistierten Suizid begehen. Schätzungen gehen davon aus, dass allein in Deutschland jährlich 100 000 Suizidversuche stattfinden.

Studien haben gezeigt, dass Menschen vor einem vollendeten Suizid überdurchschnittlich häufig einen Arzt aufgesucht haben, dieser die Gefahr aber nicht erkannt hat. Viele Menschen, die suizidal sind, haben Angst, sich zu öffnen, weil sie fürchten, soziale Kontakte zu verlieren oder in ihrer inneren Not nicht ernst genommen zu werden. Manche haben Angst davor, zwangsweise in die Psychiatrie zu kommen, gegen ihren Willen behandelt und ruhig gestellt zu werden.

Ärzte müssen die Suizidproblematik bei Cancer Survivors ernster als bisher nehmen und sie sensibel davon überzeugen, Hilfe in Anspruch zu nehmen. Es ist ein Mythos, dass

sich Menschen, die über Suizid reden, nicht das Leben nehmen. Im Gegenteil: Gerade sie brauchen Hilfe. Eine geplante Selbsttötung wird direkt oder indirekt immer mitgeteilt. Sätze wie »es hat alles keinen Sinn mehr« oder »es muss jetzt etwas passieren« sind Hinweise auf ernste Gefährdung. Viele Menschen ordnen vor einem Suizid ihre Verhältnisse, sortieren ihre Unterlagen oder verschenken Dinge, die ihnen wichtig sind. Wer nach Tagen schwerer Depression plötzlich ruhig, gefestigt und weniger verzweifelt wirkt, ist mitnichten über den Berg: Häufig sind es gerade diese Menschen, die Suizid begehen. Wichtig ist …
- den Betroffenen direkt darauf anzusprechen,
- zuzuhören ohne zu werten,
- das Problem nicht mit Ratschlägen lösen zu wollen,
- professionelle Hilfe in Anspruch zu nehmen,
- da zu sein und da zu bleiben,
- im Zweifel den Notarzt zu rufen.

5 Würde für die Überlebenden: Versuchen zu verstehen

»Ich widerstehe nach Kräften der Versuchung, für andere Imperative aufzustellen, und sei es auch ›Kämpf um dein Leben‹ oder ›Ändere dich‹ oder ›Stirb bewusst‹. Ich versuche, die Menschen nicht in diese Richtung zu drängen, die ich eingeschlagen habe oder meiner Überzeugung nach an ihrer Stelle einschlagen würde. Ich versuche, in Tuchfühlung zu bleiben mit

meiner Angst, dass ich mich eines Tages vielleicht in ihrer Lage befinden werde.«[20]
Ken Wilber

Fast jede und jeder kennt inzwischen einen Survivor oder hat einen über einen längeren Zeitraum begleitet. Es lohnt sich, an ihrem Schicksal Anteil zu nehmen und ihnen zuzuhören. Versuchen zu verstehen, was ihnen widerfahren ist, gibt den Überlebenden Würde. Das ist mehr als Achtung, Respekt oder Wertschätzung und das Gegenteil von dem, was der Soziologe Richard Sennett »Mildtätigkeitswunden zufügen« nennt. Cancer Survivors brauchen kein Mitleid. Das wäre herablassend und macht sie klein. Mitleid verhindert eine Begegnung auf Augenhöhe, weil hier der scheinbar Starke dem scheinbar Schwachen gegenübertritt. Stattdessen brauchen Cancer Survivors Mitgefühl – das verbindet und lässt dem Überlebenden seine Würde und Autonomie.

Ärzte und Helfer sollten nicht nur darüber nachdenken, *was* sie mit den Überlebenden tun, sondern auch *wie* sie es tun. Das muss über bisher übliche Verhaltens- und Interaktionsmuster hinausgehen. Voraussetzung dafür ist die Reflexion des eigenen Menschenbilds als Helfer. Ärzte, Pflegekräfte und Therapeuten müssen eine salutogenetische Haltung einnehmen. Sie sollen die Überlebenden stärken, ressourcenorientiert arbeiten und gemeinsam mit den Betroffenen eine lebenswerte Perspektive schaffen. Die Reflexion des eigenen Menschenbilds ist deshalb so wichtig, weil es alle Interventionen im medizinisch-pflegerischen Kontext beeinflusst. Wer Überlebende als grundsätzlich schwach, beschädigt und defizitär einschätzt, ist nicht offen dafür, ihre Stärken und Ressourcen zu erkennen und zu fördern. Wer die immer gleichen Annahmen über Überlebende reproduziert, kann keine Hoffnung stiften. Die weitverbreitete Defizitorientierung verhindert, dass Überlebende ihr volles Potenzial entfalten.

Die Situation von Überlebenden lässt sich nicht vereinfachend verallgemeinern. Es ist wichtig, auch die Würde der Verletzlichkeit und des Scheiterns anzuerkennen. Zudem gibt es eine Würde der Bedürftigkeit für diejenigen, die ihr Leben nach Krebs nicht so gut bewältigen, denn wie der Theologe Fulbert Steffensky sagte: »Das Ziel des Menschen ist nicht seine Verwendbarkeit.«

Der Mensch ist mehr als seine Krankheit. Deshalb ist es wichtig, Überlebende nicht auf ihre Krebserfahrungen festzulegen und ihnen zu suggerieren, es stehe ihnen nur eine einzige Zukunft offen. Mit dieser Reduzierung sind die Survivors dazu verdammt, in ein ganz bestimmtes Schicksal hinein zu leben. Es gibt aber viele verschiedene Zukünfte für sie. Der Begriff »Survivor« ist an sich schon problematisch, weil er die Person auf eine einzige Erfahrung reduziert. Überlebende dürfen sich von ihrer Geschichte distanzieren und Neues ausprobieren. Sie brauchen genau das, was der Philosoph Peter Bieri »dem Anderen eine offene Zukunft lassen« nennt: »Wir dürfen uns kein endgültiges Bildnis von ihm machen, unter dessen Last er ersticken müsste.« [21] Der ganzheitliche Blick auf die Patienten verleiht ihnen Würde.

Behandlungsmanuale und Leitlinien unterstellen einen linearen »Heilungs«-Prozess, der menschlichem Leben nicht gerecht wird. Manuale sind Landkarten, aber nicht das Gebiet. Heilung gleicht viel eher einer langwierigen kniffligen Handarbeit, vergleichbar mit dem Stricken eines Pullovers, der einmal wärmen soll. Immer wieder ändern die Survivors im übertragenen Sinn noch während des Strickens die Farben oder das Muster. Sie trennen ganze Teile wieder auf und fügen sie neu zusammen. Deswegen können Behandler auch nie sicher sein zu wissen, was in den Betroffenen gerade vorgeht. Vorbehaltlosigkeit wäre schön, der Verzicht auf bevormundendes Verhalten und Respekt für das innere Erleben der Betroffenen sowie für ihre Wahrnehmung der Situation.

Wichtig ist anzuerkennen, was die Überlebenden geleistet haben: Eine so schwere Krankheit zu überwinden, mit ihren Folgen klarzukommen und ein eingeschränktes Leben mit Haltung zu überstehen, heißt, einen sehr schmerzhaften Reifungsprozess auf sich zu nehmen. Die Anerkennung dafür kann man auch dadurch verweigern, dass man als Behandler, Partner, Angehöriger, Freund oder Kollege einfach so tut, als ob gar nichts geschehen und »alles wieder gut« wäre.

Wer sich jedoch wirklich in das Feld der radikalen Ausgesetztheit der Krebsüberlebenden einfühlt, tritt in einen spannenden Dialog mit ihnen – einen Dialog von anderer Qualität, als ihn das normale Alltagsbewusstsein zulässt. Er ermöglicht echte menschliche Bezogenheit und Tiefe, die beide verändern kann: den Überlebenden und den Zuhörer. Er wird im besten Sinne Co-Survivor, ein Zeuge des Erlittenen und zugleich lösungsorientierter Berater. Wenn das gelingt, kann sich das Aufblühen unter widrigsten Umständen immer wieder neu zeigen. Beide Gesprächspartner werden durch eine besondere Kraft verwandelt: die Ehrfurcht vor dem Leben, das immer leben will.

6 Die drei großen Hoffnungen in der Krebstherapie – da tut sich was!

»Ich bin mir sicher, dass es in zwanzig, vielleicht dreißig Jahren großes Gelächter geben wird, wenn man sich daran erinnert, dass man früher Krebs mit Chemotherapie behandelt hat.«[22]
Christoph Schlingensief

Experten glauben, in den kommenden Jahren stehe in der Onkologie die nächste Revolution bevor: Die Krebsbekämpfung durch gezielte Strategien ist viel leichter geworden, weil inzwischen die meisten wahrscheinlichen Krebsmerkmale bekannt sind. Erforscht ist außerdem, wie diese wirken. Mehrere gleichzeitige, gezielte Therapien sollen den Krebs künftig so intensiv in Schach halten, damit die Patienten länger überleben. Es gibt drei große Hoffnungen:
1. Ein Tumor hat einschließlich seiner Metastasen nur eine begrenzte Anzahl von Treibergenen, die für sein Wachstum sorgen. Werden diese gezielt auf mehreren voneinander unabhängigen Wegen angegriffen, werden Resistenzen gegen Medikamente – die heute noch fast unausweichlich sind – vermutlich ausbleiben. Diese kombinierten Angriffe setzen umfangreiches genetisches Wissen über den jeweiligen Patienten voraus. Das ist momentan noch teuer und nicht in allen Fällen möglich. Auch sind Suppressorgene bis-

lang nicht ausreichend erforscht. Sie bald auszutauschen oder zu reparieren, ist der Plan der Forscher.

2. Die genetischen Fingerabdrücke von Krebs in Urin, Stuhl, Sputum und anderen Proben werden die Früherkennung weiter vorantreiben. Krebsvorstufen könnten dann – ähnlich wie es bei der Darmkrebsvorsorge schon heute geschieht – operativ entfernt werden. Mediziner wollen hier frühzeitig eingreifen. Krebs braucht in der Regel 30 Jahre, um zu wachsen, und verursacht erst in den letzten drei Jahren Symptome – die dann oft nicht mehr heilbar sind.

3. Die genetischen Veränderungen in Tumoren könnten künftig für spezielle Impfungen genutzt werden. Der Körper würde damit gezielt für den Krebs sensibilisiert – in etwa wie eine künstlich erzeugte Allergie gegen Krebs.

Für all diese Verfahren gilt: Sie sind bislang sehr teuer, noch nicht komplett erforscht und zum Teil kompliziert. Doch die Wissenschaft arbeitet in Windeseile. Erst 2003 wurden im Humangenomprojekt (HGP) die ersten, wenigen kompletten Gensequenzen des Menschen gelesen. Das dauerte Jahre und kostete mehrere Milliarden Dollar. Heute reichen ein paar Stunden oder Tage, um die Gene eines Patienten zu sequenzieren. Der Preis dafür ist auf etwa 1000 Dollar gefallen. Wie wichtig und aussagekräftig die Gene für die Krebsvorbeugung sind, zeigen die Risikogene BRCA1 und BRCA2 für familiären Brust- und Eierstockkrebs.

2018 wurde der Nobelpreis für Medizin und Physiologie an zwei Forscher vergeben, die einen wichtigen Durchbruch in der Krebsbekämpfung schafften: James Allison und Tasuku Honjo fanden unabhängig voneinander heraus, dass es bestimmte Proteine (Inhibitoren) gibt, welche die Immunabwehr hemmen. Anstatt im Kampf gegen Tumorzellen auf vollen Touren zu laufen und die Angreifer zu zerstören, bremsen die Inhibitoren die Immunabwehr sogar aus. Allison und Honjo haben Krebsmedikamente entwickelt, die genau diese Bremse lösen. Ihre Immuntherapie kommt Menschen mit fortgeschrittenem schwarzen Hautkrebs oder Lungenkrebs zugute – beides Tumorarten, die als besonders aggressiv gelten. Übrigens: Allison ist selbst ein Survivor. Er war an Haut-, Blasen- und Prostatakrebs erkrankt und stammt aus einer Familie, in der gehäuft Tumorerkrankungen auftreten.[23]

Im Dezember 2018 wurde der britische Onkologe Mel Greaves zum Ritter geschlagen. Er will Leukämie bei Kindern künftig mit einer Art Mikrobencocktail verhindern. Wenn Kinder in den ersten fünf Jahren ihres Lebens mit einer kontrollierten Infektion »immunisiert« würden, sei die Chance geringer, dass sie später eine Leukämie entwickeln. Greaves weist darauf hin, die meisten Kinder wachsen heute in antiseptischen Haushalten auf, werden kaum gestillt und haben weniger soziale Kontakte als ihre Vorfahren. Deshalb ist ihr Immunsystem wesentlich schlechter als bei früheren Generationen. Umso schwerer fällt es den kindlichen Körpern, eine starke Immunabwehr herauszubilden und Krebszellen frühzeitig zu vernichten.[24]

Vieles wird möglich, was bisher als undenkbar galt. Doch ist künftig alles erlaubt, was machbar ist? Eine Diskussion über mehr Humanität in der Krebstherapie ist dringend nötig, ebenso eine Übereinkunft dazu, was ethisch vertretbar ist. Ethikkommissionen haben sich in den deutschen Kliniken langsam etabliert – häufig nur, um den Zertifizierungsvorschriften der Krankenhausträger zu entsprechen. Zu oft bleibt es beim »Etikettenschwindel«: Die meisten Kommissionen tagen viel zu selten, um positiv auf den Krankenhausalltag einzuwirken. Häufig werten Mediziner die Ethikkommission als »Tribunal« ab, vor das sie gestellt werden. Doch gerade die Ärzte in der Onkologie müssen sich gefallen lassen, dass ihre Arbeit viel stärker als bisher kontrolliert und hinterfragt wird. Die Zeit der einsamen Entscheidungen von Chefärzten ist vorbei, heroische Führung ist nicht mehr gefragt. Interdisziplinarität wird zwar großgeschrieben, jedoch viel zu oft durch interne Grabenkämpfe, Hierarchien und Statusverhalten verhindert. Im Interesse der Patienten ist es notwendig, externe Ethikberater und Supervisoren hinzuzuziehen, um diese verkrusteten Strukturen zu verstören und den dringend nötigen Kulturwandel in den Kliniken einzuleiten.

Es ist wichtig, dass die Ethikkommissionen schon im Vorfeld bestimmter Behandlungen tagen und ethische Fragen klären. Sie sollten Patienten und Angehörige mit professionellen Stellungnahmen informieren, mögliche Probleme klar benennen, Grenzen der Therapie aufzeigen und auf Fehlentwicklungen hinweisen. Insbesondere müssen die Ethikkommissionen Leitlinien dafür entwickeln, wie Patienten ihre Klinik erleben sollen. Wichtige Fragen dazu sind:

- Wie gehen wir hier mit Patienten um?
- Was ist eine würdevolle Behandlung?
- Was heißt bei uns »heilen«?
- Welche Werte bestimmen unsere Arbeit?
- Wie beziehen wir unsere Ethik auf konkrete Aufgaben und Fragen?
- Wie können wir Würdeverletzungen in unserem Haus vermeiden?

Sui Huang, einer der führenden Krebsforscher, plädiert dafür, fortgeschrittenen Krebs weniger als bisher mit allen Mitteln aus dem Körper entfernen zu wollen. Der Tod vieler Krebspatienten sei oftmals der Strategie geschuldet, den Krebs um jeden Preis töten zu wollen, anstatt ein Leben mit ihm zu ermöglichen. Beinahe jeder Krebsüberlebende kennt andere, die Metastasen haben, aber damit jahrelang ohne gravierende Einschränkungen leben. Es scheint, als sei es in diesen Fällen zu einem Gleichgewicht zwischen Körper und Krebs gekommen, sodass der Krebs seine lebensbedrohlichen Angriffe unterlässt.

Nur so ist vielleicht auch die Geschichte einer Spontanheilung von Brustkrebs zu erklären, welche von Stefanie Gleising eindrucksvoll beschrieben wurde: 2014 kam sie mit einer geschätzten Lebenserwartung von nur noch zwei Tagen ins Hospiz. Doch anstatt zu sterben, ging es Stefanie Gleising von Tag zu Tag besser. Sie konnte das Hospiz nach sechs Wochen verlassen! Heute arbeitet sie wieder in ihrer Praxis.[25] In jeder Krankengeschichte gibt es Zufälle, Glück und kleine Wunder – und es ist eben erst dann vorbei, wenn es *wirklich* vorbei ist!

Überall auf der Welt entwickelt sich die Krebswissenschaft mit Turbogeschwindigkeit. Bald wird es gelingen, für alle Krebsarten und sogar für einzelne Patienten genau zu zeigen, wann welche Gene im Tumor verändert sind. Das erlaubt neue individualisierte Behandlungen. Schon in wenigen Jahrzehnten wird es möglich sein, den Körper des Patienten in eine individuelle Fabrik für spezielle Abwehrstoffe zu verwandeln. Es ist Aufgabe der Politik sicherzustellen, dass die Krankenkassen die Behandlung für jeden Patienten bezahlen. Nicht die Genomsequenzierung ist heute noch teuer, sondern daraus abgeleitete zielgerichtete Therapien: Sie kosten weit mehr als eine herkömmliche Chemotherapie. In der Übergangszeit muss es einen weit aufmerksameren und fürsorglicheren Blick auf die Überlebenden geben, als das bisher der Fall war.

7 Langzeitüberlebende: Zeigt euch und nehmt das Heft in die Hand!

Menschen, die frisch an Krebs erkranken, stecken so tief im Strudel der Dramatik der frischen Diagnose, dass sie meist vergessen: Es gibt andere, die alles bereits hinter sich haben, was mir bevorsteht. Wie wohltuend wäre es, wenn jeder neue Krebspatient Kontakt zu einem hilfreichen Survivor haben könnte! Stattdessen verschwinden die meisten Langzeitüberlebenden aus der Krebswelt und wollen damit nichts mehr zu tun haben. Für dieses Buch habe ich mehrere beruflich erfolgreiche Überlebende angeschrieben. Keiner von ihnen hat geantwortet. Ich kann das gut nachvollziehen: Über Jahre wollte ich selbst vom Krebs überhaupt nichts mehr wissen.

Was viele nicht glauben: Das Leben drängt sich irgendwann wieder so in den Vordergrund, dass der Krebs vollkommen nebensächlich und häufig sogar »vergessen« wird. Es gibt über lange Strecken viel Wichtigeres als die überstandene Krankheit. Manche *wollen* nicht über ihren Krebs sprechen, andere *können* es nicht. Vielleicht wollen sie sich und ihre Angehörigen schonen. Vielleicht erinnert sie das

Thema Krebs zu sehr an das Überflutetwerden durch ihre Diagnose. Viele Erinnerungen an die Krebstherapie sind Fragmente: Bilder, Gerüche, Körperempfindungen – Flashback-Symptome, die für Traumatisierte typisch sind. Das Trauma der Krebsdiagnose ist für viele so verstörend, dass ihnen über Jahre und manchmal sogar Jahrzehnte eine Sprache fehlt, mit der sie über das Erlebte reden könnten. Sie finden keine Worte dafür. Deswegen sind die Erzählungen der Überlebenden meist formelhaft. Sie wiederholen tausendfach gehörte Bilder und Floskeln. Ihre Sprachlosigkeit ist auffällig.

Der erste Weg, sich zu zeigen, ist deshalb, das bisher Unsagbare auszusprechen. Sprache formt Identität. Es ist wichtig, Erfahrungen zu beschreiben – auch, um kein Krebsopfer zu bleiben. Wer seine Geschichte übermittelt, teilt wichtige Informationen, die anderen helfen.

Für frisch Erkrankte ist es zurzeit noch wie das Stochern im Heuhaufen, einen Überlebenden für genau diejenige Krebsart zu finden, die sie selber haben – dabei gibt es sie! Doch Vorsicht: Der Krankheitsverlauf und die individuelle Behandlung sind als Modell für andere nur bedingt hilfreich. Selbst ein und dieselbe Diagnose und Therapie hat nicht die gleichen Folgen. Zum Vergleich: Meine verstorbene Mitpatientin Sabine und ich hatten die identische Diagnose, dasselbe Stadium der Krankheit und die gleiche Chemotherapie. Allerdings kam der Krebs bei Sabine nicht zum Stillstand. Sie musste sich einer Stammzelltransplantation unterziehen, an deren Folgen sie starb.

Trotz der Unterschiede könnten Survivors die drängenden Fragen von frisch Erkrankten anders beantworten als Ärzte und Pflegekräfte. Sie könnten die Patienten besser beruhigen, zuhören und mit den Kranken über ihre Ängste sprechen – sofern die Survivors ihre Gefühle und Ängste steuern können. Immer vorausgesetzt, sie können sich von ihrer persönlichen Krebsgeschichte so weit distanzieren, dass sie für andere überhaupt hilfreich sein können. Andernfalls ist die Gefahr groß, dass sie ihre Haltungen und Ängste dem anderen überstülpen oder sich sogar als Vorbild empfehlen nach dem Motto: »So wie ich musst du es machen, dann schaffst du es auch.« Hilfehandeln für andere darf weder den eigenen Narzissmus noch das Helfersyndrom von Überlebenden bedienen. Einzelne Survivors habe ich schon arrogant und übergriffig erlebt: Sie maßen sich an, sagen zu können, wer es schaffen wird zu überleben und wer nicht. So weit würde kein Onkologe gehen!

Vielleicht ist es gerade die lange Erfahrung mit dem komplexen Thema Krebs, die viele Langzeitüberlebende schweigen lässt. Sie sind erfahrene Patienten und differenzieren: Sie wissen, Krebs ist nicht gleich Krebs und Chemotherapie ist nicht gleich Chemotherapie. In den letzten Jahrzehnten hat sich ohnehin sehr viel verändert: Die Prophylaxe gegen die Folgen von Chemo- und Strahlentherapie hat sich massiv verbessert. Während ich mich während der Chemo noch bis zu 30-mal täglich erbrechen musste, werden jetzt hochwirksame Medikamente dagegen verordnet. Ich staune immer noch darüber, wenn Patienten heute während ihrer Chemoinfusionen stricken, lesen oder zeichnen. Dazu wäre ich nie in der Lage gewesen. Zudem erhalten viele Patienten jetzt nach der Chemotherapie umgehend Epo, um eine Anämie zu vermeiden. Das hätte vermutlich meine jahrzehntelange Blutarmut verhindert.

Ich habe in den letzten 20 Jahren ab und an in Krebsforen

im Internet gelesen, mich aber nie an einer Diskussion beteiligt. Die Themen betrafen mich ganz einfach nicht mehr, es ging immer um die akute Phase der Primärtherapie. Ebenso ist es meist mit privaten Webseiten von Krebspatienten: Häufig sind es Blogs, die während der Therapie geschrieben werden – mit hoher Emotionalität. Sobald die Leute gesund sind, stellen sie das Schreiben ein. Einige Blogs schildern noch das Überleben der Primärtherapie, enden dann aber oft damit, dass der Blogger/die Bloggerin an den Folgen der Krankheit gestorben ist. Etliche Blogs werden dann geschlossen oder in Gedenkseiten umgewandelt.

Vor allem anderen müssen sich die Cancer Survivors aktiv und selbstbewusst von dem moralischen Druck befreien, unter den sie sehr schnell kommen und der sie allzu oft verstummen lässt: »Sei froh, dass du überhaupt überlebt hast.«

Nicht nur Mediziner und Pharmavertreter drücken sie mit diesem Killerargument an die Wand, auch Angehörige, Freunde und Kollegen. Für die Langzeitüberlebenden gibt es viel zu wenig Empathie – insbesondere für die über 50 000 noch jungen Erwachsenen im deutschsprachigen Raum, die im Kindes- oder frühen Jugendalter Krebs bekommen haben. Viele Menschen spenden sehr viel Geld für akut krebskranke Kinder. Ihr Leid und ihr Schmerz rühren viele zu Tränen. Wer jemals eine Station in der Kinderonkologie besucht hat, vergisst ihre Gesichter nicht. Wenn diese Kinder aber erwachsen sind, werden sie in die Demut gezwungen. Lebenslang müssen sie sich immer noch mehr beweisen und stärker sein als gleichaltrige Gesunde. Stattdessen haben sie es verdient, selbstbewusst rauszugehen und etwas zu fordern: »Seht her! Wir sind es wert, dass sich die Gesellschaft um uns kümmert.«

8 Raus aus dem Opferdasein, rein in die Aktion! – Survivor-Lobby

Wenn die Survivors nicht sichtbar werden und nicht für ihre Interessen kämpfen, wird sich nichts ändern. Dazu müssen sich die Überlebenden zeigen und Politik, Gesundheitsbehörden und Forschung für ihre Interessen sensibilisieren und aktivieren. Die 2014 im Europaparlament veröffentlichte »European Cancer Patient's Bill of Rights« gibt ihnen dafür ein Mittel zur Hand. Darin sind 33 höchst ambitionierte Ziele für die medizinische Therapie und Pflege, für die Kommunikation und die Rechte von Krebspatienten formuliert. Dafür gilt es zu kämpfen.

Kurzfassung Grundrechtscharta für europäische Krebspatienten

1. Das Recht aller europäischen Bürgerinnen und Bürger auf genaue Information und die aktive Mitentscheidung bei ihrer Behandlung.
2. Das Recht aller europäischen Bürgerinnen und Bürger auf optimalen und rechtzeitigen Zugang zu Fachpflege, die auf Forschung und Innovation basiert.
3. Das Recht aller europäischen Bürgerinnen und Bürger auf eine Versorgung durch Gesundheitssysteme, die verbesserte Ergebnisse, die Rehabilitation der Patienten, eine bestmögliche

Lebensqualität sowie eine erschwingliche Behandlung ermöglichen.[26]

Die »European Cancer Patient's Bill of Rights« geht weit über die Nachsorgeforderungen der deutschen Long-Term Cancer Survivors (LTCS) hinaus, die sich im Umfeld der im Kindes- und Jugendalter an Krebs Erkrankten lose organisiert haben. Es darf nicht beim Unterschriftensammeln bleiben, sondern es ist nötig, politisch aktiv zu werden. Wer die »European Cancer Patient's Bill of Rights« ernst nimmt, wird ein aktiver und informierter Patient.

In den letzten Jahren schmücken sich immer mehr Unternehmen mit dem Etikett »Corporate Social Responsibility«. Die gesellschaftliche Verantwortung für das Unternehmenshandeln ist eine gesetzliche Anforderung, kein Aushängeschild, das ein Konzern gegebenenfalls bedienen kann. Mir genügt es nicht, wenn Pharmakonzerne die Cancer-Survivor-Treffen mit Kugelschreibern, Notizblöcken und Umhängetaschen ausstatten. Corporate Social Responsibility heißt für mich, sich der Verantwortung für das Leid einer großen Gruppe von Überlebenden zu stellen und zu handeln: Das können Stiftungen oder Unterstützungsfonds für besonders schwer Betroffene sein oder geförderte Arbeitsplätze in den Unternehmen.

Pharmakonzerne wie Roche und Novartis, die Chemotherapie herstellen, beschäftigen schon jetzt Menschen mit Behinderung. Wenn es weitere geförderte Arbeitsplätze für Survivors geben würde, wäre das ein Fortschritt. Um ihnen und Menschen mit Behinderung ein würdevolles, selbstbestimmtes Leben zu ermöglichen, dürfen es jedoch keine Jobs unter herkömmlichen Werkstättenbedingungen mehr sein. Dort verdienen Menschen mit Behinderung nicht einmal den Mindestlohn und erwerben keinerlei Rentenansprüche. Beides ist nicht akzeptabel in hoch entwickelten Ländern und profitablen Unternehmen, denn sie erbringen geldwerte Leistungen.

Angehörige, Freunde und Kollegen von Langzeitüberlebenden können ebenfalls politisch handeln, beispielsweise wenn sie Aktien der Firmen Roche, Novartis, Bristol-Myers Squibb, Glaxo Smith Kline oder Eli Lilly halten. Das sind große börsennotierte Unternehmen, die seit Jahrzehnten Chemotherapie herstellen und viel Geld damit verdienen. Jeder kann Gleichgesinnte um sich sammeln und bei der nächsten Aktionärsversammlung wichtige Themen zur Sprache bringen, zum Beispiel:

- Was wird für die Überlebenden getan?
- Wie kommen wir unserer Unternehmensverantwortung nach?
- Woran wird zurzeit geforscht?
- Wie kann Krebstherapie bezahlbar bleiben?
- Wie gehen wir mit Big Data und den Folgen um?

Patienten wollen Einfluss auf die Forschung – zumal sie von ihrem Steuergeld mit bezahlt wird. Sie wollen nicht einfach nur wie bisher schlucken. Die Digitalisierung macht es dringend nötig, dass die Patienten mehr als bisher kontrollieren, was mit ihnen geschieht.

9 Big Data und die Folgen für Krebsüberlebende

Big Data wird für neue Tumortherapien sorgen. Forscher der Königlichen Technischen Hochschule (KTH) im schwedischen Stockholm haben fast 8000 Proben der 17 wichtigsten menschlichen Krebsarten analysiert. Sie entwickelten daraus 2018 einen Krebsatlas, der frei verfügbar ist. Die Forscher stellten fest, dass 2000 Gene Auswirkungen auf die Letalität haben: Gene enthalten Instruktionen, welche Proteine hergestellt werden sollen, und diese kommandieren quasi biologische Prozesse wie Krebs. Die unterschiedlichen Auswirkungen der Gene beeinflussen die Überlebenszeit der Patienten – abhängig von der Tumorart und davon, wo im Körper sich der Krebs befindet. Die Forscher glauben, damit künftig die Ergebnisse von Krebstherapien voraussagen zu können.

Präzisionsmedizin im Sinne von individualisierten Verfahren wird zurzeit unter anderem in der Berliner Charité getestet. In der Kinderhämatologie und -onkologie werden weltweit erprobte Therapieoptionen verrechnet. Dazu wird die DNA der Krebszellen entschlüsselt, die Medikamente werden daran angepasst. »Molecular Health« heißt das: Big Data wird genutzt, um zu erforschen, welche Arznei helfen kann, welche nicht und welche sogar besonders giftig wirkt. Auch hier gibt es kein Versprechen auf Heilung, sondern ausschließlich auf Lebensverlängerung – sofern der Allgemeinzustand der kleinen Patienten gut genug ist für diese Therapie. Big Data soll verhindern, dass in der Krebstherapie der Zukunft immer noch der gesamte Körper malträtiert wird. Künftig sollen *nur* Krebszellen getötet werden. Dazu werden Datenmengen mit Studien zu Genen, Proteinen, Stoffwechselprodukten in Tumorzellen zusammengeführt und mit Prozessen in gesunden Zellen verglichen. Forscher versprechen sich davon, das Krebsgenom jedes Tumorpatienten identifizieren und gezielt behandeln zu können – möglichst schon bevor die jeweilige Person überhaupt erkrankt.

Künftig werden die Patienten bessere Informationsquellen haben, wenn sie sich für oder gegen eine Therapie entscheiden. Niederländische Forscher nutzen die IBM-Technologie »Watson«, um einen digitalen Wissenskorpus rund um Krebsbehandlung aufzubauen. Das System hat Zugang zu mehreren Hundert Millionen anonymisierten Patientenprofilen, fast 300 medizinischen Journalen, über 200 Textbüchern sowie zwölf Millionen Seiten Freitext im Internet. Mehr als 1000 Ärzte haben dieses System über drei Jahre trainiert. Dieser Wissensfundus kann auf verschiedene Arten verwendet werden:

- Vollständigkeit der Informationen prüfen
- Therapieoptionen
- Behandlungsübersicht für Patienten
- Entscheidungen unterstützen
- Überblick über aktuelle medizinische Studien
- Fehldiagnosen verhindern

Eine Studie zeigt schon jetzt, dass jeder dritte Patient mit Akuter Myeloischer Leukämie (AML) bei Einsatz von Big

Data anders therapiert worden wäre. Möglicherweise wäre jedem zehnten jungen Patienten eine Stammzelltransplantation mit allen in diesem Buch geschilderten Folgen erspart geblieben. Big Data erlaube eine genauere Vorhersage des Krankheitsverlaufs und personalisierter Behandlungen. Zum Teil zahlen die Krankenkassen die Sequenzierung der Gene bei Leukämie bereits, sofern es Genmutationen gibt, die eine unmittelbare therapeutische Konsequenz haben. Hämatologen sind wie so oft in der Onkologie wieder die Pioniere.

Big Data hat aber natürlich zwei Seiten und der Umgang mit Patientendaten ist schon heute ein äußerst sensibles Feld: Künftig sollen Computerprognosen die Gesundheitskosten radikal senken. Das amerikanische Unternehmen Aspire Health will mit Algorithmen bis zu 40 Prozent der Kosten für medizinische Behandlungen einsparen. Die Algorithmen von Aspire Health berechnen, wann ein Mensch stirbt. Krankenkassen und Kliniken können damit künftig die Therapiekosten gegen die statistische Lebenserwartung eines Patienten aufrechnen. Nicht mehr der Arzt, sondern die Software entscheidet dann, ob jemand noch eine Chemotherapie oder eine palliative Therapie bekommt. Die Software wird mit den Daten aus der gesamten Krankheitsgeschichte eines Menschen gefüttert, mit der aktuellen Diagnose und den zuletzt erhobenen Laborwerten. Lautet die Diagnose Leukämie, wird sie vom Rechner mit den Krankheitsverläufen ähnlicher Leukämiefälle verglichen. Daraus ergibt sich die Lebenserwartung in Form eines Scores. Falls dieser einen bestimmten Grenzwert überschreitet, soll der Schwerkranke nur noch mit Schmerzmitteln versorgt werden. Die möglicherweise lebensrettende Therapie gewährt oder verweigert dann die Big-Data-Software, kein Mensch.[27]

Der Algorithmus, der die Cancer Survivors (und andere chronisch Kranke) künftig alle aussortiert, ist bereits programmiert. Daran sollten alle Patienten denken, die Symptome googeln, ihre Patientenakten in der Dropbox aufbewahren, Blutwerte und Tumormarker hin und her mailen, Therapiefotos auf Facebook posten. – Dem Algorithmus sind wir Menschen vollkommen egal. Es wird nie wieder vorkommen, dass Ärzte sagen: »Dieses Kind war so süß, wir konnten es einfach nicht zum Sterben nach Hause schicken, sondern haben selbst das letzte Mittel ausprobiert – und es hat überlebt!«

Der Algorithmus hat keine Sympathie für uns Menschen und spürt unser Leiden nicht. Er berücksichtigt keine freundliche Zugewandtheit, kein soziales Engagement, kein Mitgefühl. Hierzulande bekommt noch kein Kranker ein »Social Scoring« als Bonusguthaben dafür, dass er anderen Krebspatienten Mut macht, Socken für sie strickt und Schokoherzen verteilt. Maschinen werden künftig über das Datum unseres Todes entscheiden.

Wer Big Data nutzt, muss dafür moralische Verantwortung übernehmen und sich humanistischen Grundsätzen verpflichten. Die immer engmaschigere und von den Patienten meist unbemerkt zusammengetragene riesige Sammlung von personenbezogenen, gesundheitsrelevanten Daten berührt unsere Freiheit und Selbstbestimmung. Zurzeit wird viel über die Chancen von Big Data gesprochen, weniger über die Risiken. Algorithmen sind immer ein Ausdruck menschlichen Willens – doch zurzeit ist kaum geklärt, welche Ziele damit verknüpft werden. Das Wohl des Einzelnen?

Das größtmögliche Glück der größtmöglichen Zahl an Patienten? Die Profitinteressen von Konzernen, Krankenkassen und Kliniken?

Eine breite Diskussion und eine klare Gesetzgebung dazu, wer welche Maschinen zu welchem Zweck programmiert und was diese Rechner künftig dürfen, steht leider noch aus. In Anlehnung an die fünf Vorschläge, welche die Initiative Data for Humanity vorgelegt hat, könnten folgende Leitsätze für den Umgang mit Big Data in der Onkologie gelten:
- Richte keinen Schaden an.
- Verwende Daten so, dass sie den Menschen nutzen.
- Verwende Daten, um Menschen in Not zu helfen und Leiden zu lindern.
- Verwende Daten, um Menschen zu schützen.
- Verwende Daten, um Diskriminierung zu vermeiden und gleiche Chancen für alle Menschen zu garantieren. [28]

Im Gesundheitssystem tritt jetzt die Generation Y an. Ich wünsche mir, dass sie den Umbruch zu einer menschenzentrierten Medizin, die ihre ethische Verantwortung reflektiert und wahrnimmt, schafft. Den Digital Natives dieser Generation werden Werteorientierung, ein Verlangen nach Freude und Sinn in ihrer Arbeit nachgesagt – weniger wichtig seien Status und Prestige. Wenn das so ist, werden diese vom Jugendforscher Klaus Hurrelmann so bezeichneten »heimlichen Revolutionäre« die bestehenden Strukturen zerstören und neue aufbauen. Angehörige der Generation Y sind qualifiziert, selbstbewusst und anspruchsvoll. Sie wünschen sich ein Leben in Balance und werden in regelmäßigen Auszeiten ihre Arbeit und ihr Leben reflektieren. Es gilt, sie bei ihrer Revolution nach Kräften zu unterstützen: Der Fokus in Medizin und Pflege muss wieder auf den Menschen gerichtet und der absolute Primat der Wirtschaft zurückgefahren werden. Nur gesunde Ärzte, Pflegekräfte und Therapeuten mit menschenwürdigen Arbeitsbedingungen können anderen Menschen helfen, heil zu werden – und Kranke werden nur in Beziehung mit anderen gesund.

10 Nicht an die »Normalen« anpassen – Act up!

»Was ich unter anderem bekommen habe, war die Fähigkeit zu brüllen, und das Wissen, dass jeder das lernen kann. Dazu braucht man weder eine Transplantation noch eine Erlaubnis, dazu muss man nicht einmal seine Angst verlieren. Zuerst einmal muss man eigentlich nur seinen Mund aufmachen.«[29]
Katherine Russell Rich

Anpassung wird im Krankenhaus belohnt: Brave Patienten sind die Lieblinge der Helfer. Studien zeigen, dass Helfer im Gesundheitssystem die gut ausgebildeten, kommunikativen, gepflegten Patienten im Kindes-, Jugend- und frühen Erwachsenenalter am liebsten haben. Kein Wunder: Sie machen weniger Probleme und werden am meisten unterstützt. Je älter die Patienten sind, desto multimorbider und pflegebedürftiger sind sie. Migranten sind aufgrund von Sprachproblemen und unterschiedlichen kulturellen Hintergründen schwieriger zu handhaben. Weil sie ihre Ängste weniger formulieren können, agieren sie diese eher aus – und werden schneller mit Medikamenten ruhig gestellt.

Erlernter Gehorsam ist ein Problem. Im normalen Leben gibt's mit Anpassung an scheinbare oder echte Autoritäten nichts zu gewinnen. Deshalb dürfen sich Langzeitüberlebende nicht länger auf die medizinischen »Überväter« als »Elterninstanz« verlassen, sondern müssen unabhängig werden, selber denken und entscheiden. Dieses »Kümmern« der Ärzte weit über die Therapie hinaus – wie bei den Überlebenden von Kinderkrebs – macht moralisch erpressbar: »Sieh her, ich kümmere mich doch immer noch um dich.« Unbequeme Fragen und Forderungen werden da nicht gestellt. Die Überlebenden von Kinderkrebs haben nicht gelernt, sich aufzulehnen gegen Bevormundung und Überprotektion. Ihre beinahe verzweifelte Anpassung an die »Normalen«, immer gesund Gewesenen, funktioniert sowieso nicht. Krebs entfremdet die Betroffenen meist von ihrem direkten Umfeld. Die amerikanische Langzeitüberlebende Natalie Davis Spingarn (1922–2000) hat schon 1982 selbstbewusst von einer »Subkultur« der Krebsüberlebenden gesprochen. Der Titel ihres Buches trifft das Lebensgefühl der Cancer Survivors sehr gut: »Hanging in There – Living Well on Borrowed Time«: Das heißt sinngemäß nichts anderes als »Halte durch! – Und hab ein gutes Leben in der geliehenen Zeit«.[30] Die Abweichung von der »normalen Gesellschaft« erlaubt Gegenpositionen zu ihr. Der andere Lebensstil – bedingt durch die Krankheit und ihre Folgen – ermöglicht, bestehende Normen zu hinterfragen und zu verändern. Die Geschichten der Überlebenden in diesem Buch zeigen das eindrucksvoll.

Auch wenn der Begriff Subkultur nicht ganz treffend und

veraltet ist, kann er doch als Modell herhalten und erlaubt, an das kämpferische Vorbild einer anderen historisch so benannten »Subkultur« anzudocken. 1987 gründeten schwule Männer und ihre Unterstützer in New York den Interessenverband Act up (AIDS Coalition to Unleash Power). Ziel war, die Krankheit Aids zu thematisieren und mit öffentlichen Aktionen politischen Druck zu erzeugen, um eine medizinische Therapie und intensive Forschung zu erreichen. Die Aktivisten von Act up sensibilisierten die Öffentlichkeit für das Thema Aids, die unzureichende medizinische Versorgung und Pflege sowie die kränkende Stigmatisierung durch moralische Bewertungen und Schuldzuweisungen.

Auch in Deutschland entstanden Act-up-Gruppen. Sie machten mit Slogans wie »Schweigen = Tod« und »Aktion = Leben« auf sich aufmerksam. Die Aktivisten waren laut, mutig und selbstbestimmt. Sie unternahmen kreative Aktionen wie »Die-ins«, Boykottaufrufe, Menschenketten, Infostände und vieles mehr. Sie zeigten sich, fielen auf und eroberten sich den öffentlichen Raum. Der politische Druck, den sie erzeugten, brachte die entscheidende Wende in der Wahrnehmung und Therapie von Aids. Mit der antiretroviralen Therapie und besserer Pflege für die Kranken hatten die Aktivisten ihre Hauptziele erreicht.[31]

»Act up« heißt auch »Theater machen«. Genau das haben die Survivors bislang nie gemacht: Sie waren meist leise, ängstlich, demütig, vorsichtig und angepasst. Sich bekennen und aktiv werden – auch politisch –, wird ihre Situation verbessern. Das setzt voraus, sich selbst zu »outen« und zum eigenen Schicksal zu stehen.

Aktivismusformen
- Petitionen bei den politischen Gremien einreichen
- Infostände an zentralen Punkten
- Demonstrationen
- Aufmerksamkeit durch Kunstaktionen erregen
- Menschenketten bilden
- Nationale Cancer Survivors Days für Aktionen nutzen
- Boykottaufrufe
- Themenbezogene Flashmobs veranstalten
- »Reclaim the Street«: Sichtbar werden
- Hupaktionen

Mein Krebs ist fast 30 Jahre her – das ist viel mehr Lebenszeit, als ich mir je zu erhoffen wagte. Meine tiefe Hoffnung ist jetzt, dass sich nach der Lektüre dieses Buches viel mehr Menschen für die Überlebenden von Krebs interessieren und ihre Stärken erforschen. Mein Buch trägt hoffentlich dazu bei, dass es in zehn Jahren für alle Survivors im deutschsprachigen Raum flächendeckend regionale Survivor-Zentren gibt. Die Überlebenden sollen dort qualitativ hochwertig personenzentriert beraten und individualisiert behandelt werden. Zudem wünsche ich mir eine kraftvolle und stärkende Survivor-Kultur – für jeden, der neu an Krebs erkrankt.

Anhang

Danksagung

Von Herzen danke ich den Mitarbeitern von Klett-Cotta, die sich für meine Idee begeistert haben, über Langzeitüberlebende nach Krebs zu schreiben: Dr. Heinz Beyer, Christiane M. Braun, Dr. Johannes Czaja, Marion Heck und Verena Knapp.

Ich danke allen Überlebenden von Krebs, denen ich begegnen durfte und die mir ihre Geschichte erzählt haben. Ihre Anliegen, Sorgen und Bestärkungen tragen dieses Buch. Wichtige Hinweise verdanke ich Claudia Braunstein, Sabine Dinkel sowie der Krebsliga Schweiz.

Dr. Wolfgang Gutmann reagierte 1990 schnell und beherzt. Er begleitete mich sorgsam durch meine Krebstherapie und bewahrte mich vor größerem Leid.

Überleben und Schreiben gelingen nicht ohne ermutigende Unterstützung und inspirierende Reflexion, die einen Resonanzraum für Krankheit, Sterben und Tod bietet. Dafür danke ich Hülya Bozyiğit, Rolf Fletschinger, Klaus Gertoberens, Rita Hafner-Degen, Gitte Härter, Dimitra Melessiadou, Heidrun Müller, Dorothee Schmidt, Sarah Stoll, Melanie Werner und allen Co-Survivors.

Für den Austausch über medizinische und psychologische Themen danke ich Prof. Dr. Michael Bamberg, Dr. Hans-Peter Grüttner, Prof. Dr. Manfred E. Heim, PD Dr. Florian Strasser und Prof. Dr. Joachim Weis. Etwaige Fehler oder Ungenauigkeiten gehen zu meinen Lasten.

Anmerkungen

Teil I: Warum »vorbei« nicht vorbei ist

1 Zitiert nach: »Krebs, der keiner ist«, *Tagesspiegel* vom 31.7.2013.
2 Christoph Schlingensief: *So schön wie hier kanns im Himmel gar nicht sein!*, München: Random House 2010, S. 71–72.
   Christoph Schlingensief (1960–2010), deutscher Film- und Theaterregisseur, Autor und Aktionskünstler, der mit seinen zahlreichen Kunstaktionen provozierte und polarisierte. In seinen Inszenierungen *Mea Culpa* und *Eine Kirche der Angst vor dem Fremden in mir* setzte er sich sehr persönlich mit seinem Leiden auseinander. Gestorben an Lungenkrebs.
3 Gleichnamiges Buch von Siddhartha Mukherjee: *Der König aller Krankheiten. Krebs – eine Biografie*, Köln: DuMont 2010.
4 Peter Noll: *Diktate über Sterben und Tod*, München: Piper 2009, S. 42.
   Peter Noll (1926–1982), Schweizer Jurist. Zuletzt Professor für Strafrecht an der Universität Zürich. Noll bekam im Dezember 1981 die Diagnose Blasenkrebs, lehnte eine eventuell lebensverlängernde Operation ab und begann stattdessen, an seinen *Diktaten über Leben und Tod* zu schreiben. Zehn Monate später starb er an Blasenkrebs.
5 Susan Sontag: *Krankheit als Metapher*, Frankfurt a. M.: Fischer Taschenbuch 1981, S. 5.
6 Robert Gernhardt: *Die K-Gedichte*, Frankfurt a. M.: S. Fischer 2004, S. 39.
   Robert Gernhardt (1937–2006), deutscher Schriftsteller, Zeichner und Maler. Sein umfassendes Talent zeigte sich dichterisch und

zeichnerisch in der Satire, im Nonsens und in vielseitiger Lyrik. Er setzte sowohl die Begleitumstände seiner Herzoperation als auch seine Krebstherapie künstlerisch um. Gestorben an Darmkrebs.

7 Maxie Wander: *Leben wär' eine prima Alternative. Tagebuchaufzeichnungen und Briefe*, München: Luchterhand 1980, S. 12.
Maxie Wander (1933–1977), österreichische Schriftstellerin, die mit ihrem Mann Fred Wander 1958 in die DDR übersiedelte, wo sie bis zu ihrem Tod wohnte. 1976 Brustkrebsdiagnose und, wie damals üblich, radikale Mastektomie. Gestorben ein Jahr später an Brustkrebs.

8 Martin Bleif: *Krebs: Die unsterbliche Krankheit*, Stuttgart: Klett-Cotta 2015, S. 188.

9 Wolfgang Herrndorf: *Arbeit und Struktur*, Berlin: Rowohlt 2013, S. 181.
Wolfgang Herrndorf (1965–2013), deutscher Maler und Schriftsteller, arbeitete als Autor und Illustrator für das Satiremagazin *Titanic*. Begann nach der Diagnose Glioblastom 2010 sein Internet-Blog *Arbeit und Struktur,* das Tausende Leser verfolgten. Schrieb während seiner Krankheit die Bestseller *Tschick* und *Sand*. Suizid aufgrund Tumorprogress.

10 Deutsche Krebsgesellschaft, Website: https://www.krebsgesellschaft.de/onko-internetportal/basis-informationen-krebs/therapieformen/chemotherapie.html, Abruf 17.11.2017.

11 Interview »Besser leben mit Krebs« mit Prof. Dr. Anja Mehnert-Theuerkauf, rbb am 22.8.2017 (Mediathek).

12 Brigitte Reimann: *Sei gegrüßt und lebe. Eine Freundschaft in Briefen 1964–1973*, Berlin: Aufbau 1999, S. 122.
Brigitte Reimann (1933–1973) erkrankte mit 14 Jahren an Kinderlähmung, verbrachte ein halbes Jahr auf einer Isolierstation und beschloss dort, Schriftstellerin zu werden. Zunächst fühlte sich Reimann dem Sozialistischen Realismus verpflichtet. Ab Mitte der sechziger Jahre änderten sich ihre politische Haltung und ihr künstlerischer Anspruch. Von 1968 bis 1973 sehr stark durch ihre Brustkrebserkrankung beeinträchtigt, an der sie in der Berliner Rössle-Klinik starb.

13 Thomas Schnell (Hrsg.): *Praxisbuch: Moderne Psychotherapie. Der Guide bei komplexen Störungsbildern*, Berlin/Heidelberg: Springer 2016, E-Book S. 149.
14 Heinz Bude: *Gesellschaft der Angst*, Hamburg: Hamburger Edition 2014, S. 120–121.

Teil II: Therapien, Glück, Ressourcen …?

1 **Hildegard Knef** (1925–2002), deutsche Schauspielerin, Chansonsängerin und Autorin. Veröffentlichte 1975 das Buch *Das Urteil* über ihre Brustkrebserkrankung und war eine der ersten Prominenten im deutschsprachigen Raum, die über ihren Krebs sprachen. Das Buch führte zu vielen kontroversen Diskussionen. Gestorben an Lungenentzündung.
2 Katherine Russell Rich: *Verflucht, ich will leben! Mein Weg durch die Hölle Brustkrebs*, Frankfurt a. M.: Fischer/Krüger 2001.
3 Maxie Wander: *Leben wär' eine prima Alternative. Tagebuchaufzeichnungen und Briefe*, München: Luchterhand 1980, S. 70.
4 Diana Beate Hellmann: *Ich fang noch mal zu leben an*, Köln: Bastei Lübbe 2000.
5 Anastacia im Interview, *Gala* vom 24.11.2016.
6 Kylie Minogue im Interview, *Stern* vom 24.5.2012.
7 Bianca Senf u. a.: »Suizid in der Onkologie: Überlegungen und Handreichungen zum Thema Suizidalität«, *Im Focus Onkologie* 2016; 19, (9), S. 52-57.
8 Ebd., S. 55.
9 Nach *Deutsche Apothekerzeitung*, https://www.deutsche-apotheker-zeitung.de/news/artikel/2019/03/07/novartis-geld-zurueck-wenn-patient-verstirbt
10 Vgl. https://www.handelszeitung.ch/unternehmen/abrechnung-neuer-gentherapien-santesuisse-skizziert-losung
11 Vgl. https://derstandard.at/2000077082587/CAR-T-Die-neue-Generation-der-Immuntherapie
12 Tiziano Terzani: *Noch eine Runde auf dem Karussell. Vom Leben und Sterben*, München: Knaur 2007, S. 190.

Tiziano Terzani (1938–2004), italienischer Journalist und Schriftsteller. Arbeitete über 30 Jahre lang in Asien für das Nachrichtenmagazin *Der Spiegel* als schillernder Auslandskorrespondent. 1997 erkrankte er an Darmkrebs und schrieb über seinen Umgang mit der Krankheit. Gestorben an Darmkrebs.

13 Guido Westerwelle/Dominik Wichmann: *Zwischen zwei Leben. Von Liebe, Tod und Zuversicht*, München: btb 2016, S. 40.
Guido Westerwelle (1961–2016), deutscher Jurist und Politiker, Parteivorsitzender der FDP, von 2009 bis 2013 Bundesaußenminister. Bei einer Routineuntersuchung wurde im Juni 2014 bei ihm eine Akute Lymphatische Leukämie entdeckt. Nach Chemotherapie und Bestrahlung Stammzelltransplantation. Starb an den Folgen seiner Leukämie.

14 Mit Survivorship-Forschung befassen sich folgende Institutionen:
Übergreifend, Erwachsene und Kinder:
EORTC (European Organisation for Research and Treatment of Cancer)
1962 gegründet. Die EORTC hielt 2014 in Brüssel den ersten Cancer Survivorship Summit ab. Hier trafen sich Ärzte, Patienten, Vertreter von Krankenkassen, Versicherungen und Banken, Politiker und Repräsentanten von Pharmafirmen, um über die Situation der Überlebenden zu beraten. Erstmals ging der Fokus über die medizinische Behandlung hinaus. Die höhere Sterblichkeit, Langzeitschäden und psychosozialen Nöte der Patienten mit Arbeit, Lebensversicherungen et cetera wurden hier besprochen. Ein zweiter Gipfel zum Thema »Survivorship und Arbeit« fand 2016 statt. Die EORTC verfügt über Daten von 180 000 Patienten. Der Fokus liegt hier auf den Lymphomen, möglichen Zweittumoren, Unfruchtbarkeit und insbesondere Herzkrankheiten.
Hodgkin-Studie Köln
Forscht seit 1978 zur Diagnostik, Therapie und Nachsorge von Patienten. Daten von 15 000 Patienten europaweit. Ziel ihrer Studien ist, die Nebenwirkungen der Therapie unter Beibehaltung der Heilungsraten zu senken.

Nur Kinder und Jugendliche

Netzwerk/Studie	Ziele
PanCare – Europäisches Netzwerk zur Reduktion von Spätfolgen Entwickelt evidenzbasierte Nachsorgeempfehlungen	PanCareSurFup (gegründet 2011): Europäische Datenbank von Überlebenden, untersucht Mortalität, analysiert retrospektiv die strahlentherapeutische Dosimetrie und Chemotherapie mit kardiologischen Spätfolgen und Risiko der Zweittumore PanCareLife (gegründet 2013): Untersucht Fertilität und Otoxizität (Hörminderung) sowie die genetische Prädisposition für die Entstehung dieser Spätfolgen
ENCCA	Netzwerk aus 34 Kompetenzzentren in der pädiatrischen Onkologie mit dem Ziel, bessere Therapien für Kinder und Jugendliche zu entwickeln und Spätfolgen zu reduzieren
LESS Late Effects Surveillance System – Universitätsklinikum Lübeck	Erfasst sämtliche Informationen über Spätfolgen, auch solche, die von regionalen Kliniken, Fach- oder Hausärzten gemeldet werden. Hat erstmals in Deutschland Empfehlungen zur Nachsorge entwickelt, die zurzeit überarbeitet werden
Kinderkrebsregister	1981 in Mainz gegründet, erfasst es nicht nur fast alle pädiatrisch-onkologischen Patienten, sondern auch die Rate der Zweittumore

VIVE-Projekt	In Anlehnung an die amerikanische Childhood Cancer Survivor Study gegründet. Betroffene werden angeschrieben und zu psychosomatischen Spätfolgen befragt
RISK Register zur Erfassung strahlentherapiebedingter Spätfolgen	Ziel ist eine Dokumentation der Bestrahlung sowie eine einheitliche, prospektive Erfassung der Nebenwirkungen

Teil III: Auf Sand gebaut? – Lebensplanung, vorläufig. Sich aus der Ohnmacht, befreien und das Leben in die Hand nehmen

1 Brigitte Reimann: *Sei gegrüßt und lebe. Eine Freundschaft in Briefen 1964–1973*, Berlin: Aufbau 1999, S. 17-18.
2 Jürgen Leinemann: *Das Leben ist der Ernstfall*, Hamburg: Hoffmann und Campe 2009, S. 76.
   Jürgen Leinemann (1937–2013), deutscher Journalist, politischer Korrespondent, Autor. Preisgekrönt für seine herausragenden Reportagen und Porträts. In den siebziger Jahren war Leinemann alkoholsüchtig und litt an Depressionen. Kurz nach Eintritt in den Ruhestand erkrankte er an einem Zungengrundtumor, an dessen Folgen er starb.
3 Ken Wilber: *Mut und Gnade. In einer Krankheit zum Tode bewährt sich eine große Liebe*, München: Goldmann 1996, S. 78.
   Ken Wilber (*1949), US-Autor, Vertreter der Integralen Theorie. Schränkte seine Tätigkeit für mehrere Jahre ein, um seine an Brustkrebs erkrankte Frau **Treya Killam Wilber** (1946–1989), Schriftstellerin, zu pflegen. In zahlreichen reflexiven Dialogen betrachteten beide die Krankheit als innere Wahl und innere Veränderung.
4 Die mit * versehenen Namen sind anonymisiert.
5 Randy Pausch: *Last Lecture. Die Lehren meines Lebens*, München: Goldmann 2010, S. 90.

Randy Pausch (1960–2008), Professor für Informatik an der Carnegie Mellon University in Pittsburgh. 2006 wurde bei ihm Bauchspeicheldrüsenkrebs diagnostiziert. 2007 hielt er seine »Last Lecture« an der Universität, die innerhalb von Tagen mehrere Millionen Menschen im Internet anschauten. Gestorben an Bauchspeicheldrüsenkrebs.

6 Vgl. http://www.cancersurvivors.at/#Sponsoren
7 Nach Heinz Bielka: *Geschichte der Medizinisch-Biologischen Institute Berlin-Buch*, Berlin/Heidelberg: Springer 2002.
8 Christoph Schlingensief: *Ich weiß, ich war's*, München: btb 2014, S. 117.
9 Randy Pausch: *Last Lecture. Die Lehren meines Lebens*, München: Goldmann 2010, S. 124.

Teil IV: »Ich lebe mein Leben in wachsenden Ringen« – Vom reifen Umgang mit Krankheit, Sterben und Tod

1 Christoph Schlingensief: *So schön wie hier kanns im Himmel gar nicht sein!*, München: Random House 2010, S. 160.
2 Irvin D. Yalom: *Denn alles ist vergänglich – Geschichten aus der Psychotherapie*, München: btb im Verlag Random House 2015, S. 184.
3 Brigitte Reimann: *Post vom schwarzen Schaf. Geschwisterbriefe*, Berlin: Aufbau 2018, S. 336.
4 Nach Peter Weyland: *Das psychoonkologische Gespräch*, Stuttgart: Schattauer 2017, S. 37–43.
5 Frei nach Rainer Maria Rilkes *Briefe an einen jungen Dichter*, Verfasser der Gedichtform unbekannt.
Rainer Maria Rilke (1875–1926), österreichischer Lyriker, gilt als bedeutendster Dichter der literarischen Moderne. Früh zeichnerisch und dichterisch begabt, kam er auf Druck der Eltern auf die Militärrealschule als Vorbereitung auf eine Offizierslaufbahn. Bezeichnete dies und seinen späteren Wehrdienst als traumatische Erfahrungen. Litt jahrelang unter Isolation, Selbstzweifeln und persönlichen Krisen. Gestorben an Leukämie.
6 Sentenz nach einem Zitat aus der *Götzen-Dämmerung* von Friedrich Nietzsche.

7 Tatjana Schnell: *Psychologie des Lebenssinns*, Berlin/Heidelberg: Springer 2016.
8 Wilhelm Schmid: *Das Leben verstehen – Von den Erfahrungen eines philosophischen Seelsorgers*, Berlin: Suhrkamp 2016, S. 64–65.
9 Schnell, *Psychologie des Lebenssinns*, Berlin/Heidelberg: Springer 2016, S. 114.
10 Ebd., S. 119.
11 Tiziano Terzani: *Noch eine Runde auf dem Karussell. Vom Leben und Sterben*, München: Knaur 2007, S. 377.
12 Lawrence LeShan: *Diagnose Krebs: Wendepunkt und Neubeginn*, Stuttgart: Klett-Cotta 1989, S. 136.
13 Guido Westerwelle/Dominik Wichmann: *Zwischen zwei Leben. Von Liebe, Tod und Zuversicht*, München: btb 2016, S. 204.
14 Friedrich Hölderlin in seiner Hymne *Patmos*.
15 Pauline Boss: *Verlust, Trauma und Resilienz – Die therapeutische Arbeit mit dem »uneindeutigen Verlust«*, Stuttgart: Klett-Cotta 2006, S. XI.
16 Stephen Joseph: *Was uns nicht umbringt – Wie es Menschen gelingt, aus Schicksalsschlägen und traumatischen Erfahrungen gestärkt hervorzugehen*, Berlin/Heidelberg: Springer 2015, S. 185.
17 Bärbel Schäfer/Monika Schuck: *Ich wollte mein Leben zurück – Menschen erzählen von ihren Erfahrungen mit Krebs*, Berlin: Aufbau Taschenbuch 2008, S. 68.
18 Peter Noll: *Diktate über Sterben und Tod*, München: Piper 2009, S. 53.
19 https://www.bmj.com/content/348/bmj.g1219 https://www.bmj.com/content/348/bmj.g1219.
20 Wilhelm Schmid: *Das Leben verstehen – Von den Erfahrungen eines philosophischen Seelsorgers*, Berlin: Suhrkamp 2016, S. 338.
21 Wilhelm Genazino: *Das Glück in glücksfernen Zeiten*, München: dtv 2011, S. 80.
22 Wolfgang Hantel-Quitmann: *Sehnsucht – Das unstillbare Gefühl*, Stuttgart: Klett-Cotta 2011, S. 16.

Teil V: Hoffnung trotz allem – Gedanken zum Schluss

1 *Münchner Abendzeitung*, 26.11.2009, https://www.abendzeitung-muenchen.de/inhalt.politik-mein-leben-mit-krebs-drei-bayerische-politiker-erzaehlen.a4d9dd19-0698-4df3-b5ab-5e9cd0b62dfb.html
2 Ingrid und Manfred Stolpe: *»Wir haben noch so viel vor« – Unser gemeinsamer Kampf gegen den Krebs*, Berlin: Ullstein 2010, Klappentext.
3 Bärbel Schäfer/Monika Schuck: *Ich wollte mein Leben zurück. Menschen erzählen von ihren Erfahrungen mit Krebs*, Berlin: Aufbau Taschenbuch 2008, S. 244.
4 Guido Westerwelle/Dominik Wichmann: *Zwischen zwei Leben – Von Liebe, Tod und Zuversicht*, München: btb 2016.
5 Die Autorin Sabine Bode spricht in ihrem Buch *Die vergessene Generation – Die Kriegskinder brechen ihr Schweigen* von einer traumatisierten Kultur in Deutschland, Stuttgart: Klett-Cotta 2004.
6 https://www.news.at/a/sabine-oberhauser-tod-7544833
7 NDR, 11.12.2017.
8 *Ostsee-Zeitung* vom 26.3.2018.
9 Zitiert nach: »Der politische Patient. Kann ein Mensch trotz Krebserkrankung Ministerpräsident werden? Thüringens CDU-Chef Mike Mohring will es versuchen«, *DIE ZEIT* vom 25.4.2019.
10 *Wirtschaftswoche* vom 21.5.2014, https://www.wiwo.de/erfolg/management/beruehmte-letzte-worte-krebs-wenn-manager-zu-memmen-werden/9768376.html
11 Walter Isaacson: *Steve Jobs – Die autorisierte Biografie des Apple-Gründers*, München: btb 2012, S. 642–643.
12 Karen Blumenthal: *Steve Jobs: Think different – Die Welt anders denken*, Berlin: Bloomsbury 2012, S. 260–261.
13 *The Telegraph* vom 1.2.2016, https://www.telegraph.co.uk/finance/newsbysector/pharmaceuticalsandchemicals/12133194/Smith-and-Nephew-boss-reveals-cancer-diagnosis.html
14 José Carreras: *Aus vollem Herzen. Über das Geschenk des Lebens und die Kraft der Musik*, München: Siedler 2011, S. 187.
José Carreras (* 1946), spanischer Tenor. Erkrankte 1987 an Akuter

Lympathischer Leukämie. Obwohl seine Prognose sehr schlecht war, überlebte er dank einjähriger Behandlung in Seattle/USA und autologer Knochenmarktransplantation – damals noch kaum verbreitet. 1988 gründete er eine internationale Stiftung für Leukämieforschung.

15 Nach Almut Schmale-Riedel: *Der unbewusste Lebensplan – Das Skript in der Transaktionsanalyse. Typische Muster und therapeutische Strategien*, München: Kösel 2016, S. 119–122.

16 Marc-Uwe Kling: *QualityLand* (Schwarze Version), Berlin: Ullstein 2017, S. 38.

17 Robert Gernhardt: *Die K-Gedichte*, Frankfurt a.M.: S. Fischer 2004, S. 43.

18 NetzwerkStattKrebs, https://www.netzwerkstattkrebs.de/bullshitbingo/

19 **Tamara Danz** (1952–1996), deutsche Sängerin und legendäre Frontfrau der DDR-Rockband Silly. Nach der Wende 1990 Mitbegründerin der Komitees für Gerechtigkeit. Verzichtete nach ihrer Brustkrebsdiagnose 1995 auf eine schulmedizinische Therapie und sang ihr letztes Album *Paradies* ein. Gestorben ein Jahr später an Brustkrebs.

20 Ken Wilber: *Mut und Gnade. In einer Krankheit zum Tode bewährt sich eine große Liebe*, München: Goldmann 16. Aufl. 1996, S. 285.

21 Peter Bieri: *Eine Art zu leben – Über die Vielfalt menschlicher Würde*, Frankfurt a.M.: Fischer Taschenbuch 2017, S. 153.

22 Christoph Schlingensief: *So schön wie hier kanns im Himmel gar nicht sein!*, München: Random House 2010, S. 203.

23 *DIE ZEIT* vom 1.10.2018, https://www.zeit.de/wissen/gesundheit/2018-10/nobelpreis-medizin-krebs-immuntherapie-james-allison-tasuku-honjo?wt_zmc=sm.ext.zonaudev.mail.ref.zeitde.share.link.x

24 *The Guardian* vom 30.12.2018, https://www.theguardian.com/science/2018/dec/30/children-leukaemia-mel-greaves-microbes-protection-against-disease?CMP=share_btn_link

25 Stefanie Gleising: *Meine wundersame Heilung – Die Geschichte einer Spontanheilung von Krebs*, Freiburg i.B.: Herder 2016.

26 Deutsche Langfassung der »European Cancer Patient's Bill of Rights«: http://www.ecpc.org/Documents/Policy&Advocacy/

European%20Bill%20of%20Cancer%20Patients'%20Rights/German.pdf
27 ZDF, 20.12.2017, https://www.zdf.de/nachrichten/heute/software-soll-ueber-leben-und-tod-entscheiden-100.html
28 Initiative »Data for Humanity« der Universität Frankfurt, http://www.bigdata.uni-frankfurt.de/dataforhumanity/
29 Katherine Russell Rich: *Verflucht, ich will leben! Mein Weg durch die Hölle Brustkrebs*, Frankfurt a.M.: Fischer/Krüger 2001, S. 284.
Katherine Russell Rich (1955–2012), US-Journalistin und Schriftstellerin. Über ihre Brustkrebserkrankung und deren Folgen schrieb sie für amerikanische Verhältnisse äußerst direkt, kritisch und nichts beschönigend. Sie hatte in den USA einen großen Fankreis, der ihr langjähriges Überleben wie gebannt verfolgte. Gestorben an Brustkrebs.
30 Natalie Davis Spingarn: *Hanging in There – Living Well on Borrowed Time*, New York: Stein and Day Publishers 1982.
31 Ulrich Würdemann; Thomas Michalak (Hrsg.): *Schweigen = Tod, Aktion = Leben. ACT UP in Deutschland 1989 bis 1993*, epubli 2017.

Empfehlenswerte Literatur

Teil I

Martin Bleif: *Krebs: Die unsterbliche Krankheit*, Stuttgart: Klett-Cotta 2015.
Sibylle Herbert: *Überleben Glückssache. Was Sie als Krebspatient in unserem Gesundheitswesen erwartet*, Köln: Kiepenheuer & Witsch 2011.
Karl Lauterbach: *Die Krebs-Industrie. Wie eine Krankheit Deutschland erobert*, Berlin: Rowohlt 2015.
Giovanni Maio: *Geschäftsmodell Gesundheit. Wie der Markt die Heilkunst abschafft*, Berlin: Suhrkamp 2014.
Ders.: *Werte für die Medizin – Warum Heilberufe ihre Identität verteidigen müssen*, München: Kösel 2018.
Ders.: *Den kranken Menschen verstehen – Für eine Medizin der Zuwendung*, Freiburg i. B.: Herder 2017.
Siddhartha Mukherjee: *Der König aller Krankheiten. Krebs – eine Biografie*, Köln: DuMont 2010.

Teil II

Claudia Cardinal: *Gutes Leben! Trotz Krebs und schwerer Krankheit*, Freiburg i. B.: Herder 2016.
Michaela Huber: *Trauma und die Folgen: Trauma und Traumabehandlung*, Paderborn: Junfermann 2009.
Georg Pieper: *Überleben oder Scheitern. Die Kunst, in Krisen zu bestehen und daran zu wachsen*, München: Knaus 2012.
Luise Reddemann: *Überlebenskunst. Von Johann Sebastian Bach lernen und Selbstheilungskräfte entwickeln*, Stuttgart: Klett-Cotta 2008.

Wilhelm Schmid: *Das Leben verstehen – Von den Erfahrungen eines philosophischen Seelsorgers*, Berlin: Suhrkamp 2016.
Ders.: *Mit sich selbst befreundet sein. Von der Lebenskunst im Umgang mit sich selbst*, Frankfurt a.M.: Suhrkamp 2016.
Ders.: *Schönes Leben? Einführung in die Lebenskunst*, Frankfurt a.M.: Suhrkamp 2017.

Teil III

Christina Berndt: *Resilienz. Das Geheimnis der psychischen Widerstandskraft. Was uns stark macht gegen Stress, Depressionen und Burn-out*, München: dtv 2013.
Birgit Ehrenberg: *Was passiert mit der Liebe, wenn der Partner zum Pflegefall wird?* Hamburg: Rowohlt 2018.
David Schnarch: *Die Psychologie sexueller Leidenschaft*, Stuttgart: Klett-Cotta 2019.
Hans Jellouschek: *Paare und Krebs – Wie Partner gut damit umgehen*, Munderfing: Fischer & Gann 2016.
Annelie Keil: *Wenn das Leben um Hilfe ruft – Angehörige zwischen Hingabe, Pflichtgefühl und Verzweiflung*, München: Scorpio 2017.
Amanda Ripley: *Survive. Katastrophen – Wer sie überlebt und warum*, Frankfurt a.M.: Fischer Taschenbuch 2010.
Sheryl Sandberg/Adam Grant: *Option B. Wie wir durch Resilienz Schicksalsschläge überwinden und Freude am Leben finden*, Berlin: Ullstein 2017.

Teil IV

Sabine Dinkel: *Krebs ist, wenn man trotzdem lacht. Wie ich von heute auf morgen Krebs hatte und wieder zu neuem Lebensmut fand*, Hannover: Humboldt 2017.
Dies.: *Meine Arschbombe ins Leben – Comic-Tagebuch einer Krebserkrankung*, Raubling: HAWEWE Media 2018.
Viktor E. Frankl: *… trotzdem Ja zum Leben sagen. Ein Psychologe erlebt das Konzentrationslager*, München: Random House 2018.
Atul Gawande: *Sterblich sein. Was am Ende wirklich zählt – Über Würde,*

Autonomie und eine angemessene medizinische Versorgung, Frankfurt a.M.: S. Fischer 2015.

Stephen Joseph: *Was uns nicht umbringt. Wie es Menschen gelingt, aus Schicksalsschlägen und traumatischen Erfahrungen gestärkt hervorzugehen*, Berlin/Heidelberg: Springer 2015.

Roland Schulz: *So sterben wir – Unser Ende und was wir darüber wissen sollten*, München: Piper 2018.

Martin Seligman: *Wie wir aufblühen – Die fünf Säulen des persönlichen Wohlbefindens*, München: Goldmann 2015.

Thöns, Matthias: *Patient ohne Verfügung – Das Geschäft mit dem Lebensende*, Piper Verlag München 2018.

Irving D. Yalom: *In die Sonne schauen. Wie man die Angst vor dem Tod überwindet*, München: Random House 2008.

Ders.: *Denn alles ist vergänglich – Geschichten aus der Psychotherapie*, München: btb im Verlag Random House 2015.

Teil V

Peter Bieri: *Eine Art zu leben – Über die Vielfalt menschlicher Würde*, Frankfurt a.M.: Fischer Taschenbuch, 2017.

Sabine Bode: *Die vergessene Generation – Die Kriegskinder brechen ihr Schweigen*, Stuttgart: Klett-Cotta 2015.

Dies.: *Kriegsenkel. Die Erben der vergessenen Generation*, Stuttgart: Klett-Cotta 2019.

Kathrin Klette: *Hoffen. Eine Anleitung zur Zuversicht*, Berlin: Christoph Links 2016.

Angelika Rohwetter: *Versöhnung. Warum es keinen inneren Frieden ohne Versöhnung gibt*, Stuttgart: Klett-Cotta 2017.

Frank-M. Staemmler: *Kränkungen. Verständnis und Bewältigung alltäglicher Tragödien*, Stuttgart: Klett-Cotta 2016.

Sibylle Tobler: *Neuanfänge – Veränderung wagen und gewinnen*, Stuttgart: Klett-Cotta 2009.

Roger Willemsen: *Das Hohe Haus – Ein Jahr im Parlament*, Frankfurt a.M.: S. Fischer 2016.

Bücher von Krebspatienten

Albert Espinosa: *Club der roten Bänder – Glaub an Deine Träume und sie werden wahr*, München: Goldmann 2015.
Robert Gernhardt: *Die K-Gedichte*, S. Fischer: Frankfurt a.M. 2004.
Wolfgang Herrndorf: *Arbeit und Struktur*, Berlin: Rowohlt 2013.
Marion Knaths: *Vom Krebs gebissen*, Hamburg: Hoffmann & Campe 2006.
Jürgen Leinemann: *Das Leben ist der Ernstfall*, Hamburg: Hoffmann & Campe 2009.
Peter Noll: *Diktate über Sterben und Tod*, München: Piper 2009.
Randy Pausch: *Last Lecture – Die Lehren meines Lebens*, München: Goldmann 2010.
Ruth Picardie: *Es wird mir fehlen, das Leben*, Reinbek bei Hamburg: Rowohlt 1999.
Brigitte Reimann: *Alles schmeckt nach Abschied – Tagebücher 1964–1970*; Berlin: Aufbau 1998.
Dies.: *Post vom schwarzen Schaf – Geschwisterbriefe*, Berlin: Aufbau 2018.
Dies./Wolfgang Schreyer: *Ich möchte so gern ein Held sein. Der Briefwechsel*, Berlin: Okapi 2018.
Katherine Russell Rich: *Verflucht, ich will leben! Mein Weg durch die Hölle Brustkrebs*, Frankfurt a.M.: Fischer/Krüger 2001.
Christoph Schlingensief: *So schön wie hier kanns im Himmel gar nicht sein! Tagebuch einer Krebserkrankung*, Köln: Kiepenheuer & Witsch 2009.
Tiziano Terzani: *Noch eine Runde auf dem Karussell. Vom Leben und Sterben*, München: Knaur 2007.
Ders.: *Das Ende ist mein Anfang. Ein Vater, ein Sohn und die große Reise des Lebens*, München: Goldmann 2008.
Maxie Wander: *Leben wär' eine prima Alternative. Tagebuchaufzeichnungen und Briefe*, München: Luchterhand 1980.
Fritz Zorn: *Mars*. Frankfurt a.M.: Fischer Taschenbuch 1988.

Bücher Angehöriger von Krebspatienten

Georg Diez: *Der Tod meiner Mutter*, Köln: Kiepenheuer & Witsch 2009.

Ines Geipel: *Mein Bruder, der Osten und der Hass*, Stuttgart: Klett-Cotta 2019.

Bartholomäus Grill: *Um uns die Toten. Meine Begegnungen mit dem Sterben*, München: Siedler 2014.

Charlotte Link: *Sechs Jahre. Der Abschied von meiner Schwester*, München: Blanvalet 2014.

Werner Schneyder: *Krebs – Eine Nacherzählung*, München: Piper 2010.

Barbara Stäcker/Dorothea Seitz: *Nana ... der Tod trägt Pink. Der selbstbestimmte Umgang einer jungen Frau mit dem Sterben* (Initiative Recover Your Smile).

Ken Wilber: *Mut und Gnade. In einer Krankheit zum Tode bewährt sich eine große Liebe*, München: Goldmann 1999.

Glossar

A

Adriamycin (Doxorubicin): Wird als Zytostatikum zum Beispiel bei Brust- und Lungenkrebs und Lymphomen angewendet. Kurzfristige Nebenwirkungen: Haarausfall, Blutbildstörungen, Infektionen, Schleimhautentzündungen, Erbrechen, Übelkeit und Durchfall. Langfristig möglich: Knochenmarksdepression, Nephro- und Kardiotoxizität, Geschwürbildungen et cetera.

Angiogenesehemmer: Gruppe von Arzneistoffen mit unterschiedlichen Wirkungen, die verhindern, dass sich neue Blutgefäße bilden (Angiogenese). Dadurch hemmen sie das Tumorwachstum: Krebs braucht eine stetige Blutversorgung, um weiterzuwachsen.

Antihormontherapie: umgangssprachlich »Hormontherapie«, kommt nur bei Tumoren infrage, die verstärkt unter Einfluss von Hormonen wachsen – beispielsweise Brust- und Prostatakrebs. Körpereigene Hormone werden »ausgeschaltet«, um weiteres Tumorwachstum zu verhindern oder die Krebsfolgen zu mildern. Zum Teil erhebliche Nebenwirkungen.

Antiretrovirale Therapie (ART): Behandlung für Patienten mit HI-Virus (Human Immunodeficiency Virus), das zur Familie der Retroviren gehört. Eine unbehandelte HIV–Infektion führt nach Latenzzeit zum Ausbruch der Krankheit AIDS (Acquired Immunodeficiency Syndrome). Die verabreichten Medikamente sollen dies verhindern.

B

Biopsie: Chirurgischer Eingriff, um Gewebe zu entnehmen und zu untersuchen. Pathologen untersuchen das entnommene Gewebe und bestimmen danach den histologischen Typ eines Knochen- oder Weichteiltumors.

BRCA1 (BReast CAncer 1, early-onset): Manchmal als »Brustkrebsgene« bezeichnet. BRCA1 ist ein Tumorsuppressorgen, das dazu beiträgt, Tumore zu unterdrücken. Eine Mutation des Gens erhöht die Wahrscheinlichkeit, dass sich Tumore bilden – zum Beispiel in der Brust, in den Eierstöcken, aber auch im Darm oder in der Prostata.

BRCA2 (BReast CAncer 2, early-onset): Protein in den Zellkernen, das zur DNA-Reparatur dient. Mutationen im BRCA2-Gen bedeuten ein erhöhtes Risiko zum Beispiel für Bauchspeicheldrüsenkrebs, Brust- und Eierstockkrebs.

C

»Chemo«: Umgangssprachlich für Chemotherapie als medikamentöse Behandlung von Krebserkrankungen. Diese kann **kurativ, adjuvant oder palliativ** durchgeführt werden.
Kurative Therapie zielt auf vollständige Wiederherstellung der Gesundheit. Adjuvant bedeutet unterstützend oder erhaltend, Chemo dient hier der besseren Lebensqualität und soll verhindern, dass Rezidive oder Metastasen auftreten.
Palliative Chemotherapie dient dazu, Beschwerden zu lindern und den Fortschritt der Krankheit aufzuhalten oder zu verlangsamen.
Einige Interviewpartner in diesem Buch erhielten eine **neoadjuvante** Chemotherapie. Deren Ziel ist, Tumore *vor* einer Operation »einzuschmelzen« oder zu verkleinern.

Chondrosarkom: Bösartiger Knochentumor, der zumeist chirurgisch entfernt wird. Chemo- und Strahlentherapie gelten hier als wenig aussichtsreich.

Cisplatin: Wichtiger Wirkstoff in der Kombinationschemotherapie, der intravenös verabreicht wird, unter anderem bei Hoden-, Ovarial-, Bronchial-, Harnblasen-, Zervixkarzinomen sowie

Glossar

Plattenepithelkarzinomen an Kopf und Hals. Spätfolgen: Neuropathie, Herz- und Nierenschäden, Unfruchtbarkeit und der Verlust von Hörfähigkeit.

Computertomografie (CT): Bildgebendes Verfahren in der Radiologie. Tumore und Metastasen werden zwar prinzipiell erkannt, sind jedoch schwer abzugrenzen. Daher heute in der Kombination mit der **Positronen-Emissions-Tomografie (PET)** als PET/CT verwendet, die für die Diagnostik in der Onkologie entscheidende Fortschritte brachte.

E

Endoprothese: Implantat aus Kunststoff oder Metall, das dauerhaft im Körper verbleibt. Es ersetzt den durch einen Tumor geschädigten Körperteil oder ein Gelenk ganz oder teilweise.

Endoxan (Cyclophosphamid): Häufig verabreichtes Zytostatikum mit heftigen Nebenwirkungen. Kurzfristig unter anderem: Knochenmarksdepression, Anämie, Schwächung der körpereigenen Abwehr, Infektionen, Fieber, Übelkeit und Erbrechen, Verstopfung oder Durchfall, Schleimhautentzündungen, Leberfunktionsstörungen. Langfristig möglich: Herzschäden, Funktionsstörungen des Gehirns, Knochenkrebs, Nierenzellkrebs, Schilddrüsenkrebs, Krebs bei den Nachkommen, Lungenfibrose, Organentzündungen.

Epo (Erythropoetin): Stimuliert die Reifung roter Blutkörperchen im Knochenmark und wird heute nach Chemotherapie verabreicht, um Anämie zu verhindern. Epo wird häufig als Dopingmittel missbraucht: Die rasche Zufuhr von roten Blutkörperchen verbessert die Sauerstofftransportkapazität und damit die Ausdauer von Athleten. Seit 1992 steht Epo als verbotener Wirkstoff auf der Dopingliste des Internationalen Olympischen Komitees.

G

Gentherapie: Hierbei werden Nukleinsäuren wie DNA in die Körperzellen eines Individuums eingeführt, um eine Krankheit zu behandeln. Zum Beispiel wird ein intaktes Gen in das Genom der

Zielzelle eingeführt, um ein defektes Gen zu ersetzen, das für die
Entstehung der Krankheit verantwortlich ist. Vgl. Kymriah.

H

Hospizbewegung: Entwickelt sich seit den sechziger Jahren, maßgeblich mitbegründet durch die Ärztin Cicely Saunders, die 1967 in London das erste Hospiz gründete. Ziele der Hospizbewegung sind, die Situation der Sterbenden und ihrer Angehörigen zu verbessern sowie menschenwürdiges Sterben und den Tod ins Alltagsleben zu integrieren – vor allem durch Sterbebegleitung im Sinne von Palliative Care.

Humangenomprojekt (HGP): Internationales Forschungsprojekt, das 1990 mit dem Ziel gegründet wurde, das Genom des Menschen vollständig zu entschlüsseln. Das menschliche Genom enthält alle vererbbaren Informationen. Die vollständige Sequenzierung des Genoms im April 2003 ist die Grundlage für die Erforschung vieler biologischer Prozesse wie beispielsweise Krebs und neuer Therapiemöglichkeiten.

I

Immunsuppression: Schwächung des Immunsystems, zum Beispiel infolge von Chemotherapie.

K

Kanzerogene: Biologische, chemische oder physikalische Substanzen, die zur Entstehung von bösartigen Tumoren führen können. Sie haben eine gentoxische Wirkung auf die menschliche DNA und führen zu Mutationen. Chemische Kanzerogene sind beispielsweise Mykotoxine (sekundäre Stoffwechselprodukte von Schimmelpilzen), Acrylamid und Benzol. Zu den physikalischen Kanzerogenen gehören die UV-Strahlung und ionisierende Strahlung. Biologische Kanzerogene sind Viren wie das Hepatitis-B-Virus, der Epstein-Barr-Virus oder Humane Papillomviren (HPV).

Kardiotoxizität: Chemische Arzneistoffe, die das Herz auf verschiedene Weise schädigen, nennt man kardiotoxisch. Kardiotoxine schädigen häufig die Herzmuskelzellen. Folgen sind Herzinsuffizienz und/oder Herzrhythmusstörungen.

Komplementärmedizin: Sammelbegriff für Behandlungsmethoden und Diagnostik, die sich als Alternative oder Ergänzung zur Schulmedizin und ihrer wissenschaftlichen Orientierung verstehen. Dazu gehören zum Beispiel Naturheilverfahren, Homöopathie, Akupunktur. Sofern Wirkungen nachweisbar sind, beruhen sie häufig auf dem »Placebo-Effekt«.

Kortison: Umgangssprachlich für Kortikosteroide, die immunsuppressive und entzündungshemmende Eigenschaften besitzen, schmerzlindernd und abschwellend wirken. Kurz- und langfristige Nebenwirkungen: Cushing-Syndrom mit Vollmondgesicht und Stiernacken, Erhöhung von Blutdruck, -zucker, -fetten, Gewichtszunahme und gesteigerte Infektanfälligkeit, Osteoporose, Grauer Star und Grüner Star, Magengeschwüre, Gemütsveränderungen.

L

Leukopenie (vollständig: Leukozytopenie)**:** Krankhafter Mangel an Leukozyten (»weiße Blutkörperchen«), Verringerung der Leukozytenzahl auf unter 4000 pro Mikroliter Blut. Folge von Chemotherapie, aber auch Symptom von Blutkrankheiten wie Leukämie und Myelodysplastisches Syndrom (MDS). Erhöhte Infektionsgefahr für die Patienten.

Lumpektomie: Brusterhaltende chirurgische Entfernung eines kleinen Tumors und angrenzendem Gewebe aus der Brust – im Gegensatz zur vollständigen Entfernung der ganzen Brust bei der Mastektomie.

M

Mammografie: Radiologisches Verfahren der Diagnostik, das in den meisten Ländern zur Früherkennung von Brustkrebs dient. In Deutschland gibt es seit 2005 ein nationales Mammografie-Screening-Programm. Dessen Nutzen für die teilnehmenden

Frauen zwischen 50 und 69 ist umstritten. Kritisiert werden Überdiagnostik und Strahlenbelastung.

Mastektomie: Die vollständige oder teilweise Entfernung der weiblichen oder männlichen Brustdrüsen durch einen Chirurgen. Synonym verwendet wird häufig der Begriff »Ablation« oder »Brustamputation«.

MBSR Mindfulness-Based Stress Reduction: Programm zur Stressbewältigung. Anwender lernen, ihre Aufmerksamkeit zu steuern und Achtsamkeit zu erweitern. Entwickelt wurde MBSR in den USA von dem Molekularbiologen Jon Kabat-Zinn. Studien belegen, dass MBSR das psychische Leid von chronisch Kranken lindern kann.

Myelodysplastisches Syndrom (MDS): Gruppe von Erkrankungen des Knochenmarks, bei denen die Blutbildung nicht mehr von gesunden Stammzellen ausgeht, sondern von genetisch veränderten. Das Knochenmark dieser Patienten kann keine vollständig reifen, funktionstüchtigen Blutzellen mehr herstellen.

Mediastinum (»Mittelfellraum«): Senkrecht verlaufender Geweberaum der Brusthöhle. Es reicht vom Zwerchfell bis zum Hals und von der Wirbelsäule bis zum Brustbein.

Metastase: Tochtergeschwulst eines Tumors, die sich durch Blut oder Lymphe von ihrem Ursprungsort entfernt und in einem weit(er) entfernten Gewebe ansiedelt. In Arztbriefen oft verschlüsselt als *filia*, Plural *filiae*, (lat. »die Tochter«) benannt. Die Fähigkeit eines Tumors zur Metastasierung verschlechtert die Heilungschancen erheblich.

MRT (Magnetresonanztomografie): Bildgebendes, diagnostisches Verfahren, das Schnittbilder des menschlichen Körpers erzeugt. Damit können Organe und krankhafte Veränderungen beurteilt werden. Der Vorteil gegenüber anderen Verfahren ist der stärkere Weichteilkontrast ohne ionisierende Strahlung. Vitales Tumorgewebe wird besser erkannt.

Mukositis: Sehr schmerzhafte Schleimhautentzündung nach Radio- oder Chemotherapie. Schleimhautzellen wachsen ebenfalls rasch und werden in der Krebstherapie genauso wie Krebszellen aggressiv angegriffen. Häufig wird das Deckgewebe (Epithel) vor allem im

Mund zerstört, wodurch Geschwüre entstehen. Bakterien, Pilze und Viren siedeln sich hier bevorzugt an. Mukositis verschlechtert die Lebensqualität der Patienten ebenso massiv, wie sie die Nahrungsaufnahme erschwert. Sie führt daher oft dazu, dass Krebstherapien verschoben oder ganz ausgesetzt werden müssen.

Mutagene: Äußere Einwirkungen, die Genmutationen oder Chromosomenveränderungen auslösen. Unterschieden werden physikalische Mutagene wie Strahlung und chemische Mutagene wie zum Beispiel krebserregende Nitrosamine. Mutagene sind auch die sogenannten Tumorviren wie HI–Viren, Epstein-Barr-Viren und HP-Viren.

N

Neurotoxizität: Schädigende Wirkung von Giften, die sich im Nervensystem zeigt. Dies führt zur Degeneration von Nervenzellen oder dazu, dass die neuronale Übertragung verändert wird. Es entstehen zum Teil irreversible Schäden, die bis zum Tod führen können.

O

Onkologie: Wissenschaft, die sich mit der Prävention, Diagnostik, Therapie und Nachsorge von Krebserkrankungen befasst.

P

Palliativmedizin: Laut der Weltgesundheitsorganisation (WHO) »die aktive, ganzheitliche Behandlung von Patienten mit einer fortschreitenden schweren Erkrankung und begrenzter Lebenserwartung. Wenn eine Heilung nicht mehr zu erwarten ist, liegt der Fokus auf Schmerzlinderung sowie auf psychologischen, sozialen und spirituellen Nöten.«

Polyneuropathie (PNP): Oberbegriff für Erkrankungen des peripheren Nervensystems, die motorische und vegetative Nerven betreffen. Im Rahmen von Krebserkrankungen sehr häufige Nebenwirkungen, die sich beispielsweise in Empfindungsstörungen der Extremitäten und Tremor (»Zittern«) äußern.

Psychopharmaka: Psychoaktive Substanzen, die als Arznei verabreicht werden. Sie beeinflussen neuronale Abläufe im Gehirn und verändern die psychische Verfassung des Patienten. Sie können zu physischer oder psychischer Abhängigkeit führen.

R

Remission: Vorübergehendes oder dauerhaftes Nachlassen von Krankheitszeichen – jedoch ohne vollständige Genesung. In der Onkologie gibt es partielle, minimale Remission sowie stabile Erkrankung und Progression (Tumorwachstum). Komplette Remission, wenn nach einem festgelegten Zeitraum (z.B. 6 Monate) weder klinisch noch radiologisch Krankheitszeichen nachweisbar sind.

Rezidiv: Allgemein das Wiederauftreten von Krankheiten und Symptomen nach einer Behandlung, die zumindest zeitweilig erfolgreich war.

S

Staging: Stadienbestimmung des Tumors als Teil der Diagnostik in der Onkologie. Der Grad der Ausbreitung bestimmt die folgende Therapie. Verschiedene Systeme für das Staging wurden entwickelt. Solide Tumoren werden nach dem TNM-System klassifiziert: T steht für Tumor und dessen lokale Ausbreitung, N für node (Lymphknotenbefall) und M für Metastasen – Tochtergeschwülste außerhalb des befallenen Organs. Sehr bekannt sind auch der Gleason-Score (Prostatakarzinom) und die Ann-Arbor-Klassifikation (Lymphome).

Stammzelltransplantation: Die Übertragung von Stammzellen eines Spenders an einen Empfänger. Bei der autologen Transplantation sind Spender und Empfänger dieselbe Person. Bei der allogenen Transplantation handelt es sich um zwei verschiedene Personen.

Szintigrafie: Bildgebendes diagnostisches Verfahren der Nuklearmedizin nach Gabe eines Radiopharmakons (Kontrastmittel). Das entstandene Bild ist ein Szintigramm, das insbesondere Tumorgewebe oder Skelettmetastasen zeigt.

T

Tumorboard (»Tumorkonferenz«): Behandlungsplanung bei Krebs, an der eine Reihe von Ärzten verschiedener Fachrichtungen teilnimmt, um den medizinischen Zustand des Patienten und die Therapieoptionen zu diskutieren: Onkologen, Chirurgen, Radiologen/Strahlentherapeuten und Pathologen, gegebenenfalls Ärzte anderer Fachrichtungen wie Gynäkologie, Urologie oder Dermatologie.

Tumormarker: Proteine, Peptide oder andere biologische Substanzen in Blut, Körperflüssigkeit oder Gewebe, die in erhöhter Konzentration auf einen Tumor oder ein Tumorrezidiv hindeuten können.

Z

Zytostatika: Natürliche oder synthetische Substanzen, die das Zellwachstum beziehungsweise die Zellteilung hemmen. Je schneller das Zellwachstum, desto stärker wirken sie. Weil Krebszellen besonders schnell wachsen, werden sie in der Krebstherapie eingesetzt.